Ann-Marlene Henning

LIEBESPRAXIS

Eine Sexologin erzählt

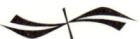

Rowohlt Polaris

Originalausgabe
Veröffentlicht im Rowohlt Taschenbuch Verlag,
Reinbek bei Hamburg, Mai 2017
Copyright © 2017 by Rowohlt Verlag GmbH,
Reinbek bei Hamburg
Umschlaggestaltung ZERO Media GmbH, München,
nach einem Entwurf von Anzinger und Rasp, München
Umschlagabbildung Juliane Werner
Satz aus der Swift, InDesign, bei
Pinkuin Satz und Datentechnik, Berlin
Druck und Bindung CPI books GmbH, Leck, Germany
ISBN 978 3 499 63318 8

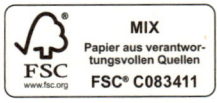

Das für dieses Buch verwendete Papier ist FSC®-zertifiziert.

Inhalt

Einleitung **7**

1 Die Chose mit der Symbiose: Warum man sich
auch zu nah sein kann **13**

2 Warum der Sex in meinem Leben so große Bedeutung hat **39**

3 Denk doch mal nach: Sexualtherapie heißt, ganz genau
hinzuschauen **56**

4 Der Frust mit der Lust: Wenn das Equipment versagt **69**

5 Sei stark: Nur das Beste in uns spricht über
das Schlechte in uns **82**

6 Whiteout: Wenn die Grenzen verschwimmen **90**

7 Wissen, wann man gehen muss – und wann es sich lohnt
zu bleiben **104**

8 Ich sag nur Lanzarote: Warum unsere Kindheit
in Beziehungen immer auf «on» ist **126**

9 Ich mache zu: Wenn der Schoß verschlossen ist **140**

10 Sexuelle Systeme: Jonglieren mit vier Kugeln **157**

11 Komm jetzt: Männer und ihre Körper **178**

12 Macho, Macho: Ich bin so geil **196**

13 Du bist mein Echo: Narzissmus in Beziehungen **213**

14 Die Lust geht ihre eigenen Wege: Fetische, SM & Co **229**

15 In meinem Geschlecht bin ich zu Hause – oder nicht? **252**

16 Was ich noch zu sagen hätte **269**

Literatur und Links **285**

Einleitung

Vor einiger Zeit habe ich im Rahmen einer Fortbildungswoche für Kieferorthopäden auf Sylt einen Vortrag über Sexualität gehalten. Vielleicht fragen Sie sich jetzt: Was bitte hat Kieferorthopädie mit Sex zu tun? Eine ganze Menge! Denn der Beckenboden, der das Geschlecht umschließt und für guten Sex unentbehrlich ist, arbeitet eng mit dem Kiefer zusammen. Beide sind Teil des Angriffs- und Fluchtsystems des Menschen. Und wenn jemand verbissen ist oder «sich durchbeißen» muss, ist es wahrscheinlich, dass er auch unten zusammenkneift. Genau deswegen macht uns ein gutes Sexleben so viel entspannter – auch im Job!

Bei blauem Himmel und herrlich sommerlichen Temperaturen traf ich auf der Nordseeinsel ein – genau in der Mittagspause. Die Teilnehmer der Fortbildung speisten gerade gut gelaunt auf der großen Terrasse des Tagungshotels, blinzelten mit zusammengekniffenen Augen gegen die Sonne oder genossen im Strandkorb auf meerblau gestreiften Kissen «den Kaffee danach». Und an den kleinen Stehtischen wurde fröhlich geplaudert. Als ich meinen Teller beladen hatte und mich an einem der Tische dazwischenklemmte, verstummte das Gespräch plötzlich: «Die Sexologin» war eingetroffen. Da war es, das gewisse Prickeln: «Oh, jetzt geht es um Sex!»

Die Woche verlief insgesamt gut, ich konnte meine Themen unterbringen, und die vier Vorträge, die ich gehalten hatte, waren gut besucht gewesen. Am ersten Tag hatte ich alle Tagungsteilnehmer gebeten, mit dem Handy von ihrem Sitznachbarn ein Ganzkörperporträt zu machen. Wie sieht euer Körper aus? Wie steht ihr? Es ging um Zentrierung und darum, mit sich im Lot zu sein. Für den letzten Vortrag hatte ich mir nun vorgenommen, dass wir ihn alle stehend und in Bewegung beenden würden – ich wollte, dass wir gemeinsam sangen und erotisch tanzten. Aber würden die Damen und Herren Kieferorthopäden da mitmachen?

Ich hätte mir keine Sorgen machen müssen: Keine zehn Sekunden nachdem das Playback eingesetzt hatte, stand die ganze Truppe. Die Teilnehmer warfen ihre Blazer und Pullover über die Stuhlrücken, schaukelten genüsslich mit dem Becken und sangen mit mir «Ich hab Sex-Appeal» (ein Georg-Danzer-Song). Siebenunddreißig singende und schunkelnde Kieferorthopäden und Zahnärzte auf einem Kongress auf Sylt, eine wahre Ohren- und Augenfreude!

Zu sehen, wie viel Spaß und positive Energie Sexualität freisetzen kann, ist für mich immer wieder schön. Oft beginnt es mit einem kichernden Vergnügen, doch kurze Zeit später lacht es meist tief aus dem Becken, das gut durchblutet und pures Leben ist. Diese Freude versuche ich ins Fernsehen zu tragen, wenn ich in einer Talkshow Stoßtechniken und vorführe, und in meinen Film-Blog, in dem ich schon mal in Socken auf dem Tisch sitze und erkläre: «Ich habe heute Menopause» – und in die tägliche Arbeit in meiner Praxis. Die Menschen kommen zu mir, weil sie ihre Probleme lösen wollen, weil sie lernen wollen, über ihre Lust zu sprechen, oder weil sie neue Energie in den Sex und die Beziehung bringen wollen. Fast jeder meiner Klienten ist überrascht, wie viel noch möglich ist.

Geht es dabei auch um Liebe? Grundsätzlich: Ja. Ich spreche beim Thema Sex gern von «Liebespraxis», weil Liebe für mich erst dann Relevanz bekommt, wenn sie auch praktisch gelebt und nicht nur darüber geredet wird. «Praxis» ist ein Wort griechischen Ursprungs und bedeutet unter anderem Tat, Handlung, aber auch Durchführung, Vollendung und Förderung. Es ist also ein Wort, das zum Sex passt, weil er eine unserer wichtigsten Praktiken ist, um Liebe und Beziehung in die Tat umzusetzen.

Leider trauen sich viele Menschen nicht, über ihre Liebespraxis zu sprechen, ob mit einer Therapeutin oder mit ihrem Partner. Mir scheint, wir leben immer noch (oder wieder?) in einer sehr verklemmten Gesellschaft. Letztes Jahr schrieb mir ein Pastor, dass er das Thema «Verantwortliches Handeln in Bezug auf Liebe und Partnerschaft» im Religionsunterricht einer neunten Gymnasialklasse behandelt hatte. Er wurde daraufhin mit sofortiger Wirkung vom Unterricht suspendiert. Dazu bedurfte es keiner Nacktbilder, einige Bibelstellen aus dem Hohelied der Liebe und das Gedicht «Ich bin so wild nach deinem Erdbeermund» von François Villon hatten gereicht.

Ich selbst habe etwas Ähnliches erlebt: 2013 flatterte mir eine Vorladung der Bundesprüfstelle für jugendgefährdende Medien in Bonn ins Haus. Es sollte verhandelt werden, ob mein erstes Buch MAKE LOVE – ein Aufklärungsbuch für Jugendliche gefährdende Inhalte verbreite. Inzwischen habe ich zum Glück Brief und Adlerstempel darauf, dass dies nicht der Fall ist. Absurd: Das Buch war zur gleichen Zeit für den Jugendliteraturpreis nominiert.

Aber auch meine ZDF-Sendungen und die dazugehörige Website sind staatlich reglementiert – sie dürfen erst ab 22:00 Uhr im vollen Umfang gezeigt bzw. besucht werden. Anscheinend ist es leichter, Pornographie oder Gewalt im Fernsehen unterzubringen als tatsächliche Informationen über Sex.

Diese Hemmungen und Blockaden, wenn es ums Thema Sex

geht, erlebe ich auch in meiner Praxis. Zwar sind die Medien voll von sexuellen Botschaften, in der Werbung ist der Sex omnipräsent, nichtsdestotrotz – oder gerade deswegen? – haben sich die Menschen noch nicht an einen ungezwungenen Umgang mit dem Thema gewöhnt. Viele Menschen schämen sich. Und manche so sehr, dass es mich an vergangene Jahrhunderte erinnert – wenn zum Beispiel Klienten in meiner Praxis davon erzählen, wie unwohl sie sich in ihrem Körper und mit ihrer Lust fühlen. Einzig kleine Kinder leben ihre Lust entspannt und natürlich. Und genau das ist für mich auch die Krux. Sexuelle Dinge werden früh im Leben eines Menschen angelegt und bilden sich im Laufe der Jahre immer weiter. Es ist mir daher ein großes Anliegen, für etwas Entspannung in diesem Bereich zu sorgen. Gleich von Anfang an. Es geht um Aufklärung auf der ganzen Linie. Wenn Eltern entspannt sind, können sie auch entspannt mit der sexuellen Neugierde ihrer Sprösslinge umgehen.

In Skandinavien ist, so scheint mir, der Umgang mit Sex weniger verklemmt. Als Dänin wuchs ich quasi «nebenbei» mit dem Thema auf. Gegenüber unserer Schule war ein Kiosk. Wollten wir uns Eis kaufen, mussten wir an einem Porno-Automaten vorbei, der sich gleich rechts neben dem Eingang befand. Ein rechteckiger Kasten mit lauter quadratischen Glasfächern; man steckte Geld in den Schlitz, machte eine Klappe auf und zog ein Heft heraus. Wir taten das nie, dafür hatten wir kein Geld, aber die locker zusammengerollten Hefte in den Fächern ließen manchmal einen direkten Blick in den Schritt oder auf einen Blowjob zu, je nachdem, wie der Zubringer das Heft hineingelegt hatte. Wir fanden nichts Besonderes dabei, es war uns gleichgültig. Geschadet hat es mir nicht. Und verboten war es auch nicht. Pornographie war in Schrift und Bild in Dänemark

Ende der sechziger Jahre freigegeben worden, dieses kleine Land war damit das erste auf der Welt.

Mit diesem Buch möchte ich Ihnen einen Eindruck vermitteln, was es heißt, Sexologin zu sein, und meine Arbeit mit meinen Klienten vorstellen. Ich bin überzeugt: Die Probleme, Wünsche und Sehnsüchte, mit denen sie zu mir kommen, sind vielen Menschen vertraut. Ich möchte mit *einer* Sprache über Sexualität sprechen – ob für Jung oder Alt –, nämlich entspannt und fachlich, mit einer Prise Humor. Und ich hoffe, Sie mit diesem Buch nicht nur für das Thema Sex zu begeistern, sondern Ihnen auch Wege aufzeigen zu können, in Ihrem Sexleben den nächsten Schritt zu gehen. (Keine Sorge: Alle vorkommenden Personen wurden so verfremdet, dass sich nicht mal Betroffene selbst erkennen werden.)

Wer nicht über Sex reden möchte, muss nicht! Wer Probleme hat, möchte aber manchmal. Denn Sexualität ist uns allen angeboren. Und diese Vorstellung verunsichert viele Menschen. Müsste es dann nicht von selbst laufen im Bett? Und wenn es bei mir gerade nicht so gut klappt, stimmt dann womöglich *grundsätzlich* etwas nicht mit mir? Das ist höchst selten der Fall, wie dieses Buch hoffentlich zeigen wird. Das Schöne ist: Jeder kann dazulernen – ein Leben lang, das hat die Gehirnforschung gezeigt. Und: Miteinander reden hilft dabei.

1

Die Chose mit der Symbiose:
Warum man sich auch zu nah sein kann

Fast alle meine Klienten sind körperlich und geistig gesund. Auch wenn sie selbst davon überzeugt sind, dass mit ihnen irgendetwas nicht stimmt, sie *völlig anders* sind als andere und oftmals Diagnosen von Ärzten erhalten haben, die dies zu bestätigen scheinen. Nach dem Erstgespräch verlassen sie die Praxis jedoch meist mit dem Wissen und der Vorfreude darauf, dass sie über sich dazulernen werden – und mit dem Gefühl, so normal wie jeder andere zu sein. Mit ihrem Körper ist alles in Ordnung. Falsch sind die Vorstellungen in ihren Köpfen.

Ein Beispiel: Eine junge Frau, die keine Orgasmen erlebte, fragte mich einmal, ob man überhaupt etwas dagegen machen könne, wenn man nicht kommen würde. Der Fehler bei ihr sei wohl angeboren. Alternativ schlug sie als Ursache vor, sich als begeisterte Reiterin in ihrer Kindheit «etwas kaputt geritten zu haben».

Vorweg: Keine Frau reitet ihre Fähigkeit, Orgasmen zu bekommen, auf einem Pferd «kaputt». Im Gegenteil. Beim Reiten kommt das Geschlecht durch die Beckenbewegungen in Wallung, wird gut durchblutet, und im Gehirn werden Synapsenwege ausgebaut, die auch beim Sex geschaltet werden.

Dennoch: Frauen, die bislang nicht gelernt haben, einen Höhepunkt zu haben, sind oft schier verzweifelt. Sie berichten, dass sie deshalb verlassen wurden oder keinen Partner mehr finden, weil ihnen «das gewisse Etwas» fehle. Viele Männer und Frauen sind der festen Überzeugung, dass es leicht und normal sei, einen Orgasmus zu bekommen.

Eine Frau, die nicht kommt, wird daher nach wie vor gern als «frigide» abqualifiziert, sie ist wie eine defekte Uhr, die dann jahrelang in eine dunkle Schublade gelegt wird. Dabei könnte der Uhrmacher sie ganz einfach wieder zum Ticken bringen.

Der Begriff «frigide» steht für «Geschlechtskälte». Der Ausdruck ist vor langer Zeit von Ärzten erfunden worden, die die weibliche Sexualität weder verstanden noch ergründen wollten. Ich benutze dieses Wort nie, es hat ausgedient. Was darunter genau zu verstehen ist, ist ohnehin unklar – die Fähigkeit, zum Orgasmus zu kommen, jedenfalls nicht. Ein Klient, der nur einmal in meiner Praxis war, sagte zu mir: «Meine Freundin kann nicht kommen, sie ist frigide.» Als ich genauer nachfragte, meinte er: «Na ja, sie kann schon kommen, wenn sie es sich selbst macht, aber beim Sex nie!» Ich wollte dann wissen, was er unter «Sex» verstehe, und er erklärte, ach ja, sie käme grundsätzlich beim Lecken oder Fingern, aber nie einfach so, beim Verkehr. Sie sei eben frigide. Aha, offenbar galten bei diesem Mann nur vaginale Orgasmen als «richtige» Orgasmen. Noch eine falsche Vorstellung. Nur ein kleiner Prozentsatz von Frauen kommt allein durch Penetration beim Geschlechtsverkehr. In der Vorstellung jenes Mannes würde das im Umkehrschluss bedeuten, dass ein großer Prozentsatz aller Frauen frigide wäre.

«Bei mir sind bisher alle Frauen gekommen», sagte er dann. Ob er wusste, dass 90 Prozent aller Frauen laut eigenen Angaben schon mindestens einmal einen Orgasmus vorgespielt haben? Besagter Mann hatte übrigens nie eine längere Beziehung gehabt – er wurde immer verlassen. Ich schlug ihm ganz unverblümt vor (ich konnte gar nicht anders), seine Vorstellungen in Bezug auf Frauen zu überdenken. Im Stillen fragte ich mich, ob er mit derart limitierenden Überzeugungen ein guter, das heißt empfindsamer Liebhaber sein konnte.

Mein Klient hatte immerhin einen nachdenklichen Ausdruck im Gesicht, als er die Praxis verließ – und kehrte natürlich nie wieder. Denn aus seiner Sicht war ja nicht er das Problem. Manchmal aber liegt die Verkrampftheit ganz woanders als vermutet!

Ein Anruf zu viel

Eigentlich vereinbare ich alle Termine in meiner Praxis per Mail, meine Assistentin Anika regelt die dazugehörigen Formalitäten. Viele Paare denken, dass sie mich vor dem ersten Treffen auf ihr Problem vorbereiten müssten, als bräuchten wir ein kleines Vorspiel. Je weniger ich allerdings weiß, desto unvoreingenommener und somit besser kann ich meine Anamnese beim Erstgespräch in der Praxis machen. Deswegen lasse ich die Hände vom Telefon.

Andrea, eine Klientin, die bald ihr erstes Gespräch mit mir haben sollte, rief kurz vor ihrem ersten Termin dennoch an, weil ihr etwas dazwischengekommen war. Aus Versehen hob ich ab, weil ich im selben Moment einen Anruf machen wollte.

«Ich bin Andrea Schulz», sagte sie. «Ich bin noch nie bei Ihnen gewesen, der Ersttermin ist erst nächste Woche, doch den muss ich leider schon absagen.» Ihre Stimme klang jung, dennoch hatte sie nach meiner Einschätzung die dreißig bereits überschritten. In ihrem Tonfall war Unsicherheit, aber nicht nur, manche Worte sprach sie so aus, als wäre sie es gewohnt, Anweisungen zu erteilen. Ich stellte sie mir als Mutter vor. Mütter müssen ihren Kindern dauernd etwas erklären, ihnen zu verstehen geben, was sie dürfen und was nicht. Andererseits sind sie nicht so bossy wie eine Managerin. «Hätten Sie noch einen anderen Termin frei?» Da ich wohl einen Tick zu lange geschwiegen hatte, fragte Andrea nach.

«Ja, klar», erwiderte ich. «Kommen Sie alleine oder mit Partner?» Ich fragte, um zu erfahren, ob ich eine Stunde oder neunzig Minuten eintragen sollte. In derselben Sekunde wurde mir klar, dass das Ganze lieber Anika hätte machen sollten.

Kurze Pause. Schließlich sagte Andrea mit leiserer Stimme: «Mit Holger.»

«Holger ist Ihr Mann?»

«Ja, und der Vater unserer beiden Kinder. Wir wollen eine Paartherapie.» Da hatte ich gar nicht so falschgelegen: Andrea war Mutter, sogar zweifache Mutter. Und durch die Art, wie sie das Wort «Paartherapie» aussprach, gewann ich den Eindruck, dass sie es sich mit Nachdruck angeeignet hatte. Was für mich bedeutete, dass sie nicht wirklich überzeugt war von dem, was sie gerade tat – nämlich den Anruf tätigen –, dass sie den Termin eigentlich lieber abgesagt hätte, als ihn zu verlegen, aber letztlich dann irgendwie doch nicht. Etwas trieb sie, den Weg einzuschlagen, den sie begonnen hatte.

«Würden Sie sich wieder per Mail melden», bat ich. «Meine Assistentin mag es nicht, wenn ich mich in Terminangelegenheiten einmische!» Ich lachte. «Sie hat mich gut erzogen. Außerdem haben wir dann alles schriftlich.»

Andrea entschuldigte sich auf der Stelle, obwohl sie gar nichts falsch gemacht hatte, während ich mir, und nicht gerade zum ersten Mal, versprach, das Praxistelefon nicht mehr anzufassen. Zugleich war ich gespannt, um welches Thema es sich bei diesem Paar handeln würde. Sexualität? Liebe? Oder vielleicht, wie so oft, beides?

16

Liebe und Sex: Die meisten denken, das gehört zusammen – nicht selten deshalb, weil sie sich weder mit dem einen noch mit dem anderen so richtig auseinandersetzen wollen. Das würde bedeuten, sich mehr mit der eigenen Person und dem eigenen Liebes- und Sexleben zu beschäftigen. Dies jedoch ist vielen nicht angenehm.

Lange war die Vorstellung weit verbreitet, dass vor allem Frauen, gleichsam ihrem Wesen nach, nicht in der Lage seien, Sex von Liebe zu trennen, Männer dagegen schon, was auch der Grund sei, warum sie häufiger fremdgingen. Das widerspricht jedoch den Fakten: Frauen gehen ebenfalls fremd – und zwar genauso oft. Zahlenmäßig gibt es keine prägnanten Unterschiede zwischen den Geschlechtern. Es ist also ein selten dummes Klischee, wenn behauptet wird, dass Frauen nur Sex haben könnten, wenn auch Liebe im Spiel ist. Unzählige Male habe ich in meiner Praxis von Frauen gehört: «Würde mein Mann wenigstens einmal einfach nur Sex wollen! Ich möchte dieses ewige Ei-Ei nicht mehr, bei dem ich ei-ei-einschlafe.» Diese Frauen wünschen sich nichts weiter, als von dem Kerl endlich mal wieder rangenommen zu werden, dass er endlich mal was macht, endlich mal wieder mit ihr vögelt, sie will. Liebe hin oder her.

«Schatz, darf ich es Frau Henning sagen?»

Pünktlich um neunzehn Uhr klingelten sie an der Eingangstür meiner Praxis: Andrea und Holger. Seltsamerweise hatte ich mir Andrea blond vorgestellt, doch ihr Haar hatte einen kastanienbraunen Farbton und legte sich in sanften Wellen um ihren Kopf. Ihr Gesicht war blass, das frische Rot auf den Wangen aufgepudert. Sie war schmal und mittelgroß. Holger

17

war mit seinen blonden, kurzen Haaren auch nicht gerade der kernige Typ. Er war zwar weniger bleich als seine Frau, aber eindeutig spielte er mit seinen Kindern nicht so häufig im Freien, wie es manch andere Väter tun. Ich tippte auf IT-Branche. Im Alter hatte ich mich bei Andrea leicht verschätzt, sie war, den Falten nach zu urteilen, Ende dreißig, älter also, als sie am Telefon gewirkt hatte. Holger schätzte ich auf Mitte vierzig.

Ich bat die beiden einzutreten, was sie vorsichtig taten. Ein kurzer, schneller Blick durch den großen Raum, der sich vor ihnen öffnete. Die meisten Klienten bleiben erst einmal stehen, schauen sich um und drehen sich dabei auf der Stelle – gleichsam ein Sinnbild ihrer Situation. So auch bei Holger und Andrea. Ich las Erstaunen in ihren Gesichtern. Ein rotes Samtsofa und gemusterte Kissen hatten sie wohl nicht erwartet. Das große Bild dreier Frauen in einer sanften, sehr erotischen Bondage-Szene auch nicht. Im Raum verteilt hingen darüber hinaus Plakate zum Thema Beckenboden oder Gehirn, dazu gab es eine Wand voll mit Büchern – meine Bibliothek. Daneben der große Spiegel für die Körperübungen.

«Die rote Wand ist toll!», sagte Holger und zeigte Richtung Sofa, das vor einer weinroten Wand steht. Alle anderen sind in schlichtem Beige gestrichen.

«Wohnen Sie hier auch?», fragte Andrea.

Diese Frage überrascht mich jedes Mal. Zwar sieht es gemütlich und persönlich aus in meiner Praxis, aber es liegt ansonsten nichts Privates herum. Insgesamt wirkt es aufgeräumt und übersichtlich, aber anscheinend nicht wie in einer herkömmlichen Praxis.

«Ich möchte eine warme Atmosphäre, damit wir uns wohl fühlen», erklärte ich. «Schließlich besprechen wir ja hier nicht Ihre nächste Einkaufsliste!» Obwohl – genau das tun wir manchmal, wenn es etwa um Gleitgel oder Kondome geht, da wird schon mal das eine oder andere mitgeschrieben.

«Nehmen Sie Platz», bat ich. Die zwei identischen lilafarbenen Sessel luden Holger und Andrea förmlich dazu ein, sich zu setzen. Das Paar blieb aber vor mir stehen, beide sahen mich fragend an, ganz synchron, registrierte ich. Ich begann zu überlegen, ob ich wohl ein symbiotisches Paar vor mir hatte.

«Sie können sich hinsetzen, wo Sie wollen», fügte ich hinzu.

Dennoch fragte Holger: «Wo ist denn Ihr Lieblingsplatz, Frau Henning?»

Ich lächelte. Das fragen mich viele. «Alle Plätze sind für mich in Ordnung», sagte ich.

Nun musste dieses etwas unentschlossene Paar eine Entscheidung treffen. Wie ich es erwartet hatte, fragte Holger, zuvorkommend wie der perfekte Kavalier, nun Andrea: «Liebling, wo möchtest du denn sitzen?»

Andrea antwortete sofort: «Und du, Schatz?» Nachdem sie mich kurz angeschaut hatte, fügte sie strahlend hinzu: «Lass uns das Sofa nehmen, das findest du doch am besten, oder?»

Ich schmunzelte, Andrea hatte längst gespürt, wo ihr Partner gerne sitzen würde – ganz ohne Worte.

«Natürlich.» Holger strahlte zurück. Mir wurde schon ganz heiß von all dem Strahlen.

Nicht selten sagt die Platzwahl eines Paares bei der Erstsitzung bereits einiges aus. Sie gibt mir Gelegenheit, erste vorsichtige Vermutungen anzustellen: Harmonieren die beiden, setzen sie sich nah zueinander? Oder streben sie weit auseinander? Lässt sich der Mann etwa sofort aufs Sofa oder in einen der Sessel fallen, ohne zuvor Augenkontakt zu seiner Partnerin aufzunehmen – verzieht sie dann ihr Gesicht? Hätte sie es gern mehr gentlemanlike gehabt, so wie sie es aus den alten Hollywoodfilmen mit Rock Hudson oder Robert Redford kennt? Dann hätte ihr Partner sich erst setzen sollen, wenn sie sich selbst für eine Sitzgelegenheit entschieden hat. (Und wenn sie später zur Toilette geht, soll er sich bitte bei ihrer Rückkehr höflich erheben. Hat er aber nicht. Und jetzt?) Vielleicht findet sie es aber auch genau richtig, wenn er auf sie keine Rücksicht nimmt. Soll er doch, sie ist eh wütend auf ihn.

Oder: Beide stehen ratlos da, zögern, gelangen zu keiner Entscheidung, warten auf Anweisungen, weil sie partout nichts falsch machen möchten. War das im Bett bei den beiden auch so? Ich tippte auf ja. Wenn jeder fürchtet, der andere könnte etwas nicht mögen, traut sich keiner, etwas Neues zu versuchen – man würde sich womöglich aufs Glatteis begeben. Und das tun manche eben schon, wenn sie den Platz auswählen sollen, der ihnen am besten gefällt. Andere überspielen ihre Überforderung mit Flapsigkeit: «Na, dann setze ich mich eben hin, ist ja eigentlich egal, wo.»

All das sind nur Eindrücke, die ich später verifizieren muss. Dennoch können gerade sie oft wichtige Hinweise über das Sex- und Liebesleben eines Paares liefern!

Holger und Andrea wirkten weder sehr entschlossen noch überaus unentschlossen. Sie schienen auf eine spezielle Art emotional voneinander abhängig zu sein, und ich würde aufpassen müssen, dass ich diese Abhängigkeit durch mein Vorgehen nicht bestärkte. Ich wollte die beiden als eigenständige Personen betrachten. Nur so würde es mir möglich sein, ihnen bestimmte Vorgänge aufzuzeigen, die ihnen selbst vielleicht nicht bewusst waren.

Andrea hatte für beide die Entscheidung getroffen, auf der Couch Platz zu nehmen. Nachdem sie sich gesetzt hatten, konnte ich beobachten, wie Holger seine Hand in die von Andrea legte. Eine Geste der Beruhigung, die Andrea beantwortete, indem sie seine Hand kurz drückte.

Man hätte denken können: Ein liebendes Paar, das füreinander da ist. Man konnte aber auch denken: Das ist ein Paar, das sich aneinander festhalten muss. Das eine muss das andere nicht ausschließen. Wichtig war jedoch, dass Holger und Andrea in einen Modus kamen, in dem sie ihre Entscheidungen unabhängig von ihrem Partner trafen, ohne Angst davor, den anderen zu enttäuschen.

Die beiden machten sich gerade darüber Gedanken, wer von ihnen wohl zuerst etwas sagen müsste. Hinter ihren Stirnen arbeitete es, bei Holger konnte ich sogar kleine Schweißperlen entdecken. Andrea knetete jetzt seine Hand.

«Schön, dass Sie da sind», sagte ich. «Sie empfinden dies sicherlich als eine ungewöhnliche Situation. Ich bin ja eine Fremde für Sie ...»

Holger und Andrea nickten dankbar.

«Also, was möchten Sie loswerden?»

Holger drehte sich zu seiner Frau. «Willst du anfangen?», fragte er, formvollendet und zuvorkommend.

«Nein», erwiderte Andrea, die plötzlich leiser wurde. «Beginn du lieber.»

Würden Sie sich trauen, in meiner Gegenwart offen und ehrlich zu reden? Würden Sie in der Lage sein, etwas zu sagen, was den anderen womöglich verletzte? Ohne ihn durch körperliche Berührungen zu bestätigen? Symbiotische Paare haben nämlich ein großes Problem: Demonstriert einer der beiden Unabhängigkeit, zum Beispiel indem er eine Meinung vertritt, die der andere womöglich nicht teilt, wird dieser unsicher. Ihn beschleicht das mulmige Gefühl, dass sein Partner die gemeinsame Nähe verlassen, aus der Beziehung ausscheren könnte. Angst und Besorgnis spielen hier eine große Rolle. Auf das Gefühl der Angst werde ich noch häufiger zurückkommen, sie ist entscheidend in unserem Liebes- und Sexleben. So viel vorab: Finden Sie jemanden sexy, der andauernd Angst hat, Sie könnten ihn verlassen?

Je länger ich die beiden beobachtete, desto klarer wurde mein Gefühl, dass mir auf dem Sofa ein symbiotisches Paar gegenübersaß. Doch das behielt ich erst mal für mich. Mein Konzept ist es, immer zwei Schritte hinter den Klienten zu sein, sie sollen mir sagen, wo der Schuh drückt. Auf diese Weise bin ich mit ihnen auf Augenhöhe.

«Wir haben fast keinen Sex mehr», sagte Holger schließlich wie mechanisch, und Andrea nickte dazu. Holger war aber anzumerken, dass er noch etwas hinzufügen wollte – deswegen schwieg ich. Er sprach dann auch tatsächlich weiter, wobei er sehr vorsichtig in seiner Ausdrucksweise war: «Wir haben beide keine Lust.»

«Und was heißt bei Ihnen: *Wir haben fast keinen Sex mehr*?», fragte ich nach.

«Wir schlafen höchsten ein-, zweimal im Jahr miteinander.»

«Wie lange geht das schon so?»

Holger blickte zu Andrea: «Nachdem die Kinder auf der Welt waren, oder? Was würdest du sagen?»

Andrea nickte abermals: «Ja, nachdem Stella geboren wurde. Von da an wurde es immer weniger.»

«Wie alt ist Stella?», fragte ich.

«Im Sommer wird sie acht.» Auf ihren Gesichtern breitete sich Überraschung aus, als würden sie es selbst kaum glauben wollen.

«Eine lange Zeit», kommentierte ich ihre Mienen. «Das ist aber nichts Ungewöhnliches», beruhigte ich sie. «Das passiert bei längeren Partnerschaften.»

Zu Beginn einer Partnerschaft, wenn man verliebt ist, schüttet das Gehirn massenweise Sexual- und Glückshormone wie zum Beispiel Dopamin aus. Wir werden süchtig danach, fast wie bei einer Droge. Der Stoff, den wir unbedingt wollen, das ist der andere Körper, von ihm können wir gar nicht genug bekommen. Nur ist das kein Dauerzustand. Man könnte sagen: leider. Doch Sex nonstop ist auch nur bedingt entspannend. Ein Vergleich: Wer isst schon gerne jeden Tag Schnitzel, selbst wenn es das Lieblingsgericht ist?

«Aber wieso?», fragte Andrea.

«Es wird Ihnen wohl eine Menge dazwischengekommen sein», versuchte ich eine erste Erklärung.

«Dem kann ich nur beipflichten», fing Holger an. «Wir haben ein Haus mit einem großen Garten, der viel Zeit erfordert. Wir haben einen Langhaar-Collie, Kaninchen, zwei Kinder, die auch ihre Hobbys haben, ich muss mich um meine Mutter kümmern, die sich mit jedem anlegt, sogar mit Andrea ist sie zerstritten. Und Andreas Eltern wohnen 500 Kilometer entfernt, da müssen wir schon ab und zu hin, damit die Kinder Kontakt zu ihren Großeltern haben.» Holger holte kurz Luft, um durchzuatmen. Ich war mir sicher, dass er seine Aufzählung noch weiter vervollständigen könnte. Sicher ratterten ihm all diese Dinge durch den Kopf, wenn er nachts neben Andrea im Bett lag und sich fragte, warum sie eigentlich nicht mehr intim miteinander waren.

«Wann haben Sie Zeit für sich?», fragte ich.

Erstaunt blickten sie mich an, dann sagte Andrea: «Fast nie. Immer wird nur organisiert. Zum Glück sind wir meist einer Meinung, sodass wir uns wenigstens nicht streiten.»

Da war es wieder! Das Symbiotische. Manchmal fehlt Paaren etwas sehr Wichtiges, was es zum Sex braucht: Verlangen! Verlangen nach dem anderen, nach etwas, das so anders ist, dass es einen reizt. Damit Verlangen entstehen kann, braucht es ein Gegenüber, das zwar nicht komplett fremd ist, aber vielleicht doch ein bisschen. Denn dann kann man dieses Fremde erforschen, erkunden, der Abenteurer in einem ist gefordert. Die Neugierde erwacht. Wenn man verliebt ist, geschieht dies ganz natürlich, wie von selbst. Doch nach und nach lässt das Verlangen nach. Der Partner wird immer vertrauter. Das Fremde verschwindet – und mit ihm das Begehren. Am Ende steht ein Paar, das sich wie Geschwister oder gute Freunde fühlt. Und nicht wie leidenschaftlich Liebende.

Ich ertappte mich dabei, wie ich dachte: Würden sie doch bloß streiten, denn dann gäbe es zwischen ihnen eine größere Reibungsfläche. Aber Streit ist nicht das, was wir bei Paartherapien am Ende suchen.

Plötzlich sprach Holger im Flüsterton mit seiner Frau: «Darf ich es sagen … wir müssen es nicht … aber …»

Holger musste keine weitere Überzeugungsarbeit leisten, Andrea war sofort mit seinem Vorschlag einverstanden. «Natürlich. Wenn du es möchtest, kannst du es Frau Henning sagen.»

Ihr Mann schien besorgt, aber zugleich erleichtert. Ohne Scheu gab Holger kund: «Meine Frau kann nicht kommen. Da scheint was nicht in Ordnung zu sein.» Andrea schaute betreten zu Boden. «Auch mit früheren Partnern nicht», fügte Holger hinzu.

Sofort überlegte ich: Kann sie wirklich keinen Orgasmus kriegen? Oder … (Sie erinnern sich?) Ich nickte Andrea kurz zu und sagte ihr, dass ich sie gleich nach ihrer Sicht der Dinge fragen würde, vorher aber noch bei Holgers Äußerung bleiben wolle, er hatte das Thema schließlich auf den Tisch gebracht. Ich fragte Holger: «Warum war es Ihnen wichtig, mir das über Ihre Frau zu erzählen?»

«Es ist doch normal», erwiderte Holger.

«Was ist normal?», hakte ich nach, während ich darauf achte-te, Andrea weiterhin im Blick zu haben. «Dass Frauen kommen können oder dass ein Mann für seine Frau spricht?»

Er war überrascht über meine Bemerkung und musste kurz nachdenken. Schließlich sagte er: «Es war nur lieb gemeint.»

«Das lasse ich mal so stehen», konstatierte ich. Holger schien gut auf seine Frau aufpassen zu wollen – sexy machte das we-der ihn noch sie, fand ich.

«Weiß Ihre Frau, wie wichtig dieses Thema für Sie ist?»

Holger zögerte. «Ich möchte sie nicht verunsichern», sagte er dann.

«Ist Ihre Frau so schwach, dass Sie das nicht aushalten würde?»

Das war ein Vorstoß, um herauszufinden, ob mein Sym-biose-Verdacht stimmte, und um beiden zu verdeutlichen, welche Bilder im Kopf sie voneinander hatten. Es war Holger anzusehen, dass ich einen Treffer gelandet hatte. Die Situation wurde klarer: Andrea fühlte sich unter Druck, ihr war wichtig, dass sie für ihren Mann einen Orgasmus bekam. Und er hatte ein schlechtes Gewissen, etwas von ihr zu wollen. Gleichzeitig wäre er natürlich gern ein so toller Liebhaber, dass er ihr einen Höhepunkt verschaffen konnte. Und weil dies alles sehr ver-trackt war, vermieden beide das «Problemgespräch» dazu.

Meine Beobachtung formulierte ich wie folgt: «Ich denke, dass Sie ein sehr symbiotisches Paar sind und genaue Vorstel-lungen davon haben, wie Ihr Partner über dieses Thema denkt – Sie können einander gut lesen.» Beiden schauten erstaunt, als hätte ich ein Geheimnis verraten.

«Ja, wir sind uns von Anfang an sehr nahe gewesen», sagte Andrea, die zuerst die Sprache wiedergefunden hatte.

«Wir werden darüber noch reden, denn man kann einander auch zu nah sein», fuhr ich fort, während ich weiter auf Holger

einging. «Ich möchte nochmals auf das Wort ‹normal› zurückkommen: Was ist für Sie beim Sex normal?»

«Dass Frauen kommen können.»

«Ist das wirklich normal?»

«Ist es das etwa nicht?»

Während Holger seine Sicherheit verlor, richtete sich Andrea auf und strich sich eine ihrer braunen Locken aus dem
Gesicht. War ganz Ohr. Offenbar tat sich für sie gerade eine
Möglichkeit auf, etwas von ihrer Last abzugeben. Sie sah aus,
als hätte sie einen Powerriegel gegessen. Die Verwandlung ihres Körpers wollte ich nicht unkommentiert lassen: «Sie sehen
verändert aus», sagte ich. Sie lächelte schüchtern. Immerhin
wusste sie jetzt, dass ich sie nicht aus dem Blick verlor, auch
wenn ich mich mit ihrem Mann beschäftigte. Meine Unterre-
dung mit Holger war nämlich noch nicht beendet.

«Viele Frauen bekommen keinen Höhepunkt», sagte ich zu
ihm.

Mein Gegenüber schaute mich ungläubig an, versuchte
dann, vorsichtig zu widersprechen.

«Tja, ein paar Frauen werden es doch wohl hoffentlich können», sagte Holger mit leicht bissigem Unterton, während ich
aus den Augenwinkeln wahrnahm, wie Andrea schlagartig wieder an Körperspannung verlor.

Es war an der Zeit, sich ihr zuzuwenden. Sie gehörte für
mich nicht zu den Frauen, die sich damit arrangiert hatten, keinen Orgasmus zu erleben. Von ihnen hatte ich einige in meiner
Praxis gehabt. Sie gingen nach einer Weile entspannt damit
um, sahen es nicht als Notwendigkeit an, den Höhepunkt zu
erlangen, der Sex war auch ohne gut. Sie hatten für sich entschieden, dass ihnen letztlich nichts fehlte. Andrea war jedoch
weit entfernt davon: Sie *wollte* gern kommen.

Ich wandte mich an sie: «Möchten Sie den Orgasmus als Geschenk für Ihren Mann, weil Sie wissen, wie wichtig es ihm ist? Oder für sich selbst?»

«Mir persönlich wäre es nicht so wichtig.» Andrea vertrat – immerhin – eine andere Meinung als ihr Mann, aber ich wollte sie trotzdem noch nicht in die Kategorie der «Glücklich ohne Orgasmus»-Frauen entlassen.

Ich nahm ihre Meinung zum Anlass, um bei Holger nachzufassen, denn er hatte eine deutliche Reaktion auf ihre Worte gezeigt.

«Ist es Ihnen *besonders* wichtig, dass Ihre Frau kommt?» Holger zögerte etwas.

«Ja, es ist mir besonders wichtig.» Seine Stimme hatte einen seltsam traurigen Unterton angenommen, und er fügte hinzu: «Aber sie will darüber nicht reden …»

Aha. Endlich traten seine Gefühle zum Vorschein. Andrea saß in sich gekehrt da, hatte die Haltung einer Schutzbedürftigen angenommen. Seine Empfindungen mussten noch deutlicher werden, deshalb fragte ich: «Sie können wahrscheinlich leicht kommen?»

Eindeutiges Nicken.

«Und aus diesem Grund glauben Sie, dass die meisten Frauen das auch können – nur eben Ihre nicht. Und Sie denken, wenn sie darüber nicht sprechen will, kann es für sie auch keine wirkliche Bedeutung haben.»

Holger schwieg, als kämpfte er innerlich mit sich. Ich hielt die Pause aufrecht.

«Ich würde gerne mit ihr darüber sprechen.» Mit diesen Worten drehte er sich langsam zu seiner Frau.

Andrea schaute ihn für einen Moment an, dann aber blickte sie wieder weg. Holger seufzte resigniert.

«Warum schauen Sie Ihren Mann nicht an?», fragte ich Andrea.

Eine Weile war es still im Raum, ich hörte, wie der Abendverkehr draußen vor den Fenstern meiner Praxis vorbeifloss. Andreas Augen hatten sich mit Tränen gefüllt, in denen von Holgers konnte ich kurz Genugtuung sehen, im Sinne von «na endlich». Dann jedoch wich dieses Empfinden einer Mischung aus Mitleid, schlechtem Gewissen und Bewunderung. Bewunderung dafür, dass sie ihr vermeintliches Versagen, das in diesem Raum so ehrlich verhandelt wurde, aushielt. Er machte Anstalten, Andrea beruhigen zu wollen, beugte sich zu ihr hinüber. Ich legte einen Finger an die Lippen und signalisierte ihm mit einem unhörbaren «Schhh», dass er noch warten solle.

Andrea sagte jetzt leise, als würde sie zu sich selbst sprechen, ihre Locken verdeckten nahezu ihr zartes Gesicht: «Es tut mir leid … Ich habe Angst, dich zu verlieren, wenn ich es nicht bald schaffe … ich weiß nur nicht, wie.» Sie schluckte. «Ich schäme mich so. Was, wenn es nie funktionieren wird, egal was ich anstelle?» Tränen liefen ihr die Wangen hinunter.

Ich reichte ihr ein hübsch gemustertes Stoffetui mit Papiertaschentüchern, das Behältnis war ein Geschenk einer früheren Klientin, die während der Therapie auf dem Sofa sehr viele Tränen vergossen hatte. Andrea nahm eines heraus und weinte immer heftiger. Ihre Schultern bebten, mit ihren Händen knetete sie das Taschentuch. Holger litt mit seiner Frau, wollte ihr in irgendeiner Weise helfen – was er auch tat, indem er ihren Kummer aushielt und einfach seinen Arm um sie legte. Nach einer Weile küsste er sie sanft aufs Haar. Ohne Worte. Doch diese Geste reichte, damit sie sich langsam wieder beruhigte.

Ich sagte: «Frauen können lernen, zu einem Orgasmus zu kommen … Nur ganz selten gibt es Ursachen neurologischer Art, die einen Höhepunkt unmöglich machen. So selten, dass ich diesen Fall bei Ihnen auf keinen Fall in Betracht ziehen würde.» Anschließend wollte ich von Andrea wissen, ob sie sich selbst befriedige. Nach einigem Zögern gestand sie, dass sie einen gewissen Ekel davor empfinde. Es sei auch eher selten, dass sie «da unten» etwas spüre, und wenn, ignoriere sie es. Sie erzählte, dass Holger dazu übergangen sei, Pornos anzuschauen, und Sex mit sich selbst hätte. Als sie dies sagte, bekam ich das Gefühl, dass nun sie etwas Wichtiges zurückhielt, und schrieb dazu eine kleine Notiz in das Büchlein, in dem ich mir schon im Verlauf des Gesprächs einige Stichworte notiert hatte. Andrea sagte, sie sei sich sicher, dass Holger aus dem Grund Pornos schaue, weil sie ihn nicht mehr errege. In ihren Augen war dies auch der Grund dafür, dass es beim seltenen gemeinsamen Sex mit Holgers Erektion manchmal nicht so klappte. Andrea nahm also alle Schuld auf sich – und Holger widersprach nicht. Ich sagte ihnen, dass ich darauf zurückkommen würde, es war mir wichtig, dies nicht als Tatsache stehen zu lassen.

Damit war die erste Sitzung fast zu Ende – und das nächste Problem (Erektionsstörungen!) lag auf dem Tisch. Mir war bewusst, wie komplex Andreas und Holgers Geschichte war, das war aber nichts Außergewöhnliches. Immerhin hatten sie es geschafft, ihr Problem vor mir auszusprechen, wenn es auch einige Überwindung gekostet hatte.

Zum Abschluss der Stunde fragte ich, wie es den beiden gehe.

«Sehr gut. Erstaunlicherweise», antwortete Andrea ruhig und schaute diesmal nicht zur Absicherung ihren Mann an, sondern saß einfach nur da, den Blick auf mich gerichtet.

«Ich freue mich, dass wir endlich loslegen», sagte Holger, und die unterschwellige Ungeduld in seiner Stimme zeigte nicht nur mir, dass es ihm viel zu lang gedauert hatte, bis sie so weit waren. Andrea fing sofort wieder an, das zerknüllte weiße Papiertaschentuch in ihren Händen zu kneten; bis eben hatte es ganz locker in ihrem Schoß gelegen. Sie bemerkte, dass ich es registrierte. Meinen Impuls, dazu etwas zu sagen, unterdrückte ich – bis zum nächsten Mal!

Für die folgenden Sitzungen verabredeten wir, dass jeder von ihnen einzeln erscheinen solle. Durch diese Vereinbarung vermag jeder, alles zu sagen, was er möchte, ohne Rücksicht auf den anderen. Es gibt Paartherapeuten, die Paare nur im Kombi-Pack behandeln. Als Sexualtherapeutin aber stelle ich die Sexualität jedes Einzelnen ins Zentrum. Wer erzählt schon gern von seinem Masturbationsverhalten, von seinem ersten Sex oder von seinen geheimsten sexuellen Wünschen, wenn der andere danebensitzt und genau zuhört? Das kann alles später dazukommen, aber erst einmal ist hier eine natürliche Scham richtig am Platz.

Symbiose – die fragile Seifenblase

2011 war ich zu einem Philosophischen Salon eingeladen, einer Veranstaltungsreihe, die der Philosoph Robert André moderierte. Sie fand in einem Spa-Resort in Travemünde statt. Das Thema lautete «Liebe und Selbstachtung». Ich war Ehrengast und saß auf dem roten Hotelsofa, vor mir ungefähr sechzig Zuhörer. Die erste Frage von Robert André lautete:

«Was ist denn für Sie, Frau Henning, die größte Gefahr für die Liebe?»

«Wenn Sie jetzt glauben», erwiderte ich, «dass Sie eine lange Antwort von mir bekommen, dann muss ich Sie enttäuschen. Meine Antwort fällt kurz und knapp aus: Es ist die Angst.»

30

Das Publikum wurde unruhig und begann zu tuscheln. Einige Stimmen wurden laut. Doch am Ende hatten alle verstanden: Ich meinte die Angst vor der Reaktion des anderen. Wer sich ganz zeigt, wie er ist – mit allem, was dazugehört –, kann auch leichter vom Partner abgelehnt werden, Er macht sich also verletzbar.

Ist Liebe durch Ängste gesteuert – und sie ist es allzu oft –, verändern sich Beziehungen. Menschen behalten Dinge, die eigentlich gesagt werden müssten, lieber für sich. Aus Sorge, anzuecken und abgelehnt zu werden, oder um den anderen nicht zu verletzen, wird geschwiegen. Denn Eigenständigkeit und Unabhängigkeit (auch schon in Form eigener Meinungen) gefährden die Symbiose – und das löst Unwohlsein aus. Zwei Menschen aber, die sich nicht aus sich herauswagen, sich nicht auf eigene Bedürfnisse konzentrieren, sondern lieber darauf achten, was der andere möchte, schweben zusammen wie in einer fragilen Seifenblase, die wunderschön aussieht, manchmal sogar kleine Regenbogen aufweist, sich aber bei jeder Erschütterung in Luft auflöst.

Als Kinder haben wir mit Seifenblasen gespielt – tagelang. Irgendwann haben wir herausgefunden, dass die größten und stabilsten Blasen entstanden, wenn man zur Produktion ein Gemisch aus Spülmittel und einem Löffel voll Zucker benutzte. Mit diesen speziellen Zuckerblasen konnte man sogar vorsichtig Ball spielen oder einen Finger in sie hineinstecken. Doch irgendwann zerplatzten auch diese – und der schillernde Schein war verschwunden.

Symbiotische Beziehungen sind solche, in denen Paare wie mit Zuckerguss aneinanderkleben. Das oberste Gebot: Einander bloß nicht verunsichern, sondern immer gegenseitig bestätigen! So dämmen sie ihre Angst vor Trennung und dem Alleinsein ein. Paare, die in derart engen Bindungen leben, bekommen Probleme, weil sie nicht mehr ausreichend zwischen sich und dem Partner differenzieren, sich nicht als zwei unterschiedliche Menschen wahrnehmen, sondern – entschuldigen Sie den Ausdruck – als einen Brei. Das hat eigentlich immer Auswirkung auf den Sex.

Das urtypische Bild der Symbiose – und auch das einzige, das wirklich Sinn macht – ist die Mutter mit ihrem Säugling auf dem Arm. Oder noch deutlicher: das ungeborene Kind im Bauch der Mutter. Beide sind untrennbar miteinander verbunden. Stirbt die Mutter, stirbt auch das Kind. Befindet sich ein Paar in einer symbiotischen Beziehung, hat es permanent mit archaischen Ängsten zu kämpfen, die jener frühkindlichen Zeit der Mutter-Kind-Bindung entstammen. Und wenn ich mit Paaren an der Unabhängigkeit der Partner arbeite (der Fachterminus dafür lautet Differenzierung, dazu später mehr), werden diese Ängste aktiviert. Das kann herausfordernd sein. Trotzdem bin ich hochgradig entschlossen, Symbiosen bei Erwachsenen, wie zum Beispiel bei Holger und Andrea, ein Stück weit aufzubrechen. Damit sie sich als individuelle, eigenständige Wesen mit eigenen Bedürfnissen, Sehnsüchten, Meinungen, Phantasien und, ja, auch Ängsten erleben können – ganz ohne Seifenblasen.

Viele Paare verwechseln die Liebe mit höflichem Benehmen. Mein Liebes-Knigge lautet etwas anders: Hören Sie auf, alles für sich zu behalten, und denken Sie nicht länger, dass Ihr Partner es nicht abkann, wenn Sie ihm bestimmte Dinge sagen. Lassen Sie es wichtig genug sein, um es zu sagen. Passen Sie nicht auf Ihren Partner wie auf ein kleines Kind auf. Die Elternrolle ist nicht sexy, wenn das unbeholfene Kind Ihr Partner ist. Trauen Sie sich!

Der Teufel und die Romantik

Als ich weiter über Andrea und Holger nachdachte, fiel mir die Geschichte vom Teufel ein, die ich während meines ersten Sexologiestudiums gelesen hatte, verfasst vom dänischen Autor Tim Ray. Sie stand im Prolog zu einem Buch mit dem schönen Titel *101 Mythen über Beziehungen, die uns wahnsinnig machen*. Ray beginnt damit, dass der Teufel in seinem kochend heißen Hauptquartier sitzt und auf seine Höllenwand starrt, von der ihm die frisch eingebrannten Worte entgegenleuchten: «Hauptziel: So viele Menschen wie möglich so unglücklich wie möglich für so lange wie möglich zu machen.» Er schaut auf die Worte und hat das Gefühl, dass er in eine Depression schlittert. Trotz seiner insistierenden Bemühungen, die Menschheit fertigzumachen, kann er nur konstatieren, dass seine Mission bislang erfolglos geblieben ist. Die Menschen wirken glücklich, schlendern auf der Erde herum, lieben sich und andere, fühlen sich zufrieden und im Reinen mit allem.

Der Teufel seufzt. Er weiß, dass er sich etwas einfallen lassen muss, sonst droht ihm eine Versetzung oder gar eine Kündigung. Er muss die Menschen dazu bringen, sich wirklich unglücklich zu fühlen.

Er gibt sich einen Ruck – und in diesem Moment seiner großen Not kommt ihm eine brillante Idee, ein wirklich genialer Einfall. «Eine Beziehung», so sagt er sich, «ist der direkte Weg in die Hölle.» Aufgeregt beginnt der Teufel, seinen üblen Plan schriftlich auszuarbeiten. Damit der Mensch in Beziehungen so richtig schön unglücklich wird, entscheidet er, muss er mit ihnen Unwahrheiten verbinden. Er notiert: «Die vier Lügen über Beziehungen. Lüge Nummer eins: ‹Die Liebe, die ich suche, ist außerhalb von mir selbst.›» Der Teufel hüpft auf seinem Höllenthron auf und ab, er sieht eine florierende Firma vor sich, die schon bald einen Börsengang hinlegen wird. Diese Geschäftsidee ist einfach genial. Um dem Ganzen noch mehr Nachdruck zu verleihen, formuliert er Lüge Nummer zwei: «Die Liebe, die ich suche, hängt von einer anderen Person ab.»

Nachdem der Teufel das festgehalten hat, ist er beeindruckt von seiner Kreativität, so sehr, dass er als Nächstes notiert: «Ich kann die Liebe, die ich suche, nur mit *einer einzigen* Person erleben.» Ein breites Grinsen überzieht des Teufels Antlitz. Vor seinen Augen flammen Internetkampagnen auf: «Die wahre Liebe» oder «Immer nur du». Sofort spürt er bis in den letzten Zeh, wie Millionen und Abermillionen Menschen sich verzehren, sich einsam fühlen, leiden werden, weil sich diese Sehnsucht, die in ihnen brodelt, nie erfüllen kann. Wenn die Liebe nur mit einer einzigen Person zu erfahren ist – wie finde ich sie? Und was ist, wenn diese gewisse Person mich nicht zurücklieben kann? Vielleicht sogar in einer anderen Beziehung lebt? Der Teufel lacht sich ins Fäustchen.

Alldem muss aber noch ein i-Tüpfelchen aufgesetzt werden. Beziehungslüge Nummer vier: «Es ist nur Liebe, wenn es für immer dauert.» Der Teufel klopft sich auf die Oberschenkel und gluckst zufrieden: «Oh ja! Das setzt dem Ganzen die Krone auf!» Was für eine geniale Kampagne. Eine bessere Garantie für Unglück gibt es nicht: Befindet sich ein Mensch nicht in einer Beziehung, ist er unglücklich, weil er glaubt, nur in einer Beziehung glücklich sein zu können. Er sucht wie verrückt nach der einen großen Liebe und verzweifelt daran, dass er sie nicht findet. Wer schon in einer Beziehung ist, muss ewig in ihr bleiben – schließlich ist die Liebe nur echt, wenn sie für immer ist. Diejenigen, die sich trennen, werden ihrer alten Beziehung nachtrauern – schließlich gibt es sie ja nur einmal im Leben, diese eine Liebe. Lüge Nummer vier koppelt der Teufel übrigens an das Gerücht, dass Gott selbst, der Boss im Himmel, die Idee der ewigen Liebe in die Welt gesetzt hat. Ha! Werbetechnisch ein echter Coup.

Und der Teufel weiß auch schon, wie sich seine Kampagne bestens vermarkten lässt: Hollywood soll helfen. Keine Industrie kann dieses Liebesgewäsch weltweit besser vermitteln als die Filmindustrie in Kalifornien. Bollywood, kaum minder mächtig, muss auch mit dabei sein. TV-Serien: auch nicht zu verachten. Mit vereinten Kräften sollte es doch wohl zu schaffen sein, die Menschheit der nötigen Gehirnwäsche zu unterziehen. Wenn die Musikindustrie mit entsprechenden Lovesongs mithilft, die Mode- und Kosmetikindustrie einsteigt und Frauenzeitschriften den Trend aufgreifen, dann, ja dann kann eigentlich nichts schiefgehen. Der Teufel reibt sich die Hände, er findet seine Strategie hammergut. Gleich am nächsten Tag rollt die *Operation Romantik* an. Und ihr Erfolg sollte größer, überwältigender und totaler werden, als der Teufel es sich je hätte träumen lassen.

So viel zum Thema symbiotische Liebe.

Es gibt noch eine andere Spielart der Liebe, die ganz ohne das Symbiosegefühl stattfindet, dafür aber nicht weniger fragwürdig ist: Wenn Paare wie trotzige Kinder miteinander streiten, ein jeder darum kämpfend, recht zu behalten, als würden sie unbedingt etwas von Mami oder Papi haben wollen. Solche Paare versuchen manchmal, mich während der Therapiegespräche in ihre streitsüchtige Beziehung mit hineinzuziehen, indem sie mich auf die eine oder andere Weise dazu auffordern, Stellung zu beziehen. Ich lasse mich darauf nicht ein. Wenn ich meine Meinung äußere, dann immer aus freien Stücken. Es kann auch vorkommen, dass ein Partner sich direkt mit mir anlegt – so wie Franz, der Oberarzt.

Der Mann, der nicht kommen wollte

Ein Oberarzt eines Krankenhauses nahe der dänischen Grenze mit Namen Franz schrieb mir, dass er seiner Frau zum Geburtstag einen Termin bei mir schenken wolle. Meine Assistentin Anika antwortete, dass ich nur mit Menschen Sitzungen vereinbare, die persönlich kommen möchten. Nach einigem Hin und Her stimmte ich dennoch zu.

Zum Termin erschien seine Frau Helle dann tatsächlich allein. Sie war eine weizenblonde Dänin, sechsunddreißig Jahre alt, sehr zierlich, lässig gekleidet in einen Jeansrock und einen weiten Pulli. Sie setzte sich mit der Bemerkung in einen der Sessel, sie wisse eigentlich gar nicht, was sie hier solle. Nach wenigen Sätzen war mir klar, dass sich in meiner Praxis nur die eine Hälfte des Problems befand. Der Oberarzt wollte seine Frau «geheilt» sehen, dabei handelte es sich offensichtlich um ein Paarproblem. Während der geschenkten Stunde, die wir für ihre Sicht der Dinge nutzten, festigte sich mein Eindruck, dass ihr Mann unbedingt dabei sein sollte. Also sagte ich zu ihr: «Schön, dass Sie gekommen sind. Für das nächste Mal würde ich gerne Ihren Mann dazubitten.»

Einige Wochen später erschienen tatsächlich beide, hatten den langen Weg nach Hamburg auf sich genommen. Wir wollten uns gerade setzen, als der Herr Oberarzt – um die vierzig, riesige Statur, breite Schultern in lässigem Blazer – zu mir sagte: «Was haben Sie eigentlich an meiner Mail nicht verstanden, Frau Henning?» Dass es ihm nicht um eine Antwort ging, war klar. Seine Körpersprache, die Mimik, unser Augenkontakt, die Energie im Raum ließen mich eher vermuten, dass er innerlich in Bedrängnis war und Kontrolle über die Situation gewinnen wollte. Oder hatte er sich einen kleinen Witz erlaubt? Im Hospital war er es immerhin gewohnt, der Chef zu sein.

Letztlich kam es aber gar nicht so sehr darauf an, *was* er gesagt hatte, sondern *warum* er es sagte. Ich musste seine Motivation verstehen. Es konnte gut sein, dass er mich dafür verantwortlich machte, ihn in eine für ihn unangenehme Situation gebracht zu haben, hatte ich doch abgelehnt, weitere Sitzungen mit seiner Frau allein zu bestreiten. Ich entschied, zu zeigen, dass ich seinen «Angriff» bemerkt hatte.

«Sie denken, nur Ihre Frau hat ein Problem. Ob es stimmt, finden wir womöglich heute schon heraus – vielleicht liegen Sie aber auch falsch», sagte ich und fügte schmunzelnd hinzu: «Durch Telefon und Hose keine Diagnose.» (Danke an meinen Exmann für diesen Spruch – er ist Orthopäde.) Ich war direkt, denn ich wollte gleich von Anfang an einen ehrlichen Kontakt, also eine wahre und authentische Beziehung anstreben, deutlich machen, dass es sich bei einer Therapie nicht um einen Machtkampf handeln würde. Ich wollte mit ihm und seiner Frau gemeinsame Sache machen. Als ich geendet hatte, setzte sich der hochgewachsene Mediziner – und schwieg. Fürs Erste.

Wäre ich wirklich auf seine Frage eingegangen im Sinne von: «Was bitte soll ich nicht verstanden haben?», hätte Franz sofort gewusst, dass ich so tat, als könnte ich ihn nicht lesen, um Stress und Ärger zu vermeiden, vielleicht sogar aus Angst vor seiner beeindruckenden Erscheinung oder seinem Titel. Er hätte mich von da an nicht mehr ernst genommen, die Sitzungen wären von ihm gesteuert worden, und ich hätte immer wieder Energie darauf verwenden müssen, Territorium zurückzuerobern, sofern das überhaupt noch möglich gewesen wäre. Ich hätte seiner Vorstellung von den Machtverhältnissen zugestimmt – und damit eine bestimmte Realität gestärkt: seine. Lieber machte ich deutlich, dass ich nicht gewillt war, mich wie eine seiner «Untergebenen» im Krankenhaus zu verhalten, sondern als seine souveräne, entspannte Therapeutin.

Es hätte noch jede Menge andere mögliche Antworten auf seine Bemerkung gegeben: «Es müsste Sie eigentlich beruhigen, dass ich eine eigene Meinung habe, schließlich bezahlen Sie Geld dafür.» Oder: «Ich dachte, Sie wüssten, dass Ihre Art, Probleme zu lösen, nicht ausreichend ist, sonst wären Sie nicht hier!» Oder noch schärfer: «Na, ich sehe, Sie haben Ihre Waffen rausgeholt. Das machen Leute, wenn sie wütend sind oder Angst haben. Welche Variante ist es bei Ihnen?» Bei diesem Mann, das spürte ich, wäre ich damit zu früh zu weit gegangen und sparte mir derartige Aussagen für später auf.

Für dieses genaue «Timing» muss ein Therapeut bei jedem Klienten, in jeder Situation ein Gefühl entwickeln. Wie viel kann dieser ab? Nicht zu viel, aber auch nicht zu wenig. Es existiert eine Schwelle, die gerade richtig ist, um eine Veränderung auszulösen. Tatsächlich gibt es immer mehrere «gute» Antworten, die zeigen, wer ich als Therapeut bin und was ich wahrgenommen habe. Die besten aber sind diejenigen, die den Klienten voranbringen. Fest steht auch – und darum ging es mir hier –, die Therapie fängt in dem Moment an, in dem der Klient die Praxis betritt.

2

Warum der Sex in meinem Leben so große Bedeutung hat

Ich kenne beide Beziehungsmuster: Symbiose und Kampf. Habe sie beide gelebt. In meinen ersten längeren Liebesbeziehungen erstritt ich mir meine Rechte, später fiel ich, als ich mich endlich traute, meine Abwehr etwas zu lockern, in tiefe, teils ungesunde symbiotische Bindungen. Besonders eine hat mir zu schaffen gemacht. Bis heute arbeite ich an meinen Beziehungsmustern und habe das Gefühl, mich immer weiter zu entwickeln, hin zu einer tiefen Empathie- und Liebesfähigkeit. Am wichtigsten ist es, dass ich bei mir bleibe. Wenn ich weiß, wer ich bin, lebt es sich entspannter, muss ich weniger kämpfen und kann mich besser und differenzierter auf die Nähe zu einem anderen (geliebten) Menschen einlassen. Dieser Weg, der Weg zu mir, begann vor vielen Jahren in einem kleinen dänischen Dorf.

In meiner Familie hieß es immer: «Ann-Marlene wird Anwältin, so wie sie reden und argumentieren kann! Sie wird Jura studieren.» So kam es dann auch – aber ehrlich gesagt nur, weil der Psychologe bei der Berufsberatung vor unserem Termin krank wurde. Heute würde ich wahrscheinlich ein paar Minuten länger über eine solch wichtige Lebensentscheidung nachdenken. Doch spontane Neugierde auf Neues, gepaart mit Vertrauen, hat mich schon immer durchs Leben geleitet – und das nicht schlecht. Die gleiche Kombination sollte mich zehn Jahre später dann auch zur Psychologie führen. Nun zog ich im Spätsommer aber erst einmal aus unserem kleinen dänischen Dorf nach Århus, um Jura zu studieren. Nach dem Motto: Tausche kleinen, idyllischen Ententeich mit nahe gelegenem Wald und Strand gegen hupende Autos und Großstadt – wenn auch mit schönen Altbauten. Gleich zu Anfang stellte sich heraus: Ich mochte das Studium nicht. Zu meiner Rettung, es war Ostern 1985, lernte ich im zweiten Studienjahr Dieter aus Hamburg kennen. Kein halbes Jahr später brach ich das Studium ab und zog zu ihm nach Deutschland. Dieter und ich waren sogar verlobt, es war romantisch. Vielleicht etwas zu romantisch, symbiotisch gar? Im Hochgefühl des Verliebtseins war ich jedenfalls bereit, für ihn – für unsere Liebe – alles aufzugeben. Bald wurde mir aber auch klar, dass ich mit der starken Eifersucht von Dieter nicht würde leben können, er wollte mich ganz für sich haben – ein weiteres, klares Indiz für symbiotische Verhältnisse, wie ich aus heutiger Sicht auf unsere Liebe zugeben muss.

In der Zwischenzeit hatte ich in der Hansestadt in einer dänischen Bank am Rathausmarkt zu arbeiten angefangen. Als «Mädchen für alles», was von dem einen oder anderen wörtlich verstanden wurde. Ich hätte mich – vorsichtig formuliert – zügig hocharbeiten können. Mit erst einundzwanzig war ich zugleich aber immer noch sehr schüchtern.

Wenn ich in den Mittagspausen über den Rathausmarkt schaute, sah ich dort öfter Fotomodelle, die mit Fotografen ihre Shootings machten, es war die Ära der Supermodels. Die wunderschönen Mädchen tänzelten auf High Heels und in kurzen Röcken wie beim Ballett vor den Kameras auf und ab. Immer andere, immer neue. Als ich schließlich einmal an einem solchen Team vorbeilief, stoppte mich jemand mit flapsigen, aber sehr freundlich gesprochenen Worten: «Hallo, du Schöne!» Dann drückte er mir die Visitenkarte einer großen Modelagentur in die Hand.

Als Modell war ich eine Außenseiterin, ich sah eher französisch aus, hatte nichts vom Claudia-Schiffer-Style, der gerade en vogue war. Nach vier Jahren im Modelbusiness war es daher eine willkommene, fast herbeigesehnte Abwechslung, als eine ältere Kollegin nach einem intensiven Gespräch über ihre Probleme beiläufig meinte, ich sei prädestiniert für ... Psychologie! Ach was! Das ließ ich mir nicht zweimal sagen. Schon immer habe ich mich für Menschen und ihre Beweggründe interessiert. Mehr als einmal fiel mir und meinen Freunden außerdem auf, dass ich ein Talent dafür besaß, ihnen bei ihren persönlichen oder zwischenmenschlichen Problemen zu helfen – ganz praktisch. Ich konnte mich leicht in sie hineinversetzen und hatte großen Spaß dabei. Es war 1990, ich bewarb mich an der Uni und bekam einen der begehrten Studienplätze – in der klinischen Neuropsychologie, damals noch ein neues Fachgebiet der Psychologie. Physiologie, Körper, Zellen, Synapsen, Hormone und Gehirn: Viele meiner Kommilitonen fanden den Zweig zu naturwissenschaftlich, aber mir gefiel gerade das. Denn eines war mir damals schon klar: Die Seele ist nichts ohne den Körper, und das Gehirn steuert alles. Beides ist untrennbar miteinander verbunden – Körper und Seele. Mein Studium finanzierte ich nach wie vor als Model, die Modemessen lagen in der vorlesungsfreien Zeit. Ich war also abwechselnd Model und Psychologiestudentin, spielte fröhlich mit meinen verschiedenen Rollen. Ich fühlte mich privilegiert. Viele Kommilitonen arbeiteten nachts in Bars oder standen am Wochenende als Bedienung in Cafés – für einen Bruchteil meiner Honorare.

Inzwischen vierundzwanzig und tatsächlich von Dieter entlobt, verliebte ich mich in einen Mann, der optisch meinen kühnsten Träumen entsprach: groß, schlank, muskulös, kantiges, leicht bärtiges Gesicht, mit wunderschönen warmen, braunen Augen, gerader Nase, vollem Mund und auch sonst alles bestens, vornehm ausgedrückt. Er war Assistenzarzt und übernachtete – gefühlt – jede zweite Nacht nicht bei mir, sondern im Krankenhaus. Wir vögelten trotzdem nicht gerade wenig und waren verliebt. Daraus wurde Liebe, und zum ersten Mal bekam ich das Gefühl, dass ich in Deutschland bleiben könnte. Wir heirateten, als ich ungeplant mit meinem Sohn schwanger wurde. Die Jahre, die nun folgten, waren sowohl wundervoll als auch anstrengend, immer wieder gab es Unstimmigkeiten zwischen meinem Mann und mir. Wir waren unreif und beide äußerst unnachgiebig. Keiner von uns war bereit, über seinen Schatten zu springen, wir stritten einfach weiter. Aus heutiger Sicht würde ich sagen, dass wir beide zu jung und unerfahren waren, um uns «erwachsen» mit unseren Problemen auseinanderzusetzen. Auch nahmen wir uns nie wirklich die nötige Zeit dafür, herauszufinden, worum es uns in unseren Differenzen wirklich ging. Zu beschäftigt waren wir mit unseren Karrieren und dem Kind, mit allem, was dazugehört.

Im Herbst 1998 passierte dann etwas, das mein Leben wortwörtlich auf den Kopf stellte. Mein Sohn war mittlerweile fünf Jahre alt, ich schrieb gerade an meiner Diplomarbeit, als ich an einem goldenen Herbsttag beim Friseur ein blitzartiges Flimmern vor Augen hatte. Auf dem kurzen Weg nach Hause dann konnte ich mein Kind rechts neben mir auf dem Beifahrersitz nur wie durch eine graue Schicht erkennen. Später wurde alles wieder normal. Nach einiger Zeit passierte es noch einmal. Zum Glück war es nicht mit Schmerzen verbunden. Mit einem unguten Gefühl im Bauch entschied ich trotzdem, es meinem

Mann zu sagen, auch um mir selbst einzugestehen, dass womöglich etwas mit meinem Kopf nicht stimmte. Nein, ich war mir sicher, dass etwas nicht stimmte. Wenn ich nichts tat, würde es wahrscheinlich nur noch schlimmer werden.

Nach zwei Tagen und einer Routineuntersuchung in der «Röhre» war klar: Ich hatte mindestens ein großes Aneurysma im Gehirn und musste operiert werden. Es bestand ein hohes Risiko, dass – während eines Fluges, beim Sport, beim Sex oder einfach auf der Toilette – eine Ader in meinem Kopf platzen und eine Hirnblutung verursachen könnte. Und dann würde es kritisch werden.

Bei der Vorbereitung der Operation stellten die Ärzte zu allem Unglück noch zwei weitere Aneurysmen fest. Der Operateur sagte: «Ich hoffe, wir können sie alle drei in einer OP schaffen.» Zum Glück haben sie es geschafft. Der Eingriff dauerte sieben Stunden.

Nach der OP jedoch begann die schwerste Zeit meines Lebens. Der chirurgische Eingriff selbst war bestens verlaufen, doch nach der OP wurde bei mir auch noch eine Schwangerschaft festgestellt. Eine Abtreibung war unumgänglich, weil die Medikamente, die ich postoperativ für drei Monate einnehmen musste, in der frühen Schwangerschaft ein Risiko für das Baby darstellten.

Kurz nach der Abtreibung landete ich noch einmal im Krankenhaus: Ich litt unter Schwindel, Sprach- und Sehstörungen. Verdacht auf Schlaganfall. Ich hatte Angst und fühlte mich ausgeliefert. Überall an meinem Körper waren Schläuche und Nadeln mit Infusionen. Es war eine furchtbare Erfahrung, denn ich erhielt keinerlei Informationen mehr, was mit mir «gemacht» wurde. Dann plötzlich war mein ganzer Körper von roten Pusteln überzogen, meine Lippen schwollen an wie ein Geschlechtsorgan. Der Grund: Ich reagierte allergisch auf eine der vielen Tabletten, die ich zu schlucken hatte. Am dritten Tag fragte ich nach einem Medikament gegen die Angst – und bekam es ohne Probleme. Mit der Angst schwanden überraschenderweise auch die neurologischen Symptome, aufgrund deren ich eingeliefert worden war. Bald stellte sich heraus, dass ich unter einer Angststörung litt – die vermutlich durch die OP ausgelöst worden war.

So war ich nach der Entlassung aus dem Krankenhaus abhängig von Tavor, jenem angstlösenden Medikament. Ich schaffte es jedoch, es loszuwerden, nach und nach setzte ich es ab. Doch es war furchtbar. Je kleiner die Dosis wurde, desto mehr Angstattacken bekam ich, die ich zu durchstehen hatte. Ein Jahr lang ging ich in Therapie. Dann endlich kehrte Ruhe ein.

Ich fing an, über mein Leben nachzudenken, und stellte fest, dass ich mich während dieser schweren Zeit emotional ziemlich alleingelassen gefühlt hatte. Nicht jeder Partner hält es aus, während einer so bedrohlichen Krankheit für den anderen da zu sein. Das Gute an der Sache: Ich wusste jetzt, dass ich mich auf meine eigene Stärke verlassen konnte, und spürte eine große Dankbarkeit, überhaupt am Leben zu sein. Die Operation hatte mir klargemacht: Der Rest meines Lebens war eine Zeiteinheit, die, auch wenn ich erst Anfang dreißig war, nicht ewig dauern würde. Der Tod war mir nahe gekommen. Und so fragte ich mich: «Willst du so weiterleben, wie du es in den letzten Jahren getan hast?» Über die Antwort musste ich nicht lange nachdenken: «Auf keinen Fall.» Und so entschied ich, ganz einfach das Beste aus meinem Leben zu machen. Was das alles bedeuten würde, war mir noch nicht klar.

Kindheit auf Rädern

Habe ich mich in meiner frühen Kindheit generell pudelwohl in meiner Haut gefühlt, so war das später nicht mehr der Fall. Die Ursache dafür fand ich während der vielen psychologischen Gespräche nach meiner Krankheit in den Lebensumständen, welche die Scheidung meiner Eltern damals auslösten. Mein Vater verschwand von einem Tag auf den anderen aus meinem Leben. Er hatte eine andere Frau kennengelernt.

Meine Eltern habe ich stets als sexuelle Wesen erlebt, oft habe ich gesehen, wie sie sich küssten und umarmten, oder einer gab dem anderen mit einem Schmunzeln einen Klaps auf den Po. Früher dachte ich, dass es meinem Vater vor allem um Sex gegangen war, als er die Familie verließ, und fand, dass er ziemlich unreif für sein Alter gewesen war. Als er später heiratete und ich auch noch zwei Halbgeschwister bekam, war ich mir nicht mehr ganz so sicher. Es ist doch putzig, wie Kinder denken, dass ihre Eltern schon immer «alt» gewesen sind. Während meiner Therapie bei Herrn Timm, meinem Psychologen, errechnete ich mit ihm zusammen, dass mein Vater, als er unsere kleine Familie verließ, nicht, wie ich immer geglaubt hatte, vierzig gewesen war, sondern gerade mal Mitte zwanzig – knapp ein Jahr älter als mein Sohn jetzt. Seitdem sehe ich die damaligen Ereignisse mit etwas anderen Augen.

Nachdem meine Eltern sich getrennt hatten, zogen meine Mutter, mein Bruder und ich in den darauffolgenden vier Jahren dreimal um. Für mich bedeutete das: immer neue Orte, immer neue Schulen. Jedes Mal stand ich vor einer Klasse mit dreißig Schülern, die alle *mich* anstarrten. Hinter mir meine Mutter mit den Händen auf meinen Schultern und dahinter die Schulleiterin. Die Lehrer mochten mich, denn ich machte meine Hausaufgaben und gehorchte, aber für die Kinder war ich stets «die Neue».

Insgesamt war es eine furchtbare Zeit. Ich erhielt keine Einladungen zu Partys und hatte kaum Freunde. Ich entwickelte mich zur sexuellen Spätzünderin – obwohl ich längst herausgefunden hatte, wie ich mir reichlich gute Orgasmen besorgen konnte. Doch die traurige Wahrheit war: Während mein zwei Jahre jüngerer Bruder Brian in seinem Zimmer hinter verschlossener Tür Mädchen küsste, stellte ich mir das alles nur vor. Zwar mochten mich die über Zwanzigjährigen, ja, zum Teil sogar noch ältere Männer, besonders wenn sie alkoholisiert waren. Ich aber fand sie widerlich. Kurz gesagt: Während meiner Teenagerzeit wollte ich mir am liebsten ein Loch graben und darin verschwinden.

Diese Erfahrungen helfen mir jedoch heute, denn viele Leute, die in meine Praxis kommen, fühlen sich anders als andere, denken, sie gehören nicht dazu, meinen, etwas nicht zu können, was andere mit Leichtigkeit meistern. Ich kann dann sagen: «Ich kenne dieses Gefühl.» Der Klient glaubt mir, denn er erfährt es in meinem Blick: Eine gewisse Trauer darüber, dass es so war, wie es war, wird für den Rest meines Lebens darin liegen.

1980 ging ich schließlich aufs Gymnasium (die Grundschule geht in Dänemark bis zur neunten Klasse, danach kommen drei Abiturjahre). Täglich musste ich dafür vom Land in die nächstgrößere Stadt fahren, nach Vejle. Das Schöne daran für mich war: Niemand kannte mich dort. Ich war fünfzehn und nahm mir vor, mich zu verändern, es war eine reine Kopfentscheidung. Nie mehr allein, nie mehr außen vor sein.

Keiner merkte, dass ich bis dato eine Außenseiterin gewesen war. Langsam wurde auch endlich Sex ein Thema. Gefühlt redeten ich und meine Freundinnen jedenfalls bald über nichts anderes mehr. Endlich hatte ich auch einen richtigen Freund, Anders hieß er. Mit Anders hatte ich mein erstes Mal, als ich fast siebzehn war. Er war zwei Jahre älter, und es war auch für ihn sein Debüt. Spielerisch und entspannt erlebten und entdeckten wir unsere Sexualität. Eine schöne und verliebte Beziehung, bis ich zwei, drei Jahre später in Århus, wo ich am Anfang mit Anders lebte, mit einem zwei Jahre älteren Jurastudenten untreu wurde. Ich wollte mehr erleben, war neugierig und interessiert an Männern. Und so trennte ich mich von ihm.

Mit Alice im Wunderland

Ich zog in eine Zweier-WG mit Louise, einer Jurakommilitonin. Perfektes Singleleben. Louise und ich gingen viel weg, tanzten, machten uns hübsch und fanden es toll, wie uns im gemütlichen Århus die Männer hinterherschauten. Wir wohnten gleich hinter dem Bahnhof, in der Jægersgaardsgade, mitten in der City. Sex in the City – und weit und breit kein Ententeich!

Zwei Jahre lang lebte ich mich sexuell aus, traf viele Männer und genoss alles außer dem Jurastudium, das mir immer weniger gefiel.

Ich unternahm viel, unter anderem mit meiner ältesten Freundin Alice. Sie war streng religiös erzogen worden, was in Dänemark schon damals sehr ungewöhnlich war. Als wir Kinder waren, wohnte sie in meiner Straße, und wann immer ihre Eltern es erlaubten, spielten wir miteinander. Das wollte stets von langer Hand geplant sein, denn Alice hatte viele Pflichten: Fenster putzen, Kuchen backen, anschließend zu den Pfadfindern oder zu Kirchenabenden. Sie war furchtbar eingespannt. Erst wenn wir mit allem fertig waren, durften wir spielen gehen. Wir hatten Spaß zusammen und lachten uns kaputt, wenn wir mit unseren eingerollten Bettdecken «Pferd» spielten und «da unten» *etwas* spürten. Wir machten «Ooh!» und «Aah!» und einen ganz verrückten Gesichtsausdruck dazu. Es gefiel uns sehr, und wir wussten irgendwie, dass «es» verboten sein musste, einfach deshalb, weil es so schön war. So viel Genuss war in Alice' Elternhaus definitiv nicht vorgesehen.

Ich erinnere mich auch daran, wie Alice einmal ihre Stiefmutter beim Packen für eine Klassenfahrt fragte, was denn Binden seien. Das Wort hatte auf der Liste der Dinge gestanden, die wir keinesfalls vergessen durften. Alice' Stiefmutter antwortete nur schnippisch: «Darüber musst du dir noch keine Sorgen machen!» Mehr verriet sie ihr nicht. Als Alice bald darauf zum ersten Mal ihre Tage bekam, war sie entsetzt und dachte, sie würde verbluten.

Auch in der Schule fand Aufklärung so gut wie nicht statt: Eine einzige Stunde Sexualkunde bei Frau Nunann, meiner kinderlosen Lieblingslehrerin, das war's. Sie stand kurz vor ihrer Pensionierung und hatte mit Sex nun wirklich nichts am Hut. Wir kicherten in einer Tour und hörten kaum zu, während sie Verwirrendes über den Aufbau der Geschlechtsorgane und die Befruchtung erzählte. Eine peinliche Affäre!

Andere in unserem kleinen Dorf Hedensted gingen entspannter mit dem Thema Aufklärung um. Der Vater meiner Freundin Gitte zum Beispiel hatte ein Abonnement für «Männer-Hefte», die im Wohnzimmer in einem der unteren Regale lagen. Wir blätterten oft darin herum, wenn Gittes Mutter nicht da war, da waren wir ungefähr neun oder zehn Jahre alt. Mit Gitte habe ich auch erste Doktorspiele gemacht, noch vor meinem «Pferderennen» mit Alice. Wir hatten uns aus Decken eine gemütliche Höhle gebaut, die Tür zugezogen, uns unten herum ausgezogen und gegenseitig mit einem PEZ-Bonbonspender (länglich und mit einem etwas abgerundeten Kopf) gegen den Eingang der Scheide gedrückt. Wir haben «Tock, tock, tock» gesagt und gelacht, dann wieder «Tock, tock, tock». Mehr Lachen. Bonbonspender tauschen. Alles noch mal. Doch es war nicht nur lustig: Ich erinnere mich noch genau an die prickelnde Erregung.

Im Grunde hatte ich schon immer ein Faible für Sexualität. Schon damals bin ich immer wieder auf «dumme» Ideen gekommen! Zum Beispiel in der Schule: Um Mitschüler aus unserer Parallelklasse hereinzulegen, füllte ich, mit einer verbündeten Freundin, Natron aus einer Schachtel in kleine, selbstgebastelte Tütchen und erzählte allen, es sei ein «Wunderpulver», das, in Wasser aufgelöst, den Busen unglaublich schnell zum Wachsen bringe. Dann verschwanden wir auf die Toilette, vorgeblich natürlich, um das Wunderpulver zu trinken. Tatsächlich stopften wir uns Socken unter unsere Pullover und stolzierten anschließend mit unserem «neuen Busen» auf dem Schulhof herum. Das Schöne war: Alle haben es geglaubt.

Alice hatte es in der Pubertät, wie zu erwarten, nicht so leicht. Erst als sie endlich von zu Hause ausgezogen war, lief sie zu Hochform auf. Sie machte, was sie wollte, vernachlässigte die Schule, trank ein bisschen zu viel und schloss mit einem Mann nach dem anderen Bekanntschaft. In dieser Phase besuchte sie mich öfter in Århus.

Es war die Zeit, in der Dieter aus Hamburg in mein Leben getreten war und wir uns verliebt hatten. Einmal kam Alice zu Besuch, als auch Dieter gerade da war – an einem Karfreitag.

Es war Abend, wir hatten alle getrunken, und auf einmal fing Alice an zu tanzen. Sie meinte, sie würde mir und Dieter jetzt einen Striptease «komischer Art» vorführen, was sie dann auch tat. Ich bewunderte Alice heimlich dafür, dass sie sich traute, sich so vor uns zu bewegen, ich selbst wäre dafür zu schüchtern gewesen. Alice war auch auf eine gewisse Art verlegen, überspielte das aber gekonnt. Kurz vor dem Slip hörte der Strip dann auf, und als Alice sich wieder aufs Bett setzte, auf dem Dieter und ich gemütlich ausgestreckt lagen, fing aus irgendwelchen unerklärlichen Gründen ein Gespräch übers Blasen an. Wer weiß, wie wir darauf kamen. Alice sagte, sie könne das richtig gut. Ich sah meinen glücklich dreinschauenden neuen Freund an und meinte: «Probiere es doch mal bei Dieter aus und zeig mir, wie es geht.» Alice fragte: «Darf ich? Soll ich?»

Ich fragte Dieter: «Kann sie doch machen, oder?» Wir lachten ein wenig unsicher, fanden die Vorstellung aber alle nicht schlecht. Das Resultat war, dass Alice mir an meinem eigenen Freund das Blasen beibrachte.

Wenn ich später an Alice dachte, wunderte es mich immer, wie es möglich war, dass ein Mensch, der so wenig sinnlich, ja fast sexualfeindlich aufwuchs, so viel Lust erleben kann und Spaß an Sexualität entwickelt, während andere in einem wesentlich liberaleren Umfeld groß werden und kaum ein Bedürfnis nach Sexualität haben, am liebsten ganz ohne Sex leben wollen. Wie kommt das? Was bestimmt die *sexuelle Persönlichkeit*?

Gib Gas – die Lustpedale

Anders gefragt: Wie genau entsteht Lust? Lange tappte man zu dieser Frage im Dunkeln. Bis heute werden Spekulationen darüber angestellt und Pillen dagegen erfunden, wenn sie fehlt. Helen Singer Kaplan, eine in 1929 Wien geborene und später in New York lebende Sextherapeutin, stellte in einem Drei-Phasen-Modell immerhin verschiedene *Stufen* der Lust dar, von «Ich habe Interesse» über «tatsächliche Erregung» bis hin zum «Orgasmus». Nicht erklären jedoch konnte ihr Ansatz, wie Lust im Allgemeinen funktioniert. Das änderte sich mit dem ebenso einfachen wie genialen «Dual Control Model», das Ende der neunziger Jahre von Erick Janssen und John Bancroft am Kinsey Institute in Bloomington, Indiana, entwickelt wurde. Das duale Kontrollmodell basiert auf der Vorstellung von einem *zentralen* Mechanismus im Menschen, der sexuelle Erregung reguliert und kontrolliert – also wie und wann jemand auf sexuell relevante Reize (Blicke, Geräusche, Empfindungen oder Vorstellungen) reagiert oder eben nicht.

Janssen und Bancroft versinnbildlichten ihr Modell mit einem Gaspedal und einem Bremssystem. Das Gaspedal entspricht dem sympathischen Teil des vegetativen Nervensystems, das Bremssystem dem parasympathischen. Laut Janssen und Bancroft sind Lust und Erregung das Ergebnis zweier gleichzeitig ablaufender Prozesse: des Niederdrückens des Gaspedals und des Lösens der Bremsen (im Normalfall sind sie angezogen – sonst wären wir in Meetings oder beim Zahnarzt dauergeil).

Wer stark eingestellte Bremsen hat, lässt sich weniger leicht auf Sex ein, braucht vielleicht eine besondere Situation, um Lust zu entwickeln und in Fahrt zu kommen. Wer hingegen immer auf seinem Gaspedal steht, wird leicht erregt, kann auch spontanen Sex haben. Eine solche Person mag es einfach, sexuell aktiv zu sein. Anders gesagt: Das Gaspedal törnt an. Die Bremsen törnen ab. Wie die beiden Systeme bei einem Menschen eingestellt sind und wie empfindlich sie auf Stimulation reagieren, ist das ganze Leben hindurch mehr oder weniger konstant, wie andere persönlichkeitsprägende Eigenschaften auch. Der größte Nutzen des dualen Kontrollmodells besteht darin, zu zeigen, dass das Bremssystem und das Gaspedal zwei voneinander unabhängige Systeme sind, die aber, wie erwähnt, *gleichzeitig nebeneinander* ablaufen.

Ein Beispiel: Teilt einem der Partner beim Sex mit, dass er das, was man sich sexuell gerade von ihm wünscht, nicht möchte, wird schnell die Lust davon beeinflusst. Wie, das hängt von Gas- und Bremspedal ab. Jemandem mit einem starken Gaspedal macht ein solcher «Korb» nicht viel aus. Für eine Person mit einer starken Bremse jedoch könnte es schon das Aus für diese Runde bedeuten. Empfindliche Bremspedale scheinen – unabhängig vom Gaspedal – übrigens der größte Verursacher von sexuellen Problemen zu sein.

Alice und ich, wir beide haben leicht ansprechende Gaspedale, unsere Bremsen hingegen sind locker. Mit empfindlicheren Bremsen und ohne Extra-Gas hätten die strengen Eltern von Alice sicher einen größeren (negativen) Einfluss auf ihr Liebesleben gehabt. Meine ähnliche Pedalkonstellation hat mich sexuell offen und neugierig gemacht, und ich habe mit ihrer Hilfe viele spannende sexuelle Erlebnisse eingefahren. Wer mehr wissen möchte: Die britische Sexualforscherin Emily Nagoski hat in ihrem Buch *Komm, wie du willst* das Kontrollmodell ausführlich beschrieben; darin findet sich auch ein kleiner Test, mit dem jeder die eigene Konstellation herausfinden kann.

Sechs turbulente Jahre nach der Gehirnoperation fasste ich eine der wichtigsten Entschlüsse meines Lebens: Ich ließ mich scheiden. Ich trennte ich mich von dem Vater meines Kindes, insgesamt gut fünfzehn Jahre nach unserem ersten Kuss. Ich mag es kaum sagen: Ich wurde ihm untreu und hatte schon den nächsten Partner am Start.

Das Ende dieser – trotz Schwierigkeiten – wundervollen langen Liebesbeziehung ist heute für mich ein Paradebeispiel dafür, dass viele Paare über lange Zeit nicht das tun, was eigentlich getan werden müsste – nämlich ehrlich miteinander reden. Stattdessen entscheidet sich ein Partner – in diesem Fall ich –, die Abkürzung des Weges aus der Beziehung zu nehmen: Ich suchte mir einen anderen und verliebte mich in ihn. Ich sehnte mich so sehr nach Nähe, guten Gesprächen und Spaß im Leben, dass ich einfach in Kauf nahm, jemanden zu verletzen, den ich immer noch liebte: meinen Ehemann. Das schlechte Gewissen, das mich hätte bremsen können, wurde von meiner Verliebtheit schon versteckt.

Nach der Trennung bezog ich in eine neue Wohnung, nur knapp hundert Meter von der ehemaligen, gemeinsamen entfernt. In der ersten Zeit lebte unser Sohn abwechselnd bei seinem Vater und bei mir, doch nach und nach zog es den Elfjährigen immer mehr zum Vater. Eines der schwierigsten Dinge, die ich in meinem bisherigen Leben tun musste, war es, ihn irgendwann gehen zu lassen. Mein Herz blutete. Manchmal frage ich mich noch heute, ob es falsch war. Es beruhigt mich sehr, dass mein Sohn, wenn er Probleme hat, bei mir klingelt – sei es auch mitten in der Nacht. Bei Mama eben.

Nach der Scheidung hatte ich viel Zeit für mich. Es ging mir gut. Ich verdiente weiterhin als Model Geld, aber die Jobs wurden allmählich weniger. Doch ich entdeckte auch andere Talente an mir. Einige meiner Modelkolleginnen und ich hatten auf Modenschauen und Veranstaltungen angefangen zu singen. Wir waren die «Glittergirls» und sangen in schönen Abendkleidern und unendlich gestylt mehrstimmige Nummern wie «Mr. Sandman» von den Andrew Sisters. Parallel nahm ich Gesangs- und Schauspielunterricht, moderierte auch die eine oder andere Veranstaltung. Es war alles gut, aber für sich allein betrachtet nicht das, was ich wollte. Es musste etwas geschehen. Und das tat es dann auch!

Meine beste Freundin machte damals Übersetzungen für die Dänische Bahn und musste dafür häufiger nach Kopenhagen reisen. Als ich ihr mal wieder mein Leid klagte, fiel irgendwann der Satz am Telefon: «Ann-Marlene, warum wirst du eigentlich nicht Sexologin?»

«Hä?», sagte ich und brachte nichts mehr heraus. So sehr hatte mich die Frage meiner Freundin überrascht.

Sie erklärte: «Als ich mir gestern in Kopenhagen den Schlüssel für mein Büro besorgen wollte, hing an der Tür nur ein Zettel. *Schlüssel bitte ein Stockwerk höher abholen. Bei den Sexologen.* Da oben saßen dann lauter Frauen wie du.» Die Frauen, von denen meine Freundin gesprochen hatte, waren zwischen vierzig und sechzig mit einem Abschluss im humanistischen Bereich. Krankenschwestern, Psychologen, Soziologen, Sozialpädagogen, Hebammen … Und alle studierten sie Sexologie!

In diesem Moment machte es bei mir klick. Schon seit Jahren hatte ich auf skandinavischen Fernsehkanälen sexologische Beiträge verfolgt. In einer Sendung saßen Erwachsene wie in der Schule beim Sexualunterricht in einem Klassenzimmer beisammen – es war lustig. Moderiert wurde die Sendung von meiner späteren Ausbilderin, Joan Ørting. Auf den gleichen Kanälen lief zudem die britische Sendung *The Sex Education Show*. Im deutschen Fernsehen gab es noch nichts Derartiges.

Nach dem «Schlüsselerlebnis» bewarb ich mich, noch am selben Tag, bei der Sexologen-Schule in Kopenhagen – und wurde angenommen. Die Ausbildung fand in einer privaten Einrichtung statt, die Dozenten waren erfahrene Therapeuten mit verschiedenen Schwerpunkten, zu Wort kamen aber auch

Prostituierte, Transvestiten oder Menschen mit Fetischen, um nur einige zu nennen. Alle berichteten sie über «ihre Welten». Wir besuchten ein Tantra-Institut, waren im Sexshop, an anderen Tagen wurden uns diverse Pornogenres vorgestellt.

Da die Ausbildung in Dänemark vor allem psychologische und sexualpraktische, weniger anatomische und physiologische Lehrinhalte enthielt, erlernte ich später außerdem ein klinisches Therapiekonzept, das den Körper in den Mittelpunkt stellt und das sexuelle System eines jeden Menschen beschreibbar macht, sodass man sehr effizient therapeutisch mit ihm arbeiten kann. Es wird durch vier farbige Kugeln dargestellt, die verschiedene sexuelle Aspekte beinhalten und miteinander agieren. Dazu später mehr.

Im Frühling 2007 war es schließlich so weit, und ich eröffnete in einem Teil meiner Doppelwohnung in Hamburg-Eppendorf meine eigene sexualtherapeutische Praxis.

3

Denk doch mal nach: Sexualtherapie heißt, ganz genau hinzuschauen

Als ich über den Namen für meine Praxis und die dazugehörige Website nachdachte, versuchte ich, jegliches Klischee zu vermeiden. In keinem Fall wollte ich durch den Namen die verbreitete Vorstellung bedienen, im Rahmen einer Paar- oder Sexualtherapie machten sich Klienten fit für den «Traumpartner fürs Leben». Die Worte «Sex» oder «Liebe» sollten auch nicht im Titel enthalten sein. Ich wollte keine Esoterik, kein Brimborium, nur das Nötige: Ich bin Therapeutin für Sexualität.

Am Ende entschied ich mich für «doch-noch» als Praxisname. Damit ist in erster Linie eine Einstellung gemeint: Wenn jemand zu mir sagt: «Das wird nichts mehr. Ich habe schon so viel probiert, doch es geht nicht», lautet meine Antwort fast immer: «Bist du sicher? Vielleicht geht es ja doch noch?» Mit dieser Einstellung wird – auch in der Liebe – weit mehr möglich als vorher gedacht. Fast immer besteht Hoffnung, kaum etwas ist in Stein gemeißelt – sehr wohl aber das uralte, sich liebende und küssende Paar zwischen den Worten «doch» und «noch» in meinem Logo. Im südschwedischen Vitlycke, knapp hundert Kilometer Vogelfluglinie von meinem Heimatland Dänemark entfernt, wurden in der Bronzezeit kleine Figuren in Felsen geritzt, die ihre Lust leben. Mich fasziniert der Gedanke, dass Menschen schon lange vor uns das Bedürfnis hatten, ihrer Sexualität (und ihrer Liebe) Ausdruck zu verleihen, und sei es auf einer Wand aus Stein.

Der Ersteindruck

Das Treppenhaus in meiner ersten Praxis war sehr dunkel. Sparlampen, die nur langsam zum Höhepunkt kamen, machten schummriges Licht. Wenn neue Klienten klingelten und ich ihnen öffnete, mussten sie zunächst im Dämmerlicht die steilen Stufen nach oben kraxeln. Für mich als Therapeutin hatte dies allerdings auch etwas Gutes, denn auf diese Weise konnte ich sie eine Weile unbemerkt beobachten und mir einen ersten Eindruck verschaffen.

Meine jetzige Praxis befindet sich im Parterre und ist hell und freundlich. Nichtsdestoweniger gibt es ihn dort natürlich auch – den Ersteindruck! Jene ersten, kostbaren Sekunden, in denen Menschen einander erblicken. Danach erst nimmt man sich näher wahr – das ist aber schon der Zweiteindruck. Im Ersteindruck nehme ich an meinen Klienten ihr Geschlecht wahr, ihre Männlichkeit oder ihre Weiblichkeit und wie diese zum Ausdruck kommt. Klar, meistens (nicht immer!) kann ich erkennen, ob der Klient ein Mann oder eine Frau ist. Ich registriere aber auch, wie feminin oder maskulin jemand sich unabhängig vom biologischen Geschlecht gibt. Schlägt jemand die Beine übereinander? Oder setzt sich jemand breitbeinig hin? Aber auch: Trägt der Klient lange Haare, kurze Haare? Schmuck? Wird Make-up benutzt oder nicht? Mittlerweile haben diese Details immer weniger geschlechtertypische Relevanz. Frauen wie Männer nehmen diese oder jene Sitzposition ein, gehen öfter oder seltener zum Friseur und schmücken sich – oder auch nicht. Fakt ist: Jeder trägt sowohl weibliche als auch männliche Anteile in sich. Und mich interessiert, wie sich diese äußern, weil das natürlich viel mit Sexualität zu tun hat. Deswegen schaue ich möglichst objektiv darauf, wie sich mein Gegenüber in seinem Geschlecht zeigt. Und, fast noch wichtiger, ob sich ein Mensch dessen bewusst ist. Spielt er damit? Ist er stolz darauf? Wird Dekolleté gezeigt (bei Mann wie Frau!)? Oder ist alles verhüllt? Bedeckt ein übergroßes, weiches T-Shirt oder Hemd das Geschlecht wie zur Tarnung? Zeigt er oder sie Figur oder Muskeln?

Ich achte auf Physiognomie, Körpersprache und Mimik: Ist jemand groß, klein, dick oder dünn? Hat er ein Lächeln auf den Lippen, oder zeigen die Mundwinkel nach unten? Tritt ein Gesichtsausdruck besonders häufig zutage, verrät dieser vielleicht etwas über die Lebenserfahrung des Klienten? Und wie ist die generelle Spannung im Körper? Die Körperhaltung? Ist der Mensch «zentriert», befindet er sich «in seiner Mitte»? Oder hat er die Schultern hochgezogen, macht einen runden Rücken oder streckt umgekehrt die Brust besonders weit vor? Wo «steht» in dieser Linie sein Becken?

Fakt ist: Wie jemand seinen Körper «hält», beeinflusst seine Stimmung. Denn Körper und Geist bilden eine Einheit und beeinflussen einander. Ein Mensch, der den Oberkörper stets gebeugt hält, geht nicht strahlend oder aufgeschlossen durchs Leben, sondern zumeist verschlossen oder in sich gekehrt – wie es seine Körperhaltung eben vorgibt. Womöglich baut diese Person – psychologisch gesehen – einen Schutzwall auf und wird auf diese Weise von anderen weniger wahrgenommen. Und womöglich ist genau das auch der (unbewusste) Plan! An dieser Stelle nutze ich in Vorträgen manchmal einen Comicstrip von den Peanuts: Charlie Brown steht da, in sich zusammengefallen, den Blick zu Boden, seine Arme hängen leblos an den Seiten herab.

«So stehe ich, wenn ich deprimiert bin», spricht er. Von hinten schaut ihn das süße Mädchen mit dem Pagenschnitt wortlos an. Charlie erklärt: «Wenn du deprimiert bist, ist es ungeheuer wichtig, eine ganz bestimmte Haltung einzunehmen ...»

Das Mädchen hört aufmerksam zu, während Charlie sich nun mit dem Oberkörper halb zu ihr umdreht und weiterredet: «Das Verkehrteste, was du tun kannst, ist, aufrecht und mit erhobenem Kopf dazustehen, weil du dich dann sofort besser fühlst.» Charlie dreht sich wieder weg und spricht leise Richtung Boden. «Wenn du also etwas von deiner Niedergeschlagenheit haben willst, dann musst du so dastehen.» Er hat wieder seine Ausgangsposition eingenommen.

Besser kann man nicht beschreiben, was die Körperhaltung mit unseren Gedanken und Gefühlen macht. Und umgekehrt genauso.

Der Körper spricht

Nach und nach vervollständigt sich mein Eindruck von meinem Klienten. Während unseres Gesprächs beobachte ich, ob und vor allem wann sich seine Körpersprache verändert. Bei welchen Themen tritt eine Zornesfalte auf die Stirn, werden Ellbogen verschränkt, richtet sich ein lässig ins Polster gelehnter Körper unvermittelt auf?

«Wenn Ihr Mann auf Ihre Untreue von vor zehn Jahren zu sprechen kommt, wippen Sie jedes Mal mit dem Fuß, merken Sie das?»

«Nee, hab ich nicht gemerkt!»

Oft erhöht sich bei der Auseinandersetzung mit belastenden Themen die Körperspannung. Ich biete meinen Klienten dann an, dass wir versuchen, diese zu lösen, indem wir herausfinden, worum es dabei geht.

Interessant zu beobachten ist auch, wie nahe ein Klient an mich heran- oder von mir abrückt. Das Sofa und die beiden Sessel in meiner Praxis stehen an ausgewählten Plätzen, es müsste also eigentlich nichts verrückt werden. Dennoch fangen manche Klienten gerade damit an. Manchmal ist es eben einfacher, den Stuhl zu bewegen als sich selbst!

Um meine Beobachtungen festzuhalten, benutze ich kleine Notizbücher, in denen ich während der Sitzungen Stichworte notiere. Die Notizen mache ich mit Bleistift und unterstreiche sie dann mit verschiedenen Farben – Grün, Blau und Rot –, es ist eine Art Kürzelsystem.

Grün bedeutet, dass ein Thema angesprochen wurde oder aufblitzte, auf das ich zurückkommen möchte. Vor allem, wenn jemand in voller Fahrt ist, möchte ich den Klienten nicht unterbrechen und in seinem Redefluss stören, solange er noch wichtige Informationen liefert. Mit Rot markiere ich die verbindlich vereinbarten «Hausaufgaben» (zweimal in der Woche einander fünf Minuten lang in die Augen schauen, Zungenküsse wagen, mit Selbstbefriedigung anfangen etc.) und hake beim nächsten Mal nach. Mit Blau unterstreiche ich gewonnene Erkenntnisse, auch Aha-Erlebnisse, die für die weitere Therapie wichtig sind.

Natürlich schreibe ich nicht die ganze Zeit mit, sondern notiere nur Eckdaten und wichtige Anhaltspunkte. Es scheint meine Klienten aber nicht zu stören, manche sind sogar sehr neugierig.

«Na, was schreiben Sie da Spannendes über mich?»

«Das würden Sie wohl gern wissen wollen?», antworte ich dann.

«Wahrscheinlich haben Sie geschrieben, dass ich nicht zu retten bin.»

«Nein, nein, warten Sie mal!» Ich blättere ein bisschen zurück. «Hier steht: *Erhöhte Spannung, wenn wir über seine Exfrau sprechen.* Wie finden Sie das?» Vielleicht stimmt es, vielleicht auch nicht.

Apropos Bleistift! In vielen wissenschaftlichen Untersuchungen wurde ein enger Zusammenhang zwischen Mimik und emotionalem Empfinden nachgewiesen. In einer dieser Studien sollten die Versuchspersonen, eingeteilt in zwei Gruppen (Versuchsgruppe und Kontrollgruppe), Wortpaare auswendig lernen. Schon lange ist bekannt, dass Menschen besser lernen, wenn sie in guter Stimmung sind. Die erste Gruppe lernte also ihre Wortpaare (etwa: Zitrone – Weihnachten; Apfel – Mann) – unter normalen Umständen. Die Probanden der Kontrollgruppe hingegen mussten beim Lernen einen Bleistift quer im Mund halten. Im Nachhinein stellte man fest, dass die Gruppe mit dem Bleistift signifikant besser gelernt hatte. Warum? Durch die nach oben gezogenen Mundwinkel wurden – dem Bleistift sei Dank – permanent jene Muskelgruppen aktiviert, die das Gehirn mit Lächeln – guter Laune also – verbindet. Probieren Sie es doch mal bei einem Memory-Spiel aus. Ihr Partner wird sich wundern, aber Sie gewinnen!

Gedanken neu justieren

Als ich sechsunddreißig Jahre alt war, bekam ich eine Zahnspange verpasst. Der Zahnarzt hatte mich, zehn Jahre zuvor, auf einen Bissfehler aufmerksam gemacht. Dieser zeichnete nun dafür verantwortlich, dass sich meine Schneidezähne immer weiter vorschoben und das Zischen beim Sprechen von «sch» oder «s» nicht mehr ausschließlich meiner dänischen Herkunft geschuldet war.

Die Prozedur war komplizierter, als ich gedacht hatte: Erst erhielt ich eine Klammer, um die Zähne zu lockern. Als die Zähne dann lustig vor sich hin wackelten, kam das «Styling», und die Zähne wurden mit einer zweiten Klammerapparatur in die richtige Position gebracht. Und ganz am Ende folgte eine OP, um die endgültige Position des Kiefers festzulegen. Insgesamt hat die Neuausrichtung dann zwei Jahre gedauert.

In gewisser Weise erinnert mich die Prozedur an Therapie: In unseren Gesprächen lockere ich durch meine Fragen festgefahrene Vorstellungen im Kopf meines Klienten. Ich breche Strukturen auf, bringe auch Unruhe in sein Leben, aber nur für eine gewisse Zeit. Danach werden die Gedanken, Vorstellungen und Verhaltensmuster neu justiert. Noch etwas fand ich interessant: Meine veränderte Körperlichkeit damals (die lockeren Zähne) machte auch psychologisch etwas mit mir. Ich verspürte ein unsicheres Gefühl, das ich so noch nicht kannte. Meine Umgebung bekam das mit – ob nun im privaten Bereich oder einfach beim Einkaufen. Ich merkte es daran, dass ich anders behandelt wurde als sonst. Unhöflicher, provozierender, mich zurechtweisend. Als Ganzes macht das Sinn: Hat ein Mensch lockere Zähne, kann er nicht mehr angreifen und sich auch nicht verteidigen. Ich legte Schwäche an den Tag, und sie wurde von Leuten ausgenutzt, die es nötig hatten. Sie konnten jetzt ohne Gefahr zuschnappen, ich würde nicht zurückbeißen können.

Doch woher wussten die Menschen um meine Schwäche? Dahinter steckt das Phänomen des Mindmappings.

Den anderen lesen

Unser Gehirn produziert ständig Vorstellungen darüber, was die Menschen um uns herum denken, wissen, glauben oder fühlen. Wie es ihnen geht, was sie wollen und als Nächstes tun werden, um es zu bekommen. Neurowissenschaftler bezeichnen diese Fähigkeit als *Mindmapping*. Mit Hellseherei hat das nichts zu tun, eher mit einer Mischung aus Erfahrung, Antizipation und Selbstschutz. Das betrifft natürlich auch unseren Partner. Wir «lesen» seine Gestik, seine Mimik, sein Verhalten, wir hören nicht nur, was er sagt, sondern auch, wie er es sagt und – ebenso wichtig – was er *nicht* sagt. All das nehmen wir wahr, interpretieren es und richten bis zu einem gewissen Grad unser eigenes Verhalten danach aus. Aus welchem Grund ist mein Partner in letzter Zeit so schweigsam? Verheimlicht er mir etwas? Wenn ja, warum? Könnte es mir schaden oder Schmerz zufügen? Was kann ich tun, um mich vor dieser Gefahr zu schützen? Aber auch: Worüber schmunzelt er gerade? Mag er mich wohl? Unsere Fähigkeit zum Mindmapping ist angeboren und fest im Gehirn verdrahtet. Mindmapping geschieht von selbst, ständig und überall: Wir lesen uns gegenseitig.

Oft wird Mindmapping mit Empathie verwechselt, doch das eine hat mit dem anderen nichts zu tun. Nachweislich empfinden Psycho- und Soziopathen kein Mitleid und keine Empathie für andere, zugleich sind sie jedoch brillante Mindmapper, die andere lesen und daher auch lenken können.

Parallel zum Mindmapping findet in unserem Gehirn ein anderer Prozess statt: das «Maskieren». Es dient dazu, Leseversuche von anderen abzuwehren, indem jemand sich verstellt, sich nicht in die Karten schauen lässt. Vielleicht legt er sogar falsche Fährten. Untreue Partner beherrschen diese Technik bisweilen bis zur Perfektion. Sie maskieren aber nicht nur, sondern pflanzen falsche Tatsachen in den Kopf des Partners – auch ein wichtiger Teil des Mindmappings.

All dies mag strategisch, egoistisch, ja unmoralisch klingen. Dennoch ist es menschlich. Es ist uns angeboren, wir können nichts dagegen tun. Bei Frauen wie bei Männern ist es gleichermaßen ausgeprägt. Bereits Babys besitzen die Fähigkeit zum Mindmapping, wenn auch in rudimentärer Form: Sie «lesen» ihre Mutter. Ist sie traurig oder froh, hat sie Angst? Mit ungefähr vier Jahren können Kinder darüber reden, wie es ihren Eltern gerade geht.

Je ungünstiger das Milieu ist, in dem ein Kind aufwächst, desto besser entwickelt es seine Fähigkeit zum Mindmapping. Die «unsichere» Umgebung (zum Beispiel in einer dysfunktionalen Familie) muss besonders umsichtig «gelesen» werden, um sich selbst zu schützen. Für manche Kinder geht es dabei regelrecht ums Überleben. Dabei wird die eigentliche, archaische Funktion von Mindmapping deutlich: die Erhöhung der Überlebenschancen. Aber auch in «normalen» Familien ist Mindmapping für Kinder wichtig: Ein Kind, das zum Beispiel Geschwister hat, liest genauer, weil Konkurrenz besteht und derjenige besser aus einer Situation herauskommt, der sie schneller erfasst.

Eltern glauben oft, dass ihre Kinder nichts von ihren Beziehungsproblemen mitbekommen. Hier liegen sie fast immer falsch. Ich versuche, Eltern stets dazu zu ermuntern, mit ihren Kindern zu sprechen – etwa bei einer anstehenden unvermeidlichen Trennung. Hinterher bekomme ich dann oft zu hören, der Nachwuchs hätte geradezu lässig reagiert und erklärt, längst Bescheid zu wissen. Warum? Die Kinder waren beruhigt, weil sie sich auf ihre Wahrnehmung verlassen konnten.

Aufschluss über die Mindmapping-Fähigkeiten Ihres Nachwuchses erhalten Sie übrigens spätestens dann, wenn Ihre Kinder anfangen zu lügen. Es bedeutet, dass sie gelernt haben, Sie perfekt zu lesen. Denn nur, wenn jemand eine Vorstellung davon hat, was andere hören möchten, kann er sie auch belügen.

Mindmapping spielt in Paarbeziehungen natürlich eine große Rolle, denn es bestimmt die Vorstellungen, die man sich von seinem Partner macht und damit auch darüber, wie ich mich ihm gegenüber verhalte. In der Therapie kann es von enormem Nutzen sein, diese Vorstellungen zu beleuchten und das Mindmapping als Werkzeug zu etablieren:

Eine Frau sagt: «Ich meine es nur gut mit ihm, wenn ich ihm sage, was er tun soll.»
Ihr Mann legt die Stirn in Falten.
«Was, glauben Sie, hält Ihr Partner von dem, was Sie eben sagten?», frage ich. Doch obgleich sie die Regung mitbekommen hat, behauptet sie, keine Ahnung zu haben.
«Und wenn Sie es wüssten?», bohre ich nach. Sie schweigt noch und tut so, als könne sie ihn nicht lesen.
Ich frage den Mann: «Wie könnte die Aussage Ihrer Frau, dass sie es nur gut mit Ihnen meint, wenn Sie sie herumkommandiert, Sinn machen? Wo sie doch genau weiß, dass Sie es nicht mögen.»
«Vielleicht ist es ihr egal?», fragt der Klient vorsichtig. Schließlich bringt er es auf den Punkt: «Sie meint es *nicht* gut mit mir. Sie macht es mit Absicht!»
Jetzt wird klar, warum der Mann die Stirn runzelte: Er hat körperlich zutreffend reagiert, als seine Frau log. («Ich meine es doch nur gut.») Die wahre Motivation seiner Frau kannte er, weil er sie gemappt hatte. Ich mache ihm dieses klar. Und so

wurde ihm bewusst: Sie meint es nicht gut mit mir, sondern will Kontrolle.

Mindmapping ist authentische Beziehungskommunikation, die in Echtzeit vor unseren Augen abläuft. Es ist eine Verbindung von Gehirn zu Gehirn. Paare verhalten sich dabei wie ein eingespieltes Team, nichtsdestotrotz behaupten sie oft, den anderen *nicht* lesen zu können. Um unangenehmen Wahrheiten in der Beziehung aus dem Weg zu gehen, tun sie lieber so, als würden sie nicht erkennen, warum der Partner sich so verhält, wie er es tut. Beziehungsprobleme lassen sich um einiges besser umgehen, wenn wir uns einreden, dass der Partner anscheinend keine Ahnung davon hat, wie sehr er uns mit diesem oder jenem Verhalten weh tut. Wenn uns ein Mensch verletzt, der uns sehr nahesteht, möchten wir lieber glauben, dass er nicht wusste, was er tat. Oder dass er zu blöd oder naiv war. Denn wüsste er, was er tut, wäre er ja … gemein oder grausam. Die bittere Wahrheit lautet: Er weiß es. Fast immer. Würden wir uns das aber eingestehen, müssten wir uns mit ihm (darüber) auseinandersetzen – und ihn eventuell sogar verlassen, wenn er sein Verhalten nicht ändert. Genau davor schrecken wir zurück!

Die Einsicht jedoch, dass der Partner manchmal auch gemein oder egoistisch sein kann, kann für ein Paar sehr wichtig sein. Ebenso wie die Anerkennung der Tatsache, dass beide Partner in der Regel sehr viel mehr übereinander wissen, als sie einander mitteilen, dass sie sich voreinander maskieren und, ja, vielleicht sogar versuchen, dem anderen ein falsches Bild von sich zu vermitteln.

Das Wissen um unsere Fähigkeit zum Mindmapping führt dazu, dass Partner sich nicht mehr weiter hinter Glaubenssätzen verstecken wie: «Oh, das habe ich gar nicht gewusst, dass ich meinen Partner damit irritiere.» Stattdessen fangen sie an, Verantwortung für sich und die Beziehung zu übernehmen.

Paare sollten nach einer Therapie imstande sein, mit dem Besten in sich auf den anderen zu schauen und nicht mehr mit dem Schlechten. Sie können also in Ruhe über «Gelesenes» sprechen, sich Gefühle, Stimmungen und Motivationen verifizieren lassen, um Aufklärung bitten. Mehr dazu später.

Deswegen versuche ich, jedem Paar bewusst zu machen, dass sie einander sehr wohl lesen. Genau und zutreffend. Wenn sie dies verstanden haben, können wir das «Lesen» in der Therapie nutzen. Die Gespräche nehmen Fahrt auf und die Entwicklung in der Beziehung des Paares auch.

Wer mappt hier wen?

Ein Klient mappt natürlich nicht nur seinen Partner, sondern auch seinen Therapeuten. In der Regel sogar schneller als der Therapeut ihn, weil er in Habachtstellung ist. Deswegen muss ich vorsichtig sein. Versuche ich, über direkte, angriffslustige Fragen hinter die Fassade eines Klienten zu blicken, seine Struktur aufzubrechen, kurz: ihn zu demaskieren, gehen bei ihm innerlich vielleicht Alarmglocken los, und er verschließt sich wie eine Auster. Zu viel Vorsicht jedoch ist ebenso wenig angebracht. Auch das «mappt» der Klient und nutzt es womöglich, um unangenehme Themen clever zu umschiffen.

Ein verantwortungsvoller Therapeut macht sich daher – immer wieder – mit den *eigenen* Schwächen und Mustern vertraut, denn der Klient kriegt es mit, wenn ihm etwas vorgemacht wird. Grundsätzlich gilt: Ein Therapeut kann den Klienten nur so weit bringen, wie er selbst schon zur Reife gelangt ist.

Eine weitere Tatsache ist sehr wichtig für mich: Klienten malen Bilder von sich, die sie gern zeigen möchten. Sie wissen, in einer Therapie werden sie genau betrachtet – und dabei wollen sie gut aussehen. Wenn ich diese Bilder unhinterfragt akzeptiere, werden sie zu Tatsachen. Damit helfe ich dem Klienten nicht – auch wenn er sich womöglich bestätigt fühlt. Denn er ist ja hier, um seine Realität zu verändern. Daher richte ich meine Aufmerksamkeit vor allem auf die dunklen Ecken in den Bildern, auf das, was nicht gesagt wird, auf die Brüche, auf Widersprüche. Sie weisen mir den Weg zum Kern des Problems.

4

Der Frust mit der Lust:
Wenn das Equipment versagt

Fast jeder, der zum ersten Termin in meine Praxis kommt, ist nervös. Die Leute machen sich (zu) viele Gedanken darüber, wie es wohl werden wird, und denken: Eine Psychologin kann in meine Psyche sehen, wohin schaut dann wohl eine Sexologin? Genau: ins Bett! Und im übertragenen Sinne: in die Unterhose!

Klienten stellen sich meist auch einen bestimmten Ablauf vor, als gäbe es eine Vorgabe, wie eine Therapie verlaufen sollte. Dabei entscheidet sich erst *in* der Sitzung, wie ich anfange, wie es danach weitergeht und was genau ich zusammen mit meinen Klienten mache. Es gibt kaum feste Regeln, keine starren Muster.

Man könnte vermuten, bei einem Thema wie Sexualität kämen die Klienten überwiegend allein, denn es wird ja sehr intim. Tatsächlich aber erscheinen viele Paare. Eigentlich klar, denn Paar- und Sexualtherapie hängen eng zusammen. Wenn irgendetwas in der Beziehung nicht stimmt, hat das Auswirkung auf die Sexualität und umgekehrt. Ursache und Wirkung können nur schwer auseinandergehalten werden. Genau wie bei Holger und Andrea. Können Sie sich noch an die beiden erinnern?

Die Hosen runterlassen

Holger traf zehn Minuten verspätet zu seinem Einzelgespräch ein, ein Stau hatte ihn aufgehalten. Die Vorfreude darüber, dass er gleich frei über sein größtes Problem sprechen durfte, ohne auf seine Frau und ihre Gefühle Rücksicht nehmen zu müssen, leuchtete aus ihm heraus. Er war bester Laune. Würde ihm diese noch vergehen? Mein Plan sah vor, dass es heute um mehr Themen gehen würde, als er wahrscheinlich vermutete.

Als er auf dem Sofa Platz nahm, fragte ich ihn, wie es ihm seit dem letzten Termin ergangen sei – und vergaß dabei, ihn wie noch in der letzten Sitzung zu siezen (Dänen duzen einander).

«Wir können gerne du sagen», erwiderte er. «Es fühlt sich sowieso alles so vertraut bei … dir an.»

«Vielen Dank», konterte ich mit einem Lächeln. «Also, wie erging es dir?»

«Richtig gut.»

«Und deiner Frau?»

«Sie war traurig, aber irgendwie entspannter als sonst. Wir haben uns abends sogar geküsst und hatten fast Sex …»

«Wie kam es dazu?»

«Das war eigenartig … Sie hat sich im Bett an mich geschmiegt, und dann ging es fast wie von selbst.»

«Fast?»

«Ja … mein Equipment hat versagt. Gerade als es richtig losgehen sollte, war meine Erektion so gut wie verschwunden.» Er sprach leiser. «Das Kondom gab mir den Gnadenstoß.»

«Ihr benutzt Kondome?»

«Meine Frau möchte keine Hormone nehmen.»

«Was passierte dann?»

«Es war schon okay, wir sind Arm in Arm eingeschlafen.»

Er wirkte ehrlich, ich stellte mir aber vor, wie eine Stimme in den Tiefen seines Unterbewusstseins verschwörerisch auf ihn einredete: «Es war schön, okay, aber wenn es so weitergeht? Das passiert dir doch bestimmt wieder!» Und schon waren wir mitten im Thema Erektionsschwierigkeiten. Ich war mir sicher, dass es dabei auch um Pornokonsum gehen würde. Schließlich hatte ich den schuldbewussten Ausdruck in Holgers Gesicht gesehen, als Andrea in der gemeinsamen Sitzung erwähnt hatte, wie er inzwischen dazu übergegangen sei, Pornos zu schauen, und nur noch selten mit ihr Sex haben wollte.

Dass ein Mann in seinem Alter «weichere» Erektionen als in jüngeren Jahren hat, ist völlig normal, aber je nachdem, wie gut oder ungünstig er sich erregt, können verschiedene Probleme entstehen, je älter er wird.

Zwei Fragen lagen mir auf der Zunge. Erstens: Wie sehr stand Holger im wörtlichen Sinn unter Druck? Körperlich und geistig? Und zweitens: Wie erregte er sich ganz konkret?

«Wann passierte es das erste Mal, also das Problem mit der Erektion? Deine Frau hatte es ja schon angesprochen.»

«Ich weiß es nicht. Es geschieht nur, wenn ich mit ihr Sex haben will. Wenn ich es mir selbst mache, ist alles besser.»

«Kannst du das näher beschreiben? Wann hast du keine Schwierigkeiten?»

«Na, wenn ich masturbiere. Zum Porno.»

«Wie oft machst du das?»

«Es ist mehr geworden. Als wir noch Sex hatten, einmal pro Woche. Aber seitdem wir nicht mehr miteinander schlafen, eigentlich täglich. Immer kurz bevor ich zu Bett gehe.»

Ich nickte, und Holger erzählte weiter, als würde er unbedingt alles loswerden wollen.

«Meine Frau geht vor mir schlafen, ich muss noch mit dem Hund raus. Meist liest Andrea aber noch, bis ich wiederkomme.

Auf dem Weg ins Haus gehe ich dann in unseren Anbau, auf die Toilette, und logge mich mit dem iPad in meine ‹Seiten›. Mit denen mache ich es mir dann ganz schnell.»

«Was heißt bei dir *ganz schnell*?» Diese Frage stellte ich, weil es von Bedeutung ist, wie lange es dauert, bis sich jemand zum Höhepunkt bringt. Daraus lässt sich herleiten, wie genussvoll er sich erregt. Wer schnell ist, baut kaum Erregung auf. Das Ende des Geschehens: Der Höhepunkt ist keine sonderlich befriedigende Sache. Mehr macht eben mehr. Und umgekehrt.

«Zwei, drei Minuten … vielleicht.» Holger schaute bedrückt, als hätte er bereits eine Ahnung, dass das irgendwie nicht optimal war. Weil Andrea immer auf ihn wartete und von seinem kleinen Umweg zur Toilette nichts wissen durfte, war er so rasant geworden.

«Meist bedeutet ein angespanntes Kommen weniger Genuss. Wie ist das bei dir?»

«Ich genieße es schon, aber mehr noch die Entspannung danach. Mittlerweile ist es aber wirklich anstrengend zu … kommen.» Er grinste schief.

Im Laufe des Gesprächs erzählte Holger mir auch, wie er sich beim Masturbieren mit den Beinen an der gegenüberliegenden Toilettenwand abstützte, förmlich dagegenpresste, die Luft anhielt und ganz schnell rieb. Und das bei so geringer Geräuschkulisse wie möglich, was hieß: Ton aus, nicht nur am iPad, sondern auch für diverse Stöhner, die von ihm selbst hätten stammen können.

Auf meine Nachfrage zur Muskelspannung beschrieb er, dass er Oberkörper und Nacken anspannte, seine Haltung beim Masturbieren erinnerte ihn an einen Flitzebogen. Währenddessen stand außerdem die ganze Zeit der Hund vor der Tür, er konnte ihn ja nicht ins Haus lassen, seine Frau würde sich wundern, wo er denn bliebe.

Auch wenn seine Erzählung eindeutig komische Aspekte besaß, so war dennoch nicht das leiseste Lächeln angebracht. Schuld und Scham standen Holger ins Gesicht geschrieben. Er sah aus, als fühle er sich wie ein Schwein, wie ein untreuer Feigling, was er auch sofort bestätigte, als ich es direkt so ansprach.

Als er danach die Situation beschrieb, die überhaupt zum Termin bei mir geführt hatte, hellte sich allerdings seine Stimmung auf. Folgendes war geschehen: Eines Abends war seine Frau, nachdem sie zu Bett gegangen war, noch einmal aufgestanden, um sich einen Tee zu kochen. Auf einmal meinte sie, den Hund gehört zu haben. Sie rief ihn. «Tussiiiiie!» Den Namen für die hübsche goldbraune Collie-Hündin mit den buschigen, löwenartigen Haaren auf der Brust und den weißen «Socken» hatten die Kinder damals ausgesucht. «Tussiiiiie!»

Und, wie konnte es anders sein? Tussie bellte vom Anbau aus zurück. Herrchen wurde gefunden und in seinem Tun auf frischer Tat ertappt. Mit der Hose an den Fersen stolperte er aus der nicht abgeschlossenen Klotür, während das iPad noch leuchtend auf dem Waschbeckenrand lag. Es zeigte gerade zwei junge Damen in Reizwäsche, die sich gegenseitig ableckten und küssten, während sie mit verheißungsvollen Blicken in die Augen des Betrachters blickten – in diesem Fall in die seiner Frau, für die Holger ab sofort als pervers galt.

Holger stand in sich zusammengefallen da, seine Frau hatte ihn ungläubig mit Tränen in den Augen angeschaut.

«Tja, immerhin hat sie mich nicht mit der Hand in der Hose erwischt.» Er lächelte mich verlegen an, und auch ich konnte das Komische der Situation nun nicht mehr leugnen.

«Ich fand die Lassie-Filme schon damals total romantisch», sagte ich. «Hund rettet Mann.»

Er verstand sofort.

«Habt ihr darüber geredet?», fragte ich, jetzt wieder ernst.

«Nein, Andrea meinte nur, sie hätte sich Sorgen gemacht, ich sei so lange weg gewesen. Mehr sagte sie nicht. Im Bett drehte sie sich weg, obwohl wir uns sonst immer aneinanderkuscheln.» Er erklärte noch: «Ich sehe es seitdem jeden Abend an ihrem Blick, wenn ich mit dem Hund die Runde gemacht habe.»

«Was siehst du?»

«Wie sie unter dem Gedanken leidet, was ich auf dem Klo getan habe ...»

«Bist du dir sicher? Hast du sie mal gefragt?»

«Nein ...»

«Ich würde deine Frau gerne darauf ansprechen, wenn wir zu dritt hier sind. Vielleicht erwähnt sie es aber auch bei ihrem Einzeltermin. Darf ich frei mit deiner Erzählung umgehen?»

«Du kannst ihr alles sagen, was ich dir gesagt habe, jetzt haben wir den Weg schließlich eingeschlagen.» Holger wirkte erleichtert.

Als Nächstes wollte ich von ihm wissen, ob er seitdem überhaupt noch masturbiere. Er erklärte, er tue es an den Donnerstagen, wenn Andrea beim Yoga sei, also einmal pro Woche, wenn die Kinder im Bett sind, weiterhin nach dem Gassigehen, auf der besagten Toilette.

Im Verlauf der Sitzung wurde durch Holgers Beschreibungen langsam klarer, woher seine immer größeren Schwierigkeiten kamen, beim Masturbieren die Erektion zu halten. So bemerkte er, es ginge ihm bei den Pornos nur um die Gesichter. «Lieb müssen die Frauen aussehen und hübsch sein. Nach unten gucke ich nicht so.» Er gewöhnte sich diese Art der Erregung an. Er berichtete weiter, dass es ihm beim Sex auch nicht mehr in erster Linie um den Geschlechtsverkehr ginge, lieber würde er seine Frau durch Streicheln der Klitoris oder oral beglücken. (So brauchte er auch keine Erektion!)

«Das ist ja gerade das Problem: Selbst dabei hat sie keinen Orgasmus. Ihr Kommen beim Streicheln, das wäre mir schon wichtig.» Es war deutlich, Holger fühlte sich wie ein Versager. Er strengte sich an, seiner Frau Lust zu verschaffen, und vergaß dabei zugleich seinen Penis, der sowieso nicht mehr so einfach mitmachte.

«Deine Frau hat noch nicht gelernt zu kommen.» Ich wählte bewusst eine Formulierung, in der die Verantwortung bei Andrea blieb. Holger stimmte widerwillig zu. Dann sagte ich: «Ich würde dich gerne noch einmal allein sehen, damit wir über verschiedene Techniken sprechen können, wie du deine Erregung verbessern kannst.»

Holger wirkte sehr nachdenklich. «Ich habe auch ein schlechtes Gewissen, weil Andrea meinen Penis so lange nicht in sich gespürt hat. Früher hat sie das sehr gemocht.»

Ich versprach, dass wir die Themen alle angehen würden, und beendete die Sitzung.

Als wir uns verabschiedeten, sagte ich: «Ich würde den nächsten Hund gleich Lassie nennen.»

Er grinste und machte sich auf den Weg.

Im Nachhinein dachte ich darüber nach, wie es zwischen Andrea und Holger stand. Holger hatte im wahrsten Sinne des Wortes die Hosen runtergelassen. Beide schämten sich, keiner sprach darüber. Aber Gesichter lesen konnten sowohl Andrea als auch Holger.

Unten ist nicht oben

«Wie geht es dir?», fragte ich, nachdem ich auch mit Andrea das Du vereinbart hatte. Sie war im Gegensatz zu Holger pünktlich auf die Minute erschienen. Dieses Mal trug sie einen längeren Jeansrock mit einer weich fallenden Bluse darüber. Ihre braunen Haare waren zu einem Pferdeschwanz gebunden – ein schöner Hippie-Chic-Look.

«Gut! Die letzte Sitzung war für mich sehr interessant.»

«Weshalb?»

«Hm … ich wusste gar nicht, wie sehr wir Sachen zurückhalten. Und dann war das Sprechen darüber überhaupt nicht schlimm. Im Gegenteil.»

«Gab es nach dem Termin weitere Gespräche bei euch zu Hause?»

«Nein, aber die Stimmung ist seitdem verändert.»

«Wie schön.» Ich wollte jetzt mit Andrea über ihre Sexualität sprechen und entschied, direkt das sensible Thema anzugehen. «Dein Mann hat ein iPad, oder?»

«Oh, er hat dir die Geschichte erzählt?» Andrea mappte mich perfekt.

«Ja, und er sagte, dass ich mit dir darüber reden kann.» Mit dieser Information wollte ich ihr zeigen, dass ich meine Schweigepflicht einhielt. In keinem Fall sollte der Eindruck entstehen, dass ich mich hinter dem Rücken ihres Mannes mit ihr verbünden würde.

«Er fühlt sich sehr schlecht damit, dass er es getan hat», erklärte sie ernst und gab mir Anlass zu der Vermutung, dass ihr meine Antwort auf ihre Bemerkung nicht gefallen würde, nämlich dass ihr Mann – meiner Meinung nach – masturbieren könne, wann, wo und wozu er wollte. Zumindest wäre es gut, wenn er es könnte. Hier musste aus meiner Sicht etwas klargestellt werden.

«Dein Mann glaubt, dass du seine Toiletten-Nummer nicht magst», sagte ich.

«Ja, ich finde es eklig.»

«Was magst du daran nicht?»

«Ich habe ein Problem damit, wenn mein Partner es sich selbst macht.»

«Das höre ich nicht zum ersten Mal. Warum ist es bei dir so?»

«Wenn er schon Lust hat, dann sollte er es lieber mit mir machen. Ich habe sonst das Gefühl, dass ich ihm nicht reiche.»

«Vielleicht hast du recht, vielleicht reichst du ihm tatsächlich nicht?»

«Kann das sein?» Sie guckte erschrocken.

«Natürlich! Aber wäre das so schlimm?»

Sie beschrieb ihre Vorstellung, dass Ehepartner füreinander da sein und alles miteinander tun sollten.

«Es scheint, als ob dein Mann es ganz gut schafft, auch für sich allein zu sorgen», sagte ich. «Das ist doch gut, oder?»

«Äh, ja, vielleicht ... wahrscheinlich schon.»

Sie wirkte unsicher, deswegen blieb ich bei dem Thema. Wir sprachen darüber, dass jeder auch für sich sein kann, eigenen Sex haben könnte, und ich gewann den Eindruck, dass sie langsam anfing, sich darüber Gedanken zu machen. Langsam.

«Aber muss er ausgerechnet diese Pornos gucken?» Sie sah aus, als ob ihr die Frage selbst etwas komisch vorkam. Immerhin. Dann stellte sie sie noch einmal anders: «Begehrt er mich nicht?»

«So könnte man es unter Umständen deuten. Aber hast du je das Gefühl gehabt, dass er mit dir keinen Sex möchte?»

«O nein, gar nicht! Holger wollte schon von Anfang an mehr als ich. Oft fühle ich mich einfach besser – ohne Sex», sagte sie und fügte kleinlaut hinzu: «Vielleicht ist er ja einfach genervt von mir, weil ich mich so anstelle.»

«Fasst du dich selbst an?», fragte ich sie freundlich, aber bestimmt.

«O Gott, nein!»

«Schön, dass du ihn gerade erwähnst!»

«Wen?»

«Na, den, der keinen Sex hatte», sagte ich schmunzelnd, «und seinen einzigen Sohn durch den Heiligen Geist erzeugte.»

«Habe ich Gott gesagt?»

Ich wurde wieder ernst. «Ja, und er hat wirklich nichts damit zu tun.» Spontan entschloss ich mich zu einer Kehrtwende: «Oder vielleicht gerade? Schämst du dich?»

Sie nickte. «Ich finde, Sex gehört in die Ehe, so habe ich es wenigstens mal gelernt, und wenn er allein …»

Ich unterbrach Andrea. «Dein Mann soll seine Lust also mit dir ausleben?» Sie nickte. «Du hast aber meist keine», beendete ich meinen Einwand.

Es verging fast eine Minute. Keiner von uns sagte etwas. Ich spürte förmlich, wie Andreas festgefahrene Sex-Ehe-Gedanken anfingen zu bröckeln.

«Es passt im Grunde ganz gut so. Auch wenn es traurig ist», meinte sie schließlich.

«Ja», bestätigte ich, «und es ist unnötig, sich ein moralisches Korsett anzulegen. Scham kann auch ein Zwang sein, von der Gesellschaft vermittelt.» Ich grinste: «Damit nicht alle wie wild herumvögeln.»

Meine Aussage schien ihr doch (noch!) nicht zu passen, denn nun versuchte sie es mit einer anderen Argumentation: «Sexualität ist eine extrem emotionale Sache, man sollte nicht zu leichtfertig damit umgehen. Klar, Spaß darf es machen, aber man muss auch Grenzen setzen und es nicht übertreiben. Für mich gehört Sex in eine Beziehung.»

«Okay. Aber in jeder Beziehung gibt es zwei Partner, und die können nicht immer die gleichen Ansichten und Bedürfnisse haben. Um welche Bedürfnisse geht es *dir* beim Sex?»

Als wäre es selbstverständlich, antwortete sie: «Gefühle auszuleben, um Vertrauen, um Liebe, Zugehörigkeit und Einssein.» Es klang fast wie eine Einkaufsliste.

Das waren alles emotionale Liebesbedürfnisse, alle im Oben gelagert. Ich fragte Andrea, ob sie sich vorstellen könne, auch über genitale Bedürfnisse zu sprechen. Sie blieb im Oben. Sie berichtete von ihrer eigenen Sexualität, von ihren Lustgefühlen, vor allem aber von ihren Hemmungen.

«Was verbindest du mit deinem Unten?» Meist benutze ich für das weibliche Genital das Wort «Vulva». Aber hätte ich es zu diesem Zeitpunkt bei Andrea getan, hätte ich sie womöglich kaum erreicht. Lieber ging ich auf ihre Wahrnehmung ein, die ich dann, zu gegebener Zeit – und vor allem viel sensibler –, in eine lustvollere Richtung führen konnte.

«Ich finde die Gesellschaft heute viel zu oberflächlich, alle sind leichtfertig, jeder achtet nur noch auf das Körperliche. Es fehlt mir die Seele.» Schwupp! Und schon waren wir wieder im Oben.

«Ich möchte nach *uuunten*!» Ich versuchte es noch einmal.

Andrea antwortete prompt: «Viele drücken Gefühle und Emotionen weg, leben einfach in den Tag hinein. Für mich ist das der falsche Weg. Vielleicht sehe ich es deshalb auch ein wenig streng mit der Sexualität.»

«Drückst du nicht auch etwas weg?»

«Glaube ich nicht ...»

«Ich versuche, deine Aufmerksamkeit auf das Unten zu lenken, und es scheint mir, als würdest du das partout nicht wollen.»

«Kann sein», gab sie zu.

«Das Unten hat aber große Bedeutung für die Lust», erklärte ich. «Lust entsteht zwar im Kopf, spüren tun wir sie aber im Geschlecht. Manchen Frauen wird allerdings immer noch gesagt, dass das Unten schmutzig oder gar verboten ist.»

Während meiner Erklärung beobachtete ich abermals, wie schwer es Andrea fiel, den Blick «Richtung Süden» zu richten. Offensichtlich schaffte ich es aber allmählich, sie dazu zu bewegen, denn auf einmal sagte sie: «Ich finde Sperma widerlich und den Penis eigentlich auch.» Ihr Gesicht war verzerrt, allein der Gedanke schien Ekel bei ihr auszulösen. Mir fiel ein, was Holger in seiner Einzelsitzung gesagt hatte. Wenn Andrea es ihm mit der Hand machte, würde ihr Oberkörper sich immer mehr nach hinten biegen, ihr Arm länger und länger werden. Und wenn er gekommen war, wischte sie sich ihre nassen Hände bei ihm am Körper ab und ging danach sofort ins Bad, um sich zu waschen.

Erneut bestätigte ich Andrea in ihrem Gefühl, sagte ihr, dass es vielen Frauen genauso gehe, dass sie die Geschlechtsteile ihres Partners nicht mit Lust verbinden würden. Sie können es aber lernen. Andererseits beschäftigen sich auch viele Männer nicht genussvoll mit der Vulva oder der Vagina.

Ich versuchte zu erfahren, wie Andrea über ihre Vulva und ihre Vagina dachte, ob sie die beiden überhaupt gut kannte. Es stellte sich heraus, dass sie sich noch nie selbst angefasst oder erkundet hatte. (Auch das verband sie mit Ekel.) Selbst im Bad, nach dem Duschen, zog Andrea sich immer sofort an, ohne in den Spiegel zu schauen. Sie mochte sich nicht ansehen. Auch der Sex mit Holger fand stets im Dunkeln statt.

Das ist leider nichts Unnormales. Erstaunlich viele Frauen haben sich tatsächlich noch nie mit ihrem Geschlecht beschäftigt, nicht einmal genau hingeschaut.

«Wie sieht deine Vulva wohl aus? Würdest du sie im Fundbüro erkennen?», fragte ich Andrea.

Als Hausaufgabe vereinbarten Andrea und ich, dass sie bis zum nächsten Termin «nach unten» schauen sollte, so als müsste sie eine genaue Zeichnung anfertigen. Auch sollte sie liebevoll jeden Morgen nach dem Aufwachen sowie vorm Einschlafen in Ruhe mit ihrer Hand an der Vulva «Guten Tag» und «Gute Nacht» zu ihrem «neuen» Körperteil sagen. Zum Schluss erzählte ich ihr von einer Kollegin, die sich Ella Berlin nennt. Sie wollte, dass ihre vier Töchter ihrem Geschlecht einen Namen gaben – und zwar einen guten. Sie kannte den Namen, der aus dem Sanskrit kommt, «Yoni». Er steht für das weibliche Geschlecht und wird in Deutschland im tantrischen Bereich benutzt. Doch Ella Berlin wollte ein Wort ohne esoterische Konnotationen. Sie sah sich die Bezeichnung für das äußere Geschlecht an: «Vulva». Dann jene für das innere, nämlich «Vagina». Kurzerhand kombinierte sie die beiden – und dann war «Vulvina» auf der Welt. Es war eine schöne Geburt!

5

Sei stark: Nur das Beste in uns spricht
über das Schlechte in uns

Heike war um die fünfzig, in jungen Jahren hätte sie Daniela Katzenberger Konkurrenz machen können, blondiert, stark getuschte Augen, von ihrer Figur her eine Mischung aus schlank und üppig. Ihr Mann Wolfgang war zwanzig Jahre älter, ich lernte ihn aber nie kennen, Heike kam immer ohne ihn in die Praxis. Wolfgang war Unternehmer und hatte in seinem Leben viel Geld verdient; er hatte es geschafft, er war reich. Da er, wenngleich schon im Rentenalter, weiterhin viel mit seiner Firma beschäftigt war, hatte er für Heike wenig Zeit. Die drei gemeinsamen Kinder, um die sich Heike über Jahre fast allein gekümmert hatte, waren erwachsen und längst ausgezogen.

In ihrem großen, nun in mehrfacher Hinsicht leeren Haus spielten sich manchmal unangenehme Dinge ab. Bei einem Abendessen mit Freunden zum Beispiel, so erzählte mir Heike, schnitt Wolfgang seiner Frau einmal brüsk das Wort ab: «Schätzchen, ich bezahle immer noch unser Leben, ob du mal die Klappe halten könntest.» Das tat Heike dann auch, denn im Fall einer Scheidung würde sie nahezu leer ausgehen, dafür sorgte ein Ehevertrag. Sie war einerseits von ihm finanziell abhängig, andererseits konnte man nicht gerade behaupten, dass sie unter ihrem Luxusleben litt. Ihre teuren Klamotten, das

Sportcoupé, die schönen Reisen, die solide funktionierende Kreditkarte. Wolfgang gewährte ihr all das, aber auf Gesellschaften wie auch in den wenigen Stunden, in denen sie allein waren, spottete er über sie, etwa über ihre neue Handtasche: Sie hätte sicher einen ganzen Monatslohn geschluckt!

So wie Heike ihren Mann schilderte, waren von ihm nicht nur untergründige Vorwürfe gegenüber seiner Frau zu hören, sondern seine Beschwerden waren so deutlich, dass man sie beim besten Willen nicht ignorieren konnte. Wolfgang schien ein echter Grobian zu sein.

Mit dem gemeinsamen Sex war Wolfgang auch durch, von diesen «emotionalen Sachen» wollte er nichts mehr wissen, sie würden ihn nur von den wesentlichen Dingen ablenken – seinen Geschäften. Es kam Heike so vor, als hätte Wolfgang beschlossen, nie wieder mit ihr zu schlafen. Einfach so. Wollte oder konnte er nicht? Wollte er sie bestrafen? Es gab jedenfalls keinerlei Anzeichen für ein sexuelles Interesse seinerseits, obwohl sie sich Mühe mit ihrem Aussehen machte, in der Hoffnung, sie würde ihm wieder auffallen.

«Ihm ist mittlerweile alles zu anstrengend», sagte sie und gab mir das Gefühl, als würde sie sich gleich selbst mit einreihen. Bei den wenigen Gelegenheiten, in denen sie sich gegen Wolfgangs Ablehnung wehrte, wenn sie ihn zum Beispiel zu umarmen versuchte, und er sie dann wie eine nervtötende Fliege in der Mittagshitze mit einer Handbewegung wegscheuchte, sagte sie: «Du wirst alt, Wolfgang.»

«Du auch, Heike», gab er dann zurück.

Heike war zutiefst frustriert und unglücklich, hatte aber nicht den Mut oder die Kraft, sich zu trennen – oder mit ihrem Mann zu sprechen. Aus finanziellen Gründen, aus Gründen der Bequemlichkeit, der Kinder wegen. Immer sind es dieselben Motive. Würde sich Heike aber ihre Gefühle und Wünsche wirklich zu Herzen nehmen, könnte sie nicht mehr lange still- beziehungsweise aushalten.

Mit einem war sie aber überhaupt nicht einverstanden: ganz auf Sex zu verzichten. Dafür fühlte sie sich noch viel zu jung. Sie und Wolfgang hatten schon seit Jahren getrennte Betten, doch immer wieder hatten sie sich gegenseitig in ihren Schlaf- zimmern besucht und zusammen eine Nacht verbracht. Irgend- wann war es aber auch mit dieser kleinen Abwechslung vorbei gewesen.

Heike konnte noch so viel shoppen oder sich mit Freundin- nen verabreden, ihren Wunsch nach Sex konnte sie damit nicht verscheuchen. Ihre Tage blieben unausgefüllt. Wenn ihr Mann aber schon keine Lust auf Sex hatte, so überlegte sie, könnte sie sich doch einen Liebhaber nehmen. Das eine oder andere Abenteuer, das würde den «grauen Hausfrauenalltag» (sie hatte natürlich Personal) sicher aufhellen.

Heike begann verschiedene flüchtige Affären, die sie stets beendete, bevor es ernst werden konnte, sich dessen bewusst, dass sie sich damit ihrem Mann gegenüber nicht gerade von ihrer besten Seite zeigte. Anfangs genoss sie die Liebes- und Leibesstunden mit ihren meist jüngeren Lovern sehr. Sie fühl- te sich begehrt, lebendig, wertgeschätzt – all das, was sie bei Wolfgang zuletzt vermisst hatte.

Nach und nach plagte Heike aber das schlechte Gewissen, sie wusste nicht, was sie tun sollte. Im Grunde wollte sie immer noch Sex mit ihrem Mann, dem Vater ihrer Kinder.

«Ich liebe Wolfgang doch noch!»

Ich fragte, was Liebe für sie sei: «Inspiriert werden? Gut oder mies behandelt werden? Wohlhabend sein? Gedemütigt wer- den vor Freunden?»

Ihre Antwort: «Er kann auch ganz nett sein …»

Heike hatte offenbar nie konkret darüber nachgedacht,

was Liebe für sie war. Ihre Worte erschienen wie eine Flucht. Ein klares Liebesbekenntnis wäre ihr nie über die Lippen gekommen, sie hätte es sich selbst wohl kaum abgenommen. Sie musste es mir auch nicht sagen, ich sah es daran, wie sie ihre Tasche ansah, die auf dem Sofa stand (wirklich eine tolle Handtasche, aber es gibt auch wunderschöne Stoffbeutel), die Bilder in meinen Praxisräumen, ihr Wasserglas auf dem Tisch. Meinem Blick wich sie dagegen aus.

Dem Partner die Wahl lassen

Ich konnte ihr nur einen Rat geben: «Irgendwann werden Sie gegenüber Ihrem Mann ehrlich sein müssen – oder eben schweigen. Dann sollten Sie aber auch mit Ihrer Wahl gut leben können.» Nach einer kleinen Pause fuhr ich fort: «Sie haben angefangen zu lügen. Irgendwann wird Ihr Mann Wind davon bekommen, und er wird kaum erfreut darüber sein.»

«Sie haben ja recht.» Heike sah unglücklich aus. «Aber er hat mich immer so fertiggemacht.»

«Die Welt ist oft ungerecht, das ist aber kein Grund für Sie, zu schweigen. Sie haben Ihrem Mann nie deutlich zu verstehen gegeben, dass Sie von ihm so nicht behandelt werden wollen. Respekt ist wichtig in einer Beziehung, auf Augenhöhe sein.»

Wenn ein Partner endlich mal ehrlich über sich und die Beziehung spricht und im Gegensatz zu früher ernsthaft etwas zu sagen hat, dann spürt der andere den Unterschied. Da kann er zuvor noch so vehement ablehnend reagiert, mit Scheidung und dem Ehevertrag gedroht haben – es gibt dann keine Bremse mehr. Die Dinge geraten ins Rollen. Etwas Wahrhaftiges geschieht, von dem beide wissen, dass es sie fundamental angeht.

Heike musste ich noch mit einer weiteren möglichen Reaktion von Wolfgang konfrontieren: «Haben Sie schon einmal daran gedacht, dass auch Ihr Mann sich jüngeren Ersatz suchen könnte?»

Heikes Augen weiteten sich vor Schreck, obwohl diese Frage für sie nicht neu war, wie sie sagte.

Natürlich hätte ich meine Ansichten auch anders verpacken können, mehr in Watte oder sonstige Weichmacher. Ich hätte auch ausgleichender reagieren, mehr Verständnis für ihre Lebensverhältnisse zeigen, sie darin bestärken können, dass Wolfgang wohl tatsächlich der Holzklotz war, als den sie ihn mir beschrieben hatte. Aber ein beruhigendes und scheinbar einsichtigeres Verhalten meinerseits hätte nicht dazu geführt, dass Heike ihre Lebenssituation als das erkannte, was sie war: unakzeptabel.

Wofür auch immer Heike sich entschied, sie kam nicht mehr zur Therapie, bedankte sich aber per Mail für meine klaren Worte und meine Ehrlichkeit. Immer wieder musste ich an sie und ihre Handtasche denken, die sie demonstrativ neben sich auf dem Sofa platziert hatte, im Sinne von: «Schaut her!» Aber nicht so, als wolle sie mir damit zu verstehen geben, dass sie einen Mann hatte, der ihr eine solch teure Tasche bezahlen konnte. Nein. Eher so, als hätte sie einen Ersatzmann, als würde dieser stumme «Taschen-Mann» sie an Wolfgangs Stelle in die Therapie begleiten.

Mir fällt eine andere Klientin ein, Mitte vierzig, deren Geschichte ähnlich war, die es aber noch weiter «getrieben» hatte. Sie erzählte, wie sie nachts manchmal leicht angetrunken nach Hause zurückkehrte und, bevor sie zu ihrem Mann ins Bett stieg, «noch eine Runde im Hauseingang vögelte», mit ihrem Lover. Den hatte sie auf dem Heimweg vom Taxi aus angerufen. Trotz der unverblümten Sprache sah sie aus, als würde sie sich dafür schämen, aber offenbar nicht genug, um damit aufzuhören.

«Ich bestelle meinen Lover einfach her, der kommt dann für den kurzen Fick.» (Sie bezahlte ihn nicht für seine Dienste.)

Ich brachte die Angelegenheit auf den Punkt. «Sie vögeln, während Ihr Mann oben schläft – und fühlen sich dabei ... schlecht?»

«Ja, sehr.»

«Wie würden Sie eine Frau bezeichnen, die so etwas macht, wären es nicht Sie?»

«Schlampe?»

«Das wäre eine treffende Möglichkeit.»

Nein, ich bin keine moralische Anstalt, hebe den Zeigefinger nicht hoch. Ich verdamme keinen Seitensprung, weder in der Besenkammer noch im hübschen Hotelzimmer. Jeder kann seine Lust und sein Begehren so oft und feucht ausleben, wie er es möchte. Klar ist aber, dass jede geheime Affäre einen gewissen Beigeschmack hat. Der hintergangene Partner wird um seine Wahl betrogen, jedenfalls wenn Monogamie vereinbart wurde – ausgesprochen oder unausgesprochen. Affären unter Verschluss zu halten setzt das fort, was man meist schon im gesamten Zusammenleben praktiziert hat: nicht miteinander zu reden. Denken Sie auch hierüber nach: Könnten Sie den Respekt vor Ihrem Partner bewahren, wenn Sie ihn zugleich lässig hinters Licht führen? Was, wenn er Sie durchschaut, aber zu schwach ist, um etwas zu unternehmen? Oder wäre es ihm schlicht nicht wichtig genug? Heimliche Seitensprünge untergraben die Achtung, die man in einer Beziehung füreinander *immer* haben sollte.

Ich achte immer wieder darauf, Klienten auch die schlechte Seite von sich vor Augen zu führen. Das, was sie nicht sehen wollen. Ihren Anteil an der Situation. Ihren Teil der Verantwortung, den sie nicht übernehmen. Dafür bin ich auch bereit, zu provozieren oder unangenehme Wahrheiten auszusprechen. Denn dieser schlechte Teil in uns löst meist keine Probleme. Über die eigene schlechte Seite *sprechen* zu können dagegen schon, denn das ist Stärke: Nur das Beste in uns spricht über das Schlechte in uns; das Schlechte leugnet ja sogar seine eigene Existenz.

Es geht nicht darum, was die Nachbarn tuscheln könnten, was andere über einen denken. Es geht darum, dass man sich selbst beim Zähneputzen in die Augen blicken mag. Dass man im Reinen mit sich ist und zu sich stehen kann. Es stimmt mich immer wieder nachdenklich, wie oft Menschen sich durch ihre Verlassensängste vernachlässigen. Ein Unding. Der Teufel mit seinem diabolischen Liebesplan – man kann nicht sagen, dass er nicht aufgegangen ist. Seine PR-Maschinen haben wirklich exzellente Arbeit geleistet.

Die Sprache der Gefühle

Im Leben wie in der Therapie geht es vielfach um Bedürfnisse und Gefühle, darum also, sich wahrzunehmen. Und obwohl das für viele nicht unmittelbar etwas mit Sex zu tun hat, gehört es doch dazu. Denn wenn wir unsere Gefühle wahrnehmen und verstehen lernen, können wir uns besser um uns kümmern und mehr Verantwortung für uns übernehmen. Und damit auch für unseren Sex. Es gibt einige wenige Grundgefühle, positive wie negative: Freude, Wut, Traurigkeit, Ekel, Furcht, Scham, Verachtung und Überraschung. Kann ein Klient diese Gefühle bei sich überhaupt identifizieren? Wo in seinem Körper spürt er sie? Gelingt es, ein Gefühl auszuhalten? Klienten sind häufig der Meinung, dass eine Situation, die sie in ihrer Beziehung erlebt haben, erst völlig verstanden sein muss, bevor man den Partner auf sie ansprechen kann. Aber wer sagt das? Wie wäre es hiermit: Jeder weiß, wie es sich anfühlt, wenn etwas nicht stimmt. Man plötzlich traurig oder wütend wird. Wenn man vom anderen lieber ein Stück abrücken möchte. Das Paar kann vereinbaren, dass, wann immer ein solches Gefühl in einem aufkommt, darauf reagiert wird – ob nun die Hintergründe klar sind oder nicht.

«Ich bin gerade traurig geworden, als du das sagtest!» Danach überlegt das Paar, wie es weitergehen soll: Wollen wir reden? Oder lieber warten? Oder – im positiven Sinne – das war's schon! Denn oft reicht es, etwas auszusprechen, damit es sich klärt. Gut ist jedenfalls schon mal, dass beide nun wissen, in welcher Stimmung der andere sich befindet.

Ich versuche, Klienten bewusst zu machen, welche Bedürfnisse und Gefühle sie verdrängen. Ich zeige ihnen, wie ein besserer Kontakt zum Partner möglich ist und auch intime Momente entstehen können, wenn man die eigene Verletzbarkeit zeigt. Genau davor haben aber viele Angst – vor Intimität.

Wir sind es nicht gewohnt, Gefühle achtsam wahrzunehmen. Doch Gefühle, auch die «schlechten», wollen uns etwas sagen. Gefühle sind Schätze! Gefühle möchten, dass wir auf sie reagieren. Tun Sie es!

6

Whiteout: Wenn die Grenzen verschwimmen

Manchmal – wenn auch selten – gelingt es mir nicht, einen Klienten auf einen neuen Weg zu bringen. Nicht weil er beschließt, die Therapie zu beenden. Das wäre eine bewusste Entscheidung, die ich akzeptieren muss und kann.

Nein, manchmal bin ich mit meinen Werkzeugen einfach nicht in der Lage, Licht ins Dunkel zu bringen – zum Beispiel dann, wenn der Klient unter einem, wie ich es nenne, *Whiteout* leidet.

In den Polargebieten gibt es ein meteorologisches Phänomen, bei dem durch Nebel, Schneefall und diffuses Sonnenlicht auf einmal die Umrisse und Konturen in der Umgebung verschwimmen. Kein Horizont kann mehr ausgemacht werden, keine Schatten; Boden und Himmel bilden eine nahtlose Erscheinung, alles ist grenzenlos. Dieses Phänomen wird *Whiteout* genannt. Für denjenigen, der ein *Whiteout* erlebt, ist das eine bedrohliche Situation, denn er riskiert, komplett die Orientierung zu verlieren, sich im ewigen Eis zu verlaufen oder abzustürzen. Der sicherste Weg, nicht in Gefahr zu geraten, besteht darin, sich keinen Zentimeter fortzubewegen, bis diese beklemmende Situation vorbei ist.

Ein ähnliches Phänomen ist auch in der Neuropsychologie bekannt. Die Betroffenen können dann eine bestimmte Realität nicht erkennen – an ihre Stelle tritt ein blinder Fleck. So wie bei Sascha.

Sascha war um die vierzig, ein kräftig gebauter Mann mit leicht kantigem Gesicht und kurzen aschblonden Stoppelhaaren, von Beruf Sanitäter. Er machte was her – beziehungsweise er hätte was hergemacht, wenn er nicht eine Bedrücktheit ausgestrahlt hätte, die seine Erscheinung ins Gegenteil eines selbstbewussten Mannes verwandelte. Der zweifache Familienvater war nicht aus eigener Überzeugung in meine Praxis gekommen, seine Ehefrau Mareike, mit der er seit elf Jahren verheiratet war, hatte ihn gebeten, mich aufzusuchen. Sie war der Meinung, dass mit ihrem Mann etwas nicht stimmen würde.

«Hat Ihre Frau das näher beschrieben?», fragte ich.

«Sie hat es ziemlich deutlich gesagt.» Sascha senkte den Kopf. «Sie möchte, dass ich sie verführe und auch etwas gegen meine schlaffe Erektion tue. Wir reden ansonsten nicht viel miteinander.» Er schaute wieder hoch.

Mein neuer Klient machte den Eindruck, als würde ihm gerade dies gut passen, das Nicht-miteinander-Reden. Nichts Außergewöhnliches, leider.

Sascha erzählte mir, dass er einst Alkoholiker gewesen war, jedoch seit vielen Jahren trocken sei. Weiterhin erfuhr ich von ihm, dass es privat gerade nicht so gut laufe, seine Frau habe seit fünf Monaten eine Affäre mit einem Kollegen, deswegen sei er aber nicht hier.

«Haben Sie und Ihre Frau noch Sex miteinander?»

«Schon lange nicht mehr. Was auch daran liegt, dass ich kaum Lust habe. Früher hat meine Frau mich immer zum Sex animiert, aber seit drei, vier Jahren hat das nachgelassen. Sie sagt: Ich will, dass du aktiv wirst. Sie will mehr Sex, der von mir ausgeht. Und mehr Gespräche.»

«Und mehr hat sie dazu nicht gesagt?»

«Nein. Aber sie hat doch recht, oder?»

Seiner Frau war es also sowohl um die Qualität als auch um Quantität beim Sex gegangen, und sie hatte ihre Wünsche vernehmbar hervorgebracht. Ich vermutete allerdings, dass ihr eigentliches Anliegen vor allem darin bestand, ihren Mann zu provozieren, endlich wach zu werden.

Ich ging auf seine Gegenfrage nicht ein, stattdessen wollte ich von ihm wissen, wie er denn von der Affäre seiner Frau erfahren habe.

«Durch den Einzelverbindungsnachweis ihres Telefonanbieters, ich habe aus Versehen den Brief geöffnet, weil ich beim selben Anbieter bin. Ich fragte Mareike, wieso sie so häufig eine bestimmte Nummer anrief, ob sie einen anderen hätte. Sie gab sofort zu, dass es diesen Kollegen gibt.»

«Hat sie gesagt, dass sie die Geschichte beenden würde?»

«Nein, hat sie nicht. Sie erbat sich eine Denkpause, um zu überlegen, wie es weitergehen soll.»

Saschas Frau brauchte also Zeit. Es ist eigentlich immer schwierig, mit einer solchen Situation umzugehen, dachte ich im Stillen. Man muss warten, obwohl man gar nicht warten will. Die Unsicherheit macht einen fertig. Dennoch hielt ich es für ein gutes Zeichen, dass Mareike nicht alles abgestritten hatte. Sie hätte auch ein wichtiges Projekt mit dem besagten Kollegen vorschieben können, häufige Telefonate wären da notwendig. Dass sie so freimütig ihre Affäre zugab, zeigte mir, dass sie Veränderung wollte und es jetzt darauf ankommen ließ.

«Wie wichtig ist Ihnen die Familie?», fragte ich ihren Mann.

«Sehr wichtig. Nur habe ich gerade das Gefühl, als sei jeder Schritt, den ich mache, ein Tanz auf der Rasierklinge.»

Rasierklinge war ein Wort, das eine Menge heraufbeschwor –

und in keinerlei Hinsicht etwas Gutes. Seine Frau tanzte gleichzeitig auf dem Vulkan.

«Ihre Frau geht also mit dem Kollegen weiterhin ins Bett?»

«Ich weiß es nicht. Ihr Handy versteckt sie vor mir.» Er sprach sehr leise. Wenn Sie übrigens gerade denken, dass Saschas Frau immer noch die Affäre hat, haben Sie nicht nur Sascha, sondern auch seine Frau erfolgreich gemappt. Woher ich das weiß? Weil ich Sie gerade gelesen habe.

Um es vorwegzunehmen: Sascha kam fast zwei Jahre lang zu mir, immer in unregelmäßigen Abständen. Seine Frau, die ihn zu mir geschickt hatte, begleitete ihren Mann kein einziges Mal, auch wollte sie nie von ihm wissen, was in den Sitzungen besprochen wurde. Sie zeigte weiterhin nicht das geringste Interesse an seinen Gefühlen. Die Situation strengte ihn an. Er hatte tiefe Ringe unter den Augen, seine Erscheinung war müde und schlaff. Doch er war nicht müde, weil er einen Garten umgegraben und einen Baum gefällt hatte, er war müde, weil ihn seelisch etwas niederdrückte. Seine Frau konnte dies keinesfalls übersehen haben. Trotzdem bot sie ihm keine Unterstützung an und klärte ihn nicht darüber auf, wie ihre «zeitnahen Überlegungen» in Bezug auf ihre Beziehung voranschritten. Ich fing an, mir ein Bild von Mareike zu machen, und es war kein angenehmes, sondern ein grausames, sehr egoistisches.

Immer wieder übermannte Sascha beim Erzählen eine große Traurigkeit, geduckt saß er da, als müsste er sich durchs Leben schleppen, sein Atem ging schwer. Er wirkte wie ein geschlagener Hund: Es wurde auf ihn eingeprügelt, aber er wehrte sich nicht, biss nicht zurück.

Als ich ihn auf seine Körperhaltung ansprach, meinte Sascha, seine Arbeitskollegen hätten ihn auch schon gefragt, ob er krank sei. Er würde immer abwinken. Wie sollte er ihnen auch erklären, was los war? Schon in meiner Praxis über sich und seine Situation zu sprechen war quälend für ihn. Die erlösende Frage, die er seiner Frau hätte stellen müssen, bekam er nicht raus: «Läuft die Affäre mit deinem Kollegen noch?» Zu groß war seine Angst vor einer Antwort, die so ausfallen konnte: «Ja, und aus diesem Grund möchte ich mich von dir trennen.» Lieber lebte er weiter mit Mareike in einer für ihn unerträglichen Situation. Er brauchte nur seinen Dienstplan anzuschauen, wenn er wissen wollte, wann seine Frau ihre Affäre wiedersehen würde. Denn alle drei hatten sie denselben Arbeitsplatz. Mir fiel dazu nur ein: Sex nach Dienstplan. Sascha und seine Frau hatten sich auch so kennengelernt. Für mich war Sascha ein Mensch, der in einem Haus saß, das in Flammen stand. Doch er wollte lieber in den trauten vier Wänden bei lebendigem Leibe verkokeln, als durch die Flammen ins Freie zu flüchten. Mareike hatte ihn durch ihre Untreue vor vollendete Tatsachen gestellt, und die Wahl, die ihm geblieben war, konnte er einfach nicht treffen. Starr saß er da, in seinem Dilemma gefangen.

Nichts veränderte sich. Und zwar über Monate. Mareike und Sascha hatten weiterhin keinen Sex, und sie redeten auch nicht miteinander. Auf der anderen Seite: Saschas Frau *hatte* Sex und redete, nur nicht mit ihm.

«Lassen Sie uns über die Zeit reden, bevor die Affäre anfing», sagte ich schließlich. «Hat Ihnen selbst gar nichts gefehlt?»

«Mareike meinte, es würde mir an Männlichkeit fehlen.»

So hatte ich meine Frage nicht gemeint! Ich musste schmunzeln.

«Was verbinden Sie selbst mit Männlichkeit? «

«Sein Licht nicht unter den Scheffel zu stellen.»

Das war eine Formulierung, die Sascha wahrscheinlich exakt Mareikes Worten entnommen hatte. Ich habe viele Male von Frauen gehört, die den Wunsch hegen, dass ihre Männer sich nicht so schnell geschlagen geben und auch mal ihre Meinung vertreten. «Weiche» Männer wie Sascha verbinden damit jedoch oftmals etwas Machohaftes, was sie für sich selbst strikt ablehnen. Auch Sascha empfand es als unangenehm, wenn er anderer Meinung war als seine Frau. Mareike konnte sehr wütend werden, wie er sagte. Er fürchtete sich vor Unstimmigkeiten und letztlich davor, sie zu verlieren.

Nach und nach versuchte ich, ihm klarzumachen, dass er sich trauen musste, auch unangenehme Dinge anzusprechen. Er musste mit seiner Frau ins Gespräch kommen, ihr in der Beziehung ein Gegenüber bieten. Er nickte, und ihm fiel ein, was Mareike einmal zu ihm gesagte hatte: «Es ist, als wärst du gar nicht da. Ich kann tun, was ich will – nie sagst du etwas.» Genau. Zum Schluss hatte sie so ziemlich das getan, was sie wollte, und er hatte keine Meinung dazu, fügte sich dem, was sie ihm aufzwang – selbst wenn er elendig darunter litt. Nun stellte Mareike Sascha auf die Probe, und mit einem Lover hatte sie den härtesten aller Tests gewählt. Sie wollte wissen, woran sie bei ihrem Mann war. Es hätte auch einen sanfteren Weg geben können, aber nun hatte sie sich für diese Lösung entschieden:

Ich war mir sicher, dass Sascha krachend durch den Test gefallen war. Denn er hatte ihr keine Grenze aufgezeigt, als sie die Affäre bestätigte. Sicher hatte sie Wut erwartet, Anschuldigungen, Schmerz – doch all das war ausgeblieben. Sascha hatte sich wie eine Schnecke in sein Innerstes verkrochen. Mareike war in ihrem Gefühl bestätigt worden, dass an ihrer Seite ein «Niemand» lebte, der sich nicht dafür interessierte, was sie tat.

Natürlich stimmte das so nicht: Es gärte in ihm, seine Trauer und seine Ängste fraßen ihn auf. Er fühlte sich ferngesteuert und machte sich Sorgen, dass aus dem Sex, den Mareike mit dem Kollegen hatte, eines Tages Liebe werden würde. Ohne nachzudenken, kontrollierte er weiter Mareikes Telefonrechnungen in der Hoffnung, die Anrufe und SMS würden weniger werden. Es gab für ihn nur einen Trost, wenn es auch ein kleiner war: Der Mann, mit dem seine Frau ein Verhältnis hatte, war nicht frei und ungebunden, er war selbst verheiratet und Familienvater.

Mittlerweile «las» Sascha seine Frau fast schon obsessiv und suchte nach Anzeichen, dass Mareike nicht mehr fremdging. Obwohl er es kaum noch aushielt, stellte er sie nicht zur Rede. Es reichte ihm, dass sie sich wie nebenbei berührten, wenn sie zum Beispiel vor dem Abendessen zusammen in der Küche waren, den Weihnachtsbaum für die Kinder schmückten oder Geburtstagsgeschenke einpackten. Schließlich kam es ihm so vor, als wäre sie ihm langsam wieder etwas wohler gesinnt. An einem Abend sahen sie sich sogar händchenhaltend eine romantische Komödie im Fernsehen an. Auch gab er ihr mal im Spaß einen Klaps auf den Po. Das fand sie wohl okay, mehr konnte er dazu nicht sagen.

In der Therapie übte Sascha mit mir in Rollenspielen, seine Frau zu konfrontieren. Mal nahm ich Mareikes Rolle ein, mal seine. Immer hatte ich den Eindruck, dass diese Rollenspiele für ihn aufschlussreich waren. Nach einer Sitzung schrieb er seiner Frau sogar einen Brief, den er ihr aber nie überreichte.

Er schaffte es einfach nach wie vor nicht, den Stier bei den Hörnern zu packen. Was blockierte diesen Mann, dass er nicht wirklich in die Offensive ging? Immer wieder hatte ich das Empfinden, nicht zielgerichtet zu therapieren. Er versicherte mir jedoch, dass ihm die Gespräche mit mir helfen würden, es ginge ihm hinterher jedes Mal besser. Nicht immer ein gutes Zeichen.

Und so hangelte er sich, mit meiner Hilfe, von Ostern über Pfingsten, von Geburtstagen zu Weihnachten bis zum Valentinstag. Seine Wut, die er irgendwo haben musste, hielt er unter Verschluss wie die Kronjuwelen Ihrer Majestät.

Apropos Kronjuwelen – ein Detail jedoch störte mich ganz besonders: Sascha dachte nicht daran, das Ehebett zu räumen. Er schlief weiter neben Mareike, die ihn betrog. Aber nicht nur das: Er schlief sogar nackt neben ihr.

«Ich finde Ihr Verhalten etwas seltsam», sagte ich zu ihm, nachdem er mir davon berichtet hatte.

Erstaunt guckte mich Sascha an: «Was soll denn daran seltsam sein?»

«Na ja», erwiderte ich. «Sie zeigen Mareike Ihren Penis, den sie nicht mehr begehrt, weil sie einen anderen Mann ... einen anderen Penis hat.» Wieder einmal versuchte ich, den Druck zu erhöhen, um Sascha endlich aus seinem Patt zu treiben.

«Aber was ist denn daran so schlimm?»

«Schlimm ist daran nichts, aber stört es Sie nicht, quasi Ihre Kronjuwelen jeden Abend vor genau der Frau hin und her baumeln zu lassen, die nichts mehr von Ihnen wissen will?» Sascha hatte offensichtlich kaum ein Bewusstsein davon, dass sein Penis zu ihm als sexuellem Wesen dazugehörte.

«Ich persönlich würde es nicht mögen, wenn mein Partner so intime Dinge von mir zu sehen bekommt, wenn er mit mir nicht mehr sexuell ist», wiederholte ich meine Erklärung.

Langsam dämmerte es ihm. «Sie meinen, ich sollte mir lieber was anziehen, bevor ich zu Bett gehe?»

Sascha warf mir wieder mal den Ball zu. Statt selbst eine Antwort zu finden und für diese einzustehen, erhoffte er sich von mir einen Rat. Ich rollte ihm den Ball wieder zurück. Er sollte sich eine eigene Meinung bilden.

Sascha schaute mich mit geneigtem Kopf an: «Ich soll mir also lieber etwas anziehen, bevor ich ins Bett gehe», wiederholte er vorsichtig.

Er hatte mich korrekt gelesen, und wieder hatte ich gleichsam ungewollt für ihn entschieden.

Ich dachte – und nicht zum ersten Mal – darüber nach, ob es wohl anders gewesen wäre, hätten wir an Saschas sexuellem «Stehvermögen» und dem damit verbundenen Gefühl der «Männlichkeit» gearbeitet. Oft führt dies nämlich dazu, dass ein Klient auch abseits des Bettes mehr für sich einsteht und in mehrfacher Hinsicht ein Standing bekommt. Diese körperliche Richtung in der Therapie lehnte Sascha aber komplett ab. Von Anfang an. Seine Erektionsstörungen blieben unbesprochen, sein alleiniges Thema war und blieb die Affäre seiner Frau. Immer wieder fragte ich aber nach.

Mir wurde immer klarer, dass hinter seinem selbstzerstörerischen Verhalten eine spezifische Ursache stecken musste. Etwas, das wahrscheinlich weit zurückreichte. Ich hatte erfahren, dass Saschas Eltern Alkoholiker waren, nicht von ungefähr hatte ihn das ebenfalls zum Trinken gebracht. Er hatte mir auch erzählt, dass seine Mutter psychisch labil sei, manchmal wäre sie darauf aus, Streit anzuzetteln, dann wieder wäre sie depressiv, würde nur noch lethargisch herumhängen. Befand sie sich in diesem Zustand, reagierte sie oft unangenehm und unverhältnismäßig. So war es schon früher gewesen. Als Sascha klein war, hatte er gelernt, seine Mutter in Ruhe zu lassen und sich in ein Schweigen zurückzuziehen. So hatte er das Gefühl, dass wenigstens seine eigene kleine Welt weiterhin bestand, wenn schon alles um ihn herum zu zerfallen drohte.

Saschas Abschottung gegenüber seiner Familie erklärte einiges, es war für ihn eine Methode, mit Problemen fertigzuwerden. Die gleiche Strategie wandte er nun auch gegenüber seiner Frau an. Aber es war für mich immer noch ein Rätsel, warum er nicht in der Lage war, seine Perspektive zu wechseln, einen anderen Standpunkt einzunehmen, zu erkennen, wie sehr er unter der Situation litt, und sich daraus zu befreien. Was lähmte ihn so?

Sascha selbst war davon überzeugt, es bewege sich etwas, es gebe kleine Verbesserungen. So erzählte er, dass Mareike neuerdings ihr Handy frei herumliegen lasse. Die Zahl der monatlichen SMS sei von 320 auf 100 zurückgegangen. Dass er ungemein positiv von diesen «Entwicklungen» sprach, bedeutete für mich, dass Sascha immer noch nur eines wollte: sich weiterhin vormachen, seine problematische Ehe könnte noch bestehen. Egal wie. Mochte Mareike auch nicht mehr mit ihm schlafen – solange sie bei ihm blieb, war alles gut. Schließlich begann Sascha, obwohl er sich immer neue Termine geben ließ, mir ernsthaft zu erklären, dass er inzwischen eigentlich ganz zufrieden sei mit der Situation. Ich konnte über dieses Paar nur staunen. Denn auch Mareike machte, indem sie sich woanders den Sex holte, genau wie Sascha einen großen Bogen um ihr eigentliches Problem: den Menschen, mit dem sie verheiratet war. Doch nicht nur sie ignorierte Sascha – er ignorierte sich auch selbst. Ich beschloss, dass es so nicht weiterging.

Bei der nächsten Sitzung gab ich Sascha zu verstehen, dass wir nur miteinander weiterarbeiten könnten, wenn er tun würde, was getan werden müsste: Mareike nach ihrer Affäre fragen – vorausgesetzt, Mareike bedeute ihm wirklich etwas. Was er entschieden bestätigte.

«Kommen Sie wieder, wenn Sie den nächsten Schritt gemacht haben. Gerne mit Mareike.»

Lange sagte Sascha nichts. Dann jedoch fing er an, von sich zu erzählen, ganz leise, wobei er mich anschaute, fast fragend, als würde er von mir eine Ermunterung erwarten. Ich nickte ihm zu, keinesfalls sollte er mit dem Reden aufhören.

«Mit fünfzehn, vielleicht sechzehn wollte ich abends mit

ein paar Kumpels etwas unternehmen, ein paar Mädels sollten auch dabei sein. Ich hatte ein neues T-Shirt und meine gute Jacke angezogen und war gerade im Flur, als ich meine Mutter oben auf der Treppe im ersten Stock stehen sah.» Sascha stockte, war sich unsicher, suchte nach Worten. «Ich ging zur Treppe, um mich zu verabschieden.»

«Und was passierte dann?», fragte ich.

«Sie kam die Treppe runter, hat sich vor mich hingestellt, auf der letzten Stufe, sodass wir auf einer Höhe waren. Doch es war nicht so wie sonst, sondern ganz seltsam. Sie sagte: ‹Ich sehe, du willst ausgehen. Hast du überhaupt schon mal ordentlich geküsst?› Ich verneinte das, war völlig verschreckt, dass mir meine Mutter eine solche Frage stellte. Aber bevor ich begriff, was geschah, meinte sie: ‹Ich zeige es dir.› Und dann hielt sie meinen Kopf mit beiden Händen fest und küsste mich … lange, mit Zunge. Ich wehrte mich nicht, ließ es geschehen. Es war so was von eklig.»

Sascha schwieg, atmete schwer, blickte zu Boden, seine Hände hatte er verknotet; es war zu sehen, wie er innerlich mit sich rang. Mir war klar, dass er damals – trotz seiner körperlichen Überlegenheit – keine Chance gehabt hatte, seiner Mutter zu entgehen. Sie hatte ihn emotional komplett unter Kontrolle gehabt. Gerade deswegen stellte ich ihm die Frage:

«Meinen Sie, Sie hätten sich wehren können?»

«Ich war viel zu geschockt.»

«Ja, das glaube ich.»

Und ab dem Moment war mir endlich klar, was Saschas Problem war. Er hatte ein *Whiteout* erlitten. Im Moment der Traumatisierung kann ein Opfer zwar noch denken, dennoch verlangsamen sich die kognitiven Funktionen, und das Kurzzeitgedächtnis fällt aus. Es fühlt sich «wie im Tunnel», wie im Nebel an. *Whiteout*. In jener furchtbaren Situation, in der

Sascha sich nicht gegen seine sexuell übergriffige Mutter zu Wehr setzen konnte, kollabierte sein Mindmapping-System. Sein Gehirn hatte einen Blackout. Wie Superman in der Nähe von Kryptonit.

Es konnte nicht verarbeiten, dass die eigene Mutter in der Lage war, ihm derartiges Leid zuzufügen, solchen Ekel in ihm auszulösen. Und zwar in voller Absicht. Sie hatte gewusst, was sie tat, konnte sich in Sascha hineinversetzen. Sie hatte ihn gelesen und genau dorthin gezielt, wo es am meisten weh tun würde.

Ekel ist eine primäre Emotion. Das bedeutet, dieses Gefühl ist nicht erlernt, sondern tief und kulturübergreifend im Gehirn verankert, es ist eine unwillkürliche, körperliche Reaktion, die uns dazu bringen soll, sich so schnell wie möglich, so weit wie möglich von dem Ekel auslösenden Objekt zu entfernen. Aber wie soll das gehen, wenn dieses Objekt die eigene Mutter ist? Schließlich ist man auf sie angewiesen. Also blendet das Mindmapping-System die Wahrheit, dass die eigene Mutter grausam ist, aus. Ebenso wie die Tatsache, dass man sich vor ihr ekelt und am liebsten vor ihr davonlaufen würde. Es erschafft einen blinden Fleck. Und zwar womöglich überall dort, wo das Thema «Beziehung zu Frauen» eine Rolle spielt.

Ich war froh. Sascha hatte einen wichtigen Schritt gemacht in Richtung seiner Heilung. Er hatte sich soeben selbst bewiesen, dass er – im geschützten Rahmen der Therapie – in der Lage war, sich einzugestehen, was damals auf der Treppe geschehen war.

«Das war wohl nicht gut für mich damals», sagte er leise.

«Was denken Sie?», fragte ich. Er antwortete nicht. «Mochten Sie den Kuss?»

«Nein. Es war widerlich.»

«Und konnten Sie nun was dagegen tun?»

«Ich hatte nicht die geringste Chance.»

«So ist es.»

Sascha konnte seiner Mutter damals nicht entkommen. Und die traumatisierende Bindung zu ihr verfolgte ihn sein Leben lang. Seine nachfolgenden Beziehungen wurden davon in Mitleidenschaft gezogen. In den endlosen Sekunden, in denen seine Mutter ihn gegen seinen Willen küsste, machte er die prägende Erfahrung, dass Menschen, denen er vertraute, ihm weh tun und sogar Genuss oder Genugtuung daraus ziehen konnten. Das bezog sich fortan nicht nur auf seine Mutter, sondern galt für jede Person, die ihm nahestand. Auch für seine Ehefrau als «nahe» Person. *Gerade* für seine Ehefrau als «nahe» Person. Tat sie nicht genau das, was auch seine Mutter getan hatte? Sie quälte Sascha – und zwar absichtlich. Und genau wie damals vor der Treppe, als Sascha sich nicht gewehrt hatte, so blieb er auch diesmal lieber wehrlos im Whiteout stehen, als durch einen unbedachten Schritt in den Abgrund zu stürzen.

Blinde Flecken haben ihren Preis. Sie hindern Menschen nicht zuletzt in ihrer Entwicklung. Bestimmte Dinge war Sascha in der Lage nachzuvollziehen, andere jedoch wieder nicht – wie grausam ihn seine Frau behandelte zum Beispiel. Wäre er dazu in der Lage gewesen, hätte er womöglich eingesehen, dass er sich von ihr trennen musste. Doch das war er nicht: Wenn Frauen Saschas Grenzen überschritten, ging er mit ihnen nicht ins Gericht, im Gegenteil, er schützte sie sogar noch. Über seine Mutter sagte er, sie hätte eine schlimme Kindheit gehabt. Das mochte stimmen, aber das rechtfertigte nicht, was sie getan hatte.

Nach dem letzten Gespräch meldete sich Sascha nicht mehr bei mir. Damit hatte ich gerechnet. Er hatte eine etwas höhere Stufe des Bewusstseins erreicht, er sah jetzt auch die Situation (mit Mareike), wie sie war. Umso größer trat zugleich seine Angst hervor, den notwendigen nächsten Schritt zu tun: mit seiner Frau zu sprechen. An dieser Stelle blieb er zufrieden mit dem Erreichten: Mareike war immer noch bei ihm.

Vielleicht denken Sie, dass es gut war, dass es mit Sascha nicht weiterging, denn womöglich könnte er depressiv werden, wenn er sich mit dem, was er erlitten hatte, weiter auseinandersetzte. Doch das stimmt nicht zwangsläufig. Wenn die richtige Art der Therapie gewählt, der Patient in der Konfrontation mit seinem Trauma weder über- noch unterfordert wird, geschehen Veränderungen schneller und tiefgreifender, als viele erwarten. Denn Menschen besitzen Widerstandsfähigkeit, Menschen besitzen Resilienz. Als Therapeutin spreche ich zu diesen Kräften.

7

Wissen, wann man gehen muss – und wann es sich lohnt zu bleiben

Vor vielen Jahren stand eine Liebesbeziehung von mir vor dem Aus – die Trennung nahte. Mit meinem damaligen Partner Peter war ich weit über meine Grenzen gegangen. Freunde und Familie machten sich Sorgen um mich, ich verlor an Gewicht, sah schlecht aus, hielt es aber nach wie vor für sinnvoll, nicht völlig aufzugeben, denn ich hatte noch Hoffnung. Immerhin suchten Peter und ich nach einer Lösung für unsere Probleme, redeten miteinander.

Als unsere Beziehung begann, starteten wir sehr symbiotisch, waren immer zusammen, genügten uns und bestätigten uns den ganzen Tag lang gegenseitig. Positiv ausgedrückt: Wir waren verliebt und halfen einander, das Beste in uns zum Vorschein zu bringen. Doch schon damals gab es auch Zwischentöne, gleich von Anfang an. Peter fühlte sich oft gekränkt, offenbar verletzte ich seine Grenzen vielmals, ohne zu wissen, wann und wodurch. Er zog sich dann tagelang in seinen Schmollwinkel zurück und war beleidigt. Was wir beide dabei voneinander hätten lernen sollen, war im Nachhinein offensichtlich: Peter musste mehr Grenzen setzen und ich sie akzeptieren. Wir versuchten, darüber zu reden. Doch der schöne Schein täuschte; Peter hatte sich, nach fast drei Jahren Beziehung, innerlich bereits endgültig von mir entfernt, was er allerdings verneinte, wenn ich ihn darauf ansprach. Zu sehr hatte er vor der Trennung Angst, sprach sie nicht aus. Wir liebten uns noch. Gleichzeitig lehnte Peter nicht nur Sex ab, sondern überhaupt jede Zärtlichkeit, die uns wieder hätte zusammenbringen können. Ich sollte ihn überhaupt nicht mehr anfassen. Und ich? Ich ließ ihn immer wieder vom Haken, sagte mir, alles würde gut werden, ich müsse nur Geduld haben. Ich war dabei, «blind vor Liebe» zu werden.

«Warum trennst du dich nicht?», fragte ich ihn. «Wenn du schon gar nichts mehr von mir willst.» Er sei noch nicht so weit, sagte er. Da sei noch Liebe. Fifty-fifty. Leben konnte Peter diese Restliebe trotzdem nicht mit mir. Zwischendurch war ich schier verzweifelt über seine unterschiedlichen Botschaften: Zum einen schien er mich noch sehr zu mögen und in der Beziehung bleiben zu wollen. Zum anderen wollte er nichts von all dem, was Beziehung ausmacht, keine Körperlichkeit, keine gemeinsame Zeit, keine Nähe. Die Situation verschärfte sich, ich hielt nicht still, sprach Peter wieder und wieder auf unsere unmögliche Situation an.

Dann, durch einen einzigen Satz von Peter, wurde mir plötzlich schmerzlich bewusst, dass es Zeitverschwendung war, weiter zu hoffen. Über fast einen Monat hatten wir uns damals wieder angenähert. Peter lud mich zu sich ein, wir gingen ins Kino, ins Konzert, verstanden uns prächtig, auch übernachteten wir beieinander. Sex hatten wir jedoch keinen, wir küssten uns auch nicht. Peter sagte zwischendurch, wie schön es zurzeit mit uns wäre, wie gerne er mich um sich hätte. Meine Hoffnung wuchs. Dann aber kam es zu der Situation in der Küche: Peter hatte mich zum Essen bei sich eingeladen, gerade wollte er ein Steak braten, als ich in seinem Blick und an seiner Körperhaltung spürte, dass er mich an diesem Abend im Grunde

105

gar nicht um sich haben mochte. Vielleicht, weil wir dabei waren, uns wieder näherzukommen? Im Nachhinein kam es mir vor, als ob er mich jedes Mal, wenn wir einander annäherten, ablehnen *musste*. Als ob er Angst hätte, in der Beziehung unterzugehen, in ihr zu verschwinden. An jenem Abend, als ich ihn daran erinnerte, dass er in der letzten Zeit so oft gesagt hatte, wie gut wir uns doch wieder verstünden, antwortete Peter:

«Ich weiß überhaupt nicht, wovon du sprichst, Ann-Marlene, ich fand es in der letzten Zeit überhaupt nicht gut mit uns.» Der Satz war nicht als Provokation oder im Streit gesagt, sondern ganz ehrlich. Ich sah in Peters Gesicht, dass er es so meinte. Er sah kalt aus, und es brach mir das Herz. Unsere wahren Gefühle der letzten Wochen hatten offenbar weit auseinandergelegen. Doch wenn Peter nicht einmal dem vertrauen konnte, was er *selber* während unserer schönen Momente empfunden und mir gesagt hatte, dann konnte ich wirklich nichts mehr tun. Ich wusste in der gleichen Sekunde, dass es keinen Sinn mehr hatte weiterzumachen. Das ganze Konstrukt «Peter und ich» fiel in diesem Augenblick in sich zusammen.

Ich trennte mich liebend und ohne dass ein neuer Mann bereitstand. Förmlich mitten im Satz. Ein simpler Aha-Moment löste das Ende aus. Ein intimer Moment mit mir selbst, jetzt oder nie.

Der Schmerz war unfassbar groß. Ich musste mich zwingen zu essen, verlor noch mehr an Gewicht, schloss mich ein und weinte über Monate. Mit jedem Tag weniger, aber sehr lange. Seitdem weiß ich, wie sich wahrer Liebeskummer anfühlt. Es dauerte vier Jahre, bis ich mich wieder verliebte, in meinen jetzigen Freund. Und Peter? Den liebe ich noch – so wie es geht, wenn man nicht mehr zusammen ist. Er ist noch immer Teil meines Lebens.

Im letzten halben Jahr meiner schwierigen Beziehung mit Peter las ich ein Buch des US-amerikanischen Paar- und Sexualtherapeuten David Schnarch, *Intimität und Verlangen*, in dem er beschreibt, wie man die Symbiose verlässt. Es half mir *vor* der Trennung und *durch* die Trennung: Ich blieb bei mir und beendete etwas, was mir schon lange nicht mehr gutgetan hatte, obwohl ich wusste, wie weh das Ende mir tun würde. Die Beziehung selbst und auch die Beziehungskrise halfen mir dabei, selbständiger, unabhängiger und erwachsener zu werden.

Den Prozess, den ich im Zuge dieser Trennung durchlaufen habe, nennt David Schnarch Differenzierung. Sie ist ein Gradmesser für die Fähigkeit eines Menschen, Gefühl und Rationalität sowie Bindung (oder Intimität) und Autonomie in Beziehungen auszubalancieren. Differenzierung setzt voraus, dass jeder Liebespartner ein stabiles Selbstwertgefühl besitzt (nicht zu verwechseln mit Selbstbewusstsein), das trotz intensiver körperlicher und emotionaler Nähe zu dem anderen Menschen bestehen bleibt. Auch wenn es in einer Beziehung zu Spannungen kommt, sollten diese nicht dazu führen, dass einer der Partner an Selbstwert einbüßt, sondern müssen ausgehalten werden. So lange, bis es keinen Sinn mehr macht, es weiter zu versuchen. Dieser Punkt war bei mir erreicht gewesen.

Schnarch unterscheidet vier Differenzierungsaspekte:

1. Das stabile, flexible Selbst
Man sollte sich darüber im Klaren zu sein, wer man wirklich ist. Was möchte ich? Welche Ziele habe ich? Denn dies bestimmt mein Handeln nach jenen Werten und Vorstellungen, die ich für mich selbst als wichtig und richtig empfinde. Dabei geht es auch um Integrität. Da kann ein anderer noch so sehr an mir

herumbasteln wollen, kann an mir zerren und zurren, er hat keine Chance: Ich lasse mich nicht verbiegen. Ich hatte Peter gezeigt, dass ich nicht mehr gewillt war, eine Beziehung zu führen, in der er mich auf Abstand hielt. Nur so konnte ich zu mir stehen. Eine Person mit einem stabilen Selbst braucht derweil keine Bestätigung von außen, um sich anzunehmen. Je stabiler das Selbstempfinden ist, desto deutlicher kann jemand sich zeigen, wie er ist, was er will und braucht. Dazu gehört auch, die Fähigkeit zur Selbstenthüllung meinem Partner gegenüber: Ich kann ihn meine Fehler oder «Schwächen» wissenlassen. Ich zeigte Peter endlich, wie verletzt und traurig ich war. Bis dahin war ich ihm gegenüber meist nur wütend gewesen.

2. Stiller Geist, ruhiges Herz

Im Leben wie auch in Beziehungen brauchen wir die Fähigkeit, die eigenen Ängste und unangenehmen Empfindungen zu regulieren und bei plötzlichem Auftauchen von Stress bei uns zu bleiben. (Ha, das ist wirklich eine Herausforderung für mich.) Besonders geht es darum, sich selbst zu beruhigen, sich selbst Trost spenden zu können, auch Verletzungen zu lindern und Ängste zu kontrollieren, unabhängig und ohne die Hilfe von anderen. Man wird dann nicht mehr vom eigenen Gefühlschaos überwältigt. Das Leben zerreißt einen nicht. Dies war für mich nach der Trennung unheimlich wichtig. Peter hatte mir schmerzlich gefehlt, und ich musste täglich beruhigend auf mich einreden, mir immer wieder sagen, dass es irgendwann vorbeigehen würde. Auch wenn er schon wieder andere Frauen traf und mit ihnen Dinge machte, die ich mit ihm machen wollte. Ich bekam viel davon mit und dachte in der Zeit viel über mich nach.

3. Angemessenes Reagieren

Wenn es in einer Beziehung kriselt, ist es oft ein wahrer Kraft-akt, nicht überzureagieren, sondern der Situation angemessen. Das bedeutet auch, nicht unter- oder gar nicht zu reagieren. Druck von außen und Ablehnungen müssen also ausgehalten werden, keiner sollte explodieren oder davonlaufen. Peter und ich waren weit von einem solch angemessenen Gefühlsmanagement entfernt gewesen. Oft genug waren wir im Kampf- oder Fluchtmodus, hatten Mauern zwischen uns errichtet, die kaum einzureißen waren.

4. Sinnvolle Beharrlichkeit

Krisen müssen ausgehalten werden, ganz gleich, wie schreck-lich die Enttäuschungen, die Frustrationen und das Versagen beider Partner sind. Niederlagen sollten eingestanden und auch zurückgelassen werden, man muss aufstehen und wei-termachen können. Nur so wird man in der Lage sein, Schwie-rigkeiten – und sie werden unweigerlich kommen – zu hand-haben. Es geht um Widerstandskraft (Resilienz), eine starke und wichtige menschliche Eigenschaft, um gute Beziehungen zu führen, um Vertrauen in sich, in andere, in das Leben zu entwickeln. Ein Aspekt, zu dem umgekehrt auch gehört, zu tun, was getan werden muss, wenn es keinen Sinn mehr hat, weiterzumachen – so wie bei Peter und mir.

Das richtige und wichtige Ende

Ohne die Differenzierung, die ich mir nach und nach beibrach-te und noch beibringe, hätte ich mich nicht von Peter getrennt, hätte vielleicht gewartet, bis wir uns so sehr gehasst, so sehr weh getan hätten, dass wir uns heute nicht mehr begegnen könnten. Ich wäre für noch längere Zeit nicht «bei mir» gewesen, hätte meine Ziele nicht im Auge behalten. Ich musste mich trennen, um zu leben. Im Zuge dessen meinen Kummer lindern, meine Wunden pflegen, ohne übertrieben zu reagieren, aber gleichzeitig den Schmerz der Trennung mit allen Sinnen durchleben. Diese Erfahrung war ein wichtiger Schritt auf meinem Lebensweg. Therapeuten sind Menschen, genau wie ihre Klienten.

Sehe ich aber jetzt in der Praxis jemanden, der sich selbst belügt, ist es meine Aufgabe, ihn aufzurütteln. Ich kann dies tun, weil ich es kenne, es selbst durchlebt habe, und weil ich weiß, wie es sich anfühlt, mich klar zu sehen. Meine Empfehlung – und ich gebe selten welche – ist: Steh es durch! Damit du stehst! Für dich.

In der Folge entschied ich mich auch, in keiner Liebesbeziehung mehr zu leben, die sich nicht wie eine anfühlt. Wer in einer Beziehung bleibt, wählt, weiter so zu fühlen, wie die Beziehung es herbeiführt. Es gibt einen freien Willen, und immer wieder ist eine Wahl zu treffen. Jeder ist sein eigener Regisseur. Nichts wird einfach so mit einem gemacht! Das sollten auch Beata und Klaus erfahren, als sie eines Tages in meine Praxis kamen.

Die Nachteule und der Gesundheitsapostel

Beata und Klaus kamen insgesamt viermal gemeinsam in meine Praxis, dazu buchten sie Einzelsitzungen. Beide waren Anfang bis Mitte dreißig und seit sieben Jahren ein Paar. Beata war eine kleine, etwas zurückhaltende Person mit kurzen, gefärbten blonden Haaren, kornblumenblauen Augen, leicht rundlich, was sie mit einem luftigen, bunt gemusterten Sommerkleid kaschierte. Sie war Pförtnerin bei einem großen Fernsehsender in einem Hamburger Vorort, arbeitete dort meist nachts. Klaus, ein Bauleiter, war durchtrainiert, unter seinem Hemd spannten sich die Muskeln, er schien großen Wert auf seinen Körper zu legen. Seine Kleidung war sportlich, er trug Turnschuhe, seine Hände waren sehnig, seine Füße wippten auf dem Boden, als würde er jeden Moment einen 100-Meter-Lauf starten wollen.

Kennengelernt hatten sie sich beim Ausgehen, und am Anfang ihrer Beziehung waren sie viele Nächte zusammen unterwegs gewesen. Nach dem Einstieg ins Berufsleben war das nur noch in Ausnahmefällen möglich. Seit zwei Jahren teilten sie sich eine Wohnung. Ihr Hauptproblem, ein bekanntes: trotz Liebe kein Sex. Beata hätte gern mehr Intimität gehabt, in diesem Fall war es ihr Mann, der darauf keine so große Lust hatte. Sie hatten das letzte Mal vor acht Monaten miteinander geschlafen.

Getrennt hatten sie sich schon zweimal, waren aber jedes Mal wieder zusammengekommen. Die letzte Trennung war ausgelöst worden, weil Beata über ihren Alkoholkonsum gelogen hatte. Inzwischen war sie deswegen in Therapie.

Ich wollte mehr darüber hören, wie es um die Lust der beiden bestellt war. Zuerst fragte ich dazu Klaus, der ja weniger Sex wollte als seine Partnerin.

Klaus antwortete: «Lust verspüre ich wenig. Aber eine Morgenlatte habe ich. Und ich befriedige mich bestimmt dreimal in der Woche.»

Er hörte sich nicht gerade wie jemand ohne Lust an. Im Gegenteil. Interessant.

Beata meinte, sie habe Lust, habe beim Sex auch immer einen Orgasmus, schnell und sehr entspannt, sie müsse sich dafür nicht anstrengen. Sie habe aber die Pille abgesetzt, und es gebe mit den Kondomen einige Schwierigkeiten, die Erektion von Klaus sei nicht stark genug, um sie sich überzustreifen.

Bevor ich weiterfragen konnte, sagte Klaus: «Ich fand Beata

früher sexy. Das hat nachgelassen. Ich möchte, dass sie etwas für ihren Körper tut.»

Beata schaute bei diesen Worten weg. Verständlich. Zumal an ihrem Körper nichts auszusetzen war. Sicher, sie war nicht so durchtrainiert wie ihr Partner, weicher und runder, aber einen Mann wie Klaus konnte man sich als Frau kaum als Maßstab nehmen. Die körperliche Unterschiedlichkeit schien bei den beiden aber nicht ganz unproblematisch zu sein.

«Wann begann es, mit der Lust schwierig zu werden?»

Vor ungefähr zwei Jahren sei etwas passiert. Das hätte aber nichts mit der gemeinsam bezogenen Wohnung zu tun, wie beide beteuerten. Klaus hatte sich damals ein neues Hobby zugelegt. Eigentlich waren es sogar mehrere. Nachdem er festgestellt hatte, dass er einen Vaterwunsch besaß und Kinder bekommen wollte, war ihm aufgefallen, wie ungesund sie beide lebten, und er hatte sich vorgenommen, daran etwas zu ändern. Leider übertrieb er es ein bisschen. Er startete gleich mit diversen Sportarten wie Joggen, Klettern und Schwimmen. Dazu ging er noch mehrmals in der Woche ins Fitnessstudio. Er gab das Rauchen auf und stellte seine Ernährung um, kein Gramm Fett zu viel durfte sein Körper aufweisen. Beata rauchte weiter, und was er an Gewicht abnahm, nahm sie zu. Und sie ging nach wie vor viel aus – wenn sie freihatte. Klaus konnte sich einfach nicht vorstellen, wie der unfitte Körper seiner Partnerin ohne Risiken Kinder austragen sollte.

Beata schien das Wort «Sport» nicht mehr hören zu können, sie hätte es viel lieber gehabt, wenn alles wie früher geblieben wäre. Da hatten sie Zeit zusammen verbracht, waren auf Partys gegangen, hatten sich geliebt, Filme angeguckt, ganze Sonntage im Bett vertrödelt, beide auch geraucht. Sie fand es schwierig, dass Klaus sich zum Einzelgänger entwickelt hatte, während sie es weiterhin liebte, mit anderen auszugehen.

Nun wollte ich von Klaus wissen, was ihm denn in der Partnerschaft fehlen würde.

Seine Antwort: «Dass sie ihren Arsch hochkriegt und mit mir schwimmen geht, dass sie mit mir an die Elbe fährt oder Ausstellungen besucht.»

Hatten die beiden nicht etwas von Liebe gesagt? «Trennung kommt für uns nicht in Frage, wir lieben uns zu sehr.» Ich hatte den Verdacht, dass ihr Liebeskonzept gewisse Bruchstellen hatte.

Einen Monat später kam Klaus allein in meine Praxis.

«Mich stört es wirklich sehr, wie Beata mit ihrem Körper umgeht», gestand er abermals. «Das törnt mich komplett ab.» Er verachtete ihre Schwäche, nicht mit dem Rauchen und Trinken aufhören zu können. Klaus achtete aber nicht nur auf seine Gesundheit und die von Beata, er war geradezu zu einem Gesundheitsfanatiker geworden. Andere Lebensformen als die eigene wurden von ihm nicht akzeptiert. Verständnis oder Nachsicht, davon war nichts zu spüren. Je länger er seine «Philosophie» darlegte, umso irritierender erschien ihm der Gedanke, dass er mit einer Frau wie Beata zusammen war.

Ich habe übrigens schon mehrere Paare in meiner Praxis erlebt, bei denen ein Partner darunter litt, dass der andere rauchte. Rauchen kann definitiv ein Trennungsgrund sein.

«Und hat das Rauchen Auswirkungen auf den Sex?»

Klaus nickte. «Alles an Beata riecht nach Rauch, ihre Haare, jede einzelne Pore.»

Schließlich kam er von sich aus auf die Steh-Probleme seines Penis zu sprechen, die Beata schon in der gemeinsamen Sitzung angesprochen hatte.

«Wie masturbieren Sie? Wie erregen Sie sich genau?», wollte ich wissen.

«Ich liege im Bett, wenn Beata im Nachtdienst arbeitet, oder ich mache es unter der Dusche. Das dauert ein bis zwei Minuten.»

Er befriedigte sich mit hoher Anspannung und kam schnell. Da war offensichtlich mehr Not im Spiel als Genuss. Ich bat ihn, nun von seinen Phantasien zu erzählen. Was einen Menschen in seinen Vorstellungen heiß macht, ist im Allgemeinen ein Spiegel seines eigenen sexuellen Systems.

In seinen kleinen «Filmen im Kopf» scharte Klaus Frauen um sich. Ein Eindringen stand dabei nicht im Vordergrund. Kam es trotzdem zur Penetration, tat es in seiner Imagination immer ein anderer Mann, nie er selbst. Ihm gefiel es, von Frauen, die er nicht ansehen musste und die auch ihm nicht in die Augen blickten, bedient zu werden. Angucken wollte er Brüste und, wie er sagte, «Muschis», alles wollte er ablecken. Er wollte von den Frauen oral befriedigt werden, das würde er überhaupt am liebsten mögen. Doch Beata würde nichts davon halten, ihm einen zu blasen.

«Ich denke nie an Beata, wenn ich es mir selbst mache», schloss er, «und das macht mich traurig.»

Zum Ende der Sitzung fragte ich ihn, wie gut oder schlecht es denn um ihre Beziehung stehe. «Fünf vor zwölf oder sogar schon fünf nach zwölf?»

«11:45 Uhr», antwortete Klaus. Immerhin.

Das klang nicht so schlecht. Besser, als ich erwartet hatte. Er wäre glücklich, erklärte er weiter, wenn Beata mit einer generellen Einstellungsänderung beginnen würde. Für seine zukünftige Lebensplanung, für seinen Wunsch, eine Familie zu gründen, brauche er eine Frau, die mit ihm an einem Strang ziehe. Und am schönsten wäre es, wenn Beata genau diese Frau wäre und keine andere – aber eben eine andere Beata. Was für eine Logik.

Die beiden, so überlegte ich, befanden sich in einer Patt-situation, unfähig zu handeln. Jede Lösung, die sich anbot, wur-de als gleich schlecht oder gleich gut empfunden und würde den Status quo nur weiter zementieren. Eine Zeitlang ließ sich solch ein künstliches Gleichgewicht aufrechterhalten, doch auf Dauer konnte es nicht gutgehen. Klaus und Beata mussten sich bewegen, und dazu musste der Druck auf sie erhöht wer-den. Und sie mussten erkennen, dass auch ihre Liebe zu dieser lähmenden Situation ein Stück weit beitrug. Ich nahm es mir für die nächste Sitzung als Aufgabe vor.

Zwei Monate waren inzwischen vergangen, als sie wieder ge-meinsam in der Praxis erschienen. Es sei alles noch stressi-ger geworden, erzählten sie. Beata würde weiterhin rauchen, ebenso wenig dächte sie daran, mit Sport anzufangen. Und Sex hätten sie in der Zwischenzeit auch nicht gehabt. Immerhin trinke sie nicht mehr. Es sei also nicht so, als habe sie nichts verändert, sie arbeite jetzt tagsüber. Aber sie habe es gern, wenn Klaus mehr im Haushalt mithelfe, dazu habe er bei all seinem Sport aber keine Zeit.

Klaus war weiterhin davon überzeugt, mit Beata zusammen-bleiben zu wollen, sie solle eben nur seinem Plan Folge leisten. Verdammt vertrackt.

«Wie wäre eine Trennung für Sie?», fragte ich direkt.

«Auf keinen Fall!» Klaus musste nicht lange überlegen.

«Ich finde Klaus immer noch toll und sexy.» Beatas Antwort war auch nicht gerade zögernd über ihre Lippen gekommen.

Trotz aller Beteuerungen und Bekenntnisse waren beide aber unglücklich, insbesondere Beata, die das Gefühl hatte, permanent mit Vorwürfen konfrontiert zu werden, neuen und alten. War Klaus nicht in der Wohnung, griff sie zu ih-rer Schachtel (das hatte sie mir beim Rausgehen zugeflüstert), doch bei jeder Zigarette, die sie sich anzündete, plagte sie das schlechte Gewissen. Es war ein ewiger Kampf, den sie in ihrer Seele ausfocht. Statt Sex, Zweisamkeit und Zuneigung musste sie sich mit der Kritik ihres Partners an ihr auseinandersetzen. Es gab nichts Positives, nichts, was Klaus mochte und auch entsprechend formulierte. Ich konnte nicht erkennen, dass seinerseits ein Entgegenkommen zu spüren war, ich befürchtete ernsthaft, dass ihre Beziehung am Ende war. Und es würde auch nicht mehr lange dauern, bis sie es selbst einsahen. Oder es passierte etwas Grundlegendes. Aber was?

«Aber wir lieben uns noch so.» Diese Aussage kommt mir manchmal wie ein Totschlagargument vor.

Nochmals zwei Monate später schien zwischen den beiden alles auf einmal merkwürdig gut zu sein – und dann auch wieder nicht. Sie würden jetzt viel intimer sprechen, so bekam ich zu hören, durch diese Nähe hätten sie auch wieder Sex miteinander, sogar zweimal pro Woche. Klaus' Erektionsprobleme schienen überwunden. Das Rauchproblem sei aber längst nicht begraben, ebenso die aus Beatas Sicht viel zu vielen Stunden, in denen sich Klaus dem Sport widmete.

Noch immer lagen ihre Vorstellungen weit auseinander. Sie hatten sich nicht auseinandergeliebt, sie hatten sich auseinandergelebt. Klaus' Augen leuchteten, wenn er von seiner Fitness sprach. Beatas Augen glitzerten, wenn sie mit Freunden ausgehen konnte, sie war die Nachteule geblieben, in die sich Klaus einmal verliebt hatte. Die Dunkelheit war ihr Zuhause, da konnte sie ihr Temperament ausleben, dann war sie voller Energie. Sie würde gegen ihr Wesen handeln, würde sie sich Klaus' Wünschen anpassen, erklärte sie. Kein Wunder, dass sie sich schlussendlich nur noch fehl an seiner Seite fühlte. Sie waren nach wie vor nicht bereit, eigene Wege zu gehen.

Liebe und Sexualität unterliegen einer gummibandartigen Dynamik. Manchmal ist es ganz toll, alles sprudelt über, dann aber wieder kann es ruhig werden, etwa weil Berufliches im Vordergrund steht, der Bau eines Hauses, kranke Eltern oder die eigene Gesundheit. Die Liebe ist in diesen Momenten nicht so lebendig und erfüllend, der Sex hat nicht die Bedeutung wie in anderen Phasen. Diese Dynamik ist vollkommen natürlich, und wenn sie keine Angst auslöst, wenn man nicht sofort denkt, mein Partner ist nicht der Richtige oder in der Beziehung stimmt etwas nicht, dann ist auch alles in Ordnung: Man ist – im Sinne von David Schnarch – angemessen differenziert. Dahinter stehen die Gewissheit und das Vertrauen, dass die Liebe trotzdem da ist und bald wieder glühen wird.

Denn Liebe fängt erst an, sich als Liebe zu erweisen, wenn die Probleme auftauchen und man mit diesen offen und tolerant umgeht. Gelebte Liebe ist mehr als die Sehnsucht nach Liebe, wie sie in Liebesfilmen dargestellt wird – weshalb diese auch meist beim Kuss aufhören und gelebte Liebe gar nicht erst gezeigt wird. In der romantischen Liebe will man ja von Schwierigkeiten nichts wissen. Ein bisschen so war es auch bei Beata und Klaus. Sie hingen so sehr an ihrer Liebe, dass sie ihre Schwierigkeiten im Alltag nicht sehen wollten.

Es sollte ihre letzte Sitzung sein, ein heißer Sommertag, der langsam in einen lauwarmen Abend überging, nicht gerade das, was in Hamburg an der Tagesordnung ist. Wieder waren einige Verbesserungen bei dem Paar zu konstatieren. Klaus half nun im Haushalt mit, sie verbrachten auch mehr Zeit miteinander, und ein Urlaub stand bevor. Ich riet ihnen, dass sie sich vornehmen sollten, diese Wochen so zu verbringen, wie es für jeden am besten sei, ohne sich zu verbiegen. Meine Idee dabei: So würde womöglich deutlich werden, wie unterschiedlich ihre Interessen mittlerweile waren. So konnten sie vielleicht herausfinden, ob doch eine Trennung besser wäre oder ob es Sinn machte, die Beziehung weiter aufrechtzuerhalten.

Zusammen erstellten wir eine Liste mit Handlungen wie «Sie geht abends aus» oder «Er macht Sport» – jeder sollte dem anderen mitteilen, wie viel er von diesen Aktivitäten des anderen im Alltag jeweils «tolerieren» würde (auch im Hinblick auf gemeinsame Zeit) und wie viel man von ihnen fürs eigene Wohlgefühl bräuchte. Als Klaus schrieb: «Ein- bis zweimal im Monat ausgehen», stand auf Beatas Zettel: «Ich will jede Woche weggehen, manchmal auch zweimal.» Abermals spürten sie, wie weit entfernt ihre Vorstellungen voneinander lagen.

Ich versuchte, die Konsequenzen auf den Punkt zu bringen: «Hören Sie auf, Sportler zu sein, Klaus?», und dann zu seiner Partnerin: «Geben Sie Ihr Nachtleben auf, Beata?» Erst als ich nach einer kleinen Kunstpause die letzte Variante aussprach: «Oder trennen Sie sich?», realisierten sie, dass dies ihre drei Möglichkeiten waren. Sie hatten verstanden: Sie lebten in einer Vorstellung von ihrer Beziehung, die der Wirklichkeit nicht entsprach. Und waren wie geschockt. Jeder schwieg vor sich hin.

Sich zu differenzieren, zu reifen kann weh tun, denn es ist schwer, den anderen sichtbar werden und verschieden sein zu lassen. Sich aus einer Symbiose – oder einer anderen Sicherheit – zu lösen, sich aus einem gegenseitigen Brauchen oder Missbrauchen zu befreien bringt erst einmal das Gefühl der Einsamkeit, des Verkehrtseins, des Verlassenseins und der Trauer. Doch der spätere Gewinn ist groß: ein Gefühl der Freude, der Freiheit, neue Energie, Kontakt und Leben.

Ich erzählte ihnen nun von meiner Trennung von Peter und wie wir beschlossen hatten, unsere Liebe trotzdem zu erhalten. Und es auch getan hatten. Diese Geschichte stellte ich in den

Raum, um ihnen eine Alternative aufzuzeigen, um ihnen zu verstehen zu geben, dass eine Trennung nicht immer bedeuten musste, sämtliche Bande zu kappen. Denn was ich in den letzten Sitzungen verstanden hatte, war: Sie mochten sich menschlich sehr.

Klaus und Beata sagte ich zum Abschied: «Vielleicht kriegen Sie die Kurve. Sie wissen jetzt mehr über den anderen und darüber, in welcher Situation er sich befindet.»

Vier Wochen später, nach ihrer Rückkehr aus dem Urlaub, sollte der nächste Termin stattfinden. Doch dann kam diese E-Mail:

Liebe Frau Henning,
wir hätten morgen einen Termin bei Ihnen, den wir aber nicht mehr wahrnehmen müssen / dürfen / wollen / können. Um es kurz zu machen: Wir haben beschlossen, uns zu trennen. Wir haben viel nachgedacht, und mittlerweile glauben wir, dass wir nur durch eine Trennung langfristig die Chance haben, wieder glücklich zu werden. Miteinander jedoch nicht mehr. Natürlich ist das sehr traurig, uns steht eine schwere Zeit bevor, aber wir werden es schon schaffen. An Sie vielen Dank, auch wenn es nicht so kam, wie wir es sicherlich alle anfangs gehofft hatten, aber immerhin sind wir zu einer Entscheidung gekommen.

Manchmal ist es gut, zu tun, was getan werden muss. Es ist nie zu spät, die Richtung des Lebens zu verändern.

Sinnvolle Beharrlichkeit

Genauso kann es sich lohnen, dranzubleiben und den Fokus der Beziehungsarbeit auf das Thema Differenzierung zu legen. Vorausgesetzt, beide Partner sind dazu bereit. Ein Beispiel: Manchmal «quäle» ich mich mit meinem jetzigen Partner. Zum Beispiel wenn wir uns streiten und ich mich aufrege, er aber eher schweigt und keine klare Position bezieht. Denn wenn er merkt, dass ich ihn kritisiere und mich mit ihm auseinandersetzen möchte, zieht er sich zurück. Aus meiner Perspektive ist das eine Schwäche, ein Mangel an Widerstand, ich spüre ihn nicht. Aus seiner Perspektive sieht die Sache anders aus, denn er erfuhr als Kind ein anderes Prinzip: Wenn er sich zur Wehr setzte, konnte es gut sein, dass er hart zurechtgewiesen wurde. Er stammt aus einer anderen Kultur, einem lateinamerikanischen Land, wo man den Eltern, anders als hier, ohne Widerrede gehorcht. Was erklärt, warum es für ihn keinen Sinn macht, mir zu widersprechen oder sich zu wehren.

Dass er es mittlerweile doch tut, ist ein großer Fortschritt für uns beide, war aber auch ein hartes Stück Arbeit. Wir haben gelitten. Und gelacht. Es war und ist manchmal immer noch eine enorme Anstrengung für uns beide. Ich muss aushalten, wenn er nichts sagt, das ist mühsam. Mir fehlt ein Gegenüber (wobei jemand, der nichts sagt, auch *damit* etwas sagt!). Aber ich lasse ihn, klar doch, auch mal mit seiner Schweigsamkeit einfach in Ruhe. Nur manchmal bestehe ich auf seiner Präsenz: Und dann muss er über seinen Schatten springen. Es ist ein ewiges Wandeln zwischen Symbiose und Differenzierung. Mehrfach standen wir kurz davor, uns zu trennen. Doch wenn ich merke, dass wir in Bewegung bleiben, mit unseren jeweiligen Schwächen weicher umgehen und uns als Paar weiterentwickeln, kann ich bei mir feststellen, dass mich das Nichtssagen meines

Partners zunehmend weniger aufregt. Er wiederum spürt, dass es sich manchmal lohnt, eine Meinung zu äußern. Es macht also doch noch (!) Sinn abzuwarten, weiterzumachen. Dies ist Differenzierungsarbeit – und sie muss getan werden. Nur dann bleibt eine Beziehung lebendig.

Das hilft mir auch in der Praxis: Je mehr ich mich selbst kenne, je mehr ich mich selbst in meinen Beziehungen durchschaue, je besser ich mit meinem Partner kommuniziere, umso besser kann ich auch als Therapeutin wirksam werden. Sicher ist: Ich bin niemand, der Spannungen meidet und darauf aus ist, dass auf Kosten von Erkenntnissen Frieden hergestellt wird. Weder privat – noch in der Liebespraxis!

Wie ein Fünfjähriger

Wie sehr sich Differenzierungsarbeit lohnen kann, erfuhren auch Franz und Helle. Erinnern Sie sich noch an den Oberarzt aus dem Krankenhaus nahe der dänischen Grenze, der von mir wissen wollte, was ich an seiner Mail nicht verstanden hatte?

Ich hatte ihn «vorgeladen», obwohl sein Plan gewesen war, dass nur seine Frau in Therapie ging. Ich hatte ihm entgegnet: «Sie denken, Ihre Frau hat ein Problem. Ob es stimmt, finden wir vielleicht heute schon heraus – womöglich liegen Sie aber auch falsch.»

Meine Antwort hatte ihm gezeigt, dass ich gewillt war, eine unangenehme Situation aus- und ihm einen Spiegel vorzuhalten. Genau dies war von entscheidender Bedeutung für den Verlauf der Therapie.

Franz war mit Helle seit drei Jahren verheiratet, schon länger versuchten sie, ein Kind zu bekommen, hatte mir Helle bei ihrer Einzelsitzung erzählt. Und weil sie am Tag davor gerade wieder ihren Eisprung gehabt hatte, hatte sie mir auch von dem Sex erzählt, der dann – wie jedes Mal – Pflicht war. Stundenlang hatten sie gekuschelt und geknutscht, es war guter Sex gewesen. Ein kurzer Rückblick:

«Franz war lange in mir drin, ist so auch eingeschlafen.» Sie seien sich zurzeit im Alltag sehr nah, es sei eine schöne Liebe zwischen ihnen, sie fühle sich geborgen. Was für ein schönes Bild Helle da gemalt hatte!

«Ich weiß aber nicht, ob er mich wirklich heiß findet. Nur dass er mich liebt», hatte sie gesagt, und dieser Satz schien sie an etwas zu erinnern, denn in den Minuten, die folgten, hatte sie sich völlig in Rage geredet. Auf einmal war Schluss mit dem schönen Schein gewesen. Franz mache sich oft klein und sei unsicher, besonders seinen Eltern gegenüber, das sei gar nicht sexy. Er brauche viel Unterstützung, alles müsse immer das Beste, Größte und Schönste sein. «Er hat Druck für drei Leute!» Und der Sex sei bei ihnen generell auch eher ein Problem. Durch *seinen* Kinderwunsch fühle sie sich wie ein Karnickel. Zum Beispiel wäre sie beim letzten Mal gern gekommen, das hätte er aber – wieder mal – gar nicht bemerkt. Seit über einem Jahr hätte sie schon keinen Orgasmus mehr gehabt. Manchmal sei er auch grob, sein Penis sei eh zu groß, und sie habe sich früher bei einem «Deep Throat» übergeben müssen. (*Deep Throat* ist der Titel eines US-amerikanischen Pornofilms, der 1972 herauskam. Linda Lovelace, die Protagonistin, lässt den Penis ihres Arztes unvorstellbar tief in ihren Rachen führen, daher der Ausdruck «Deep Throat». Der Arzt war mit seinem Penis auf der Suche nach ihrer Klitoris!)

Als Franz beim zweiten Termin dann ein wenig unfreiwillig dazukam, sprach er ebenfalls von seinem – unerfüllten – Kinderwunsch. Seine Frau war vor einiger Zeit beim Arzt gewesen und

hatte erfahren, dass sie ohne medizinische Hilfe wahrscheinlich nicht schwanger werden konnte. Daraufhin hatten sie einige Fertilitätszentren aufgesucht und eine Klinik in Dänemark
gefunden, der sie vertrauten. Seit vier Jahren würden sie es nun
schon versuchen, Helle sei aber noch immer nicht schwanger
und weine deshalb oft; sie halte es kaum aus und meine, dass
die Hormone, die sie nehmen müsse, sie aufblähen würden, sie
sei unausgeglichen, fühle sich insgesamt nicht gut dabei. Franz
wollte aber, dass sie auf ihn zukomme und sie ausgiebig Sex
haben könnten, ohne ans «Kindermachen» zu denken – trotz
seines Kinderwunsches. Er wolle sie «drei Stunden streicheln»
dürfen, sagte er. Auf diese drei Stunden kam später auch Helle
zu sprechen, immer wieder: «Er kann Sex haben, aber nicht
diese drei Stunden.»

Bei ihr und Franz gab es also mehrere Probleme. Wichtig ist
hier aber vor allem die unterschwellige Wut und wie sie sich
stritten.

Viele Paare versuchen, ihre negativen Gefühle zu verstecken,
wenn sie in die Praxis kommen. Doch manchmal ist die Wut
so groß, dass man den Deckel nicht mehr draufhalten kann.
Ich habe Frauen in meiner Praxis erlebt, die ihren Partner in
seinem Beisein demontierten. Ein Beispiel: Der Mann setzt sich
zuerst. Sie kommentiert seine Verhaltensweise mit dem Satz:
«Na, du sitzt ja schon. Wie immer der beste Platz.» Sie lächelt
zwar, aber das Wort «immer» geht durch Mark und Bein. Ich
sehe die Voodoopuppe vor mir, deren Kopf mit roten Steck-
nadeln durchbohrt wird, damit die Person sich unterwirft. Und
er weiß: Die kleine Stichelei mit dem «besten Platz» war nur
der Anfang.

Dennoch beteuert sie:

«Ich liebe ihn aber über alles!»

Und er: «Ich liebe sie auch!»

Ich erkläre: «Sie lieben sich nicht über alles; wenn das der Fall wäre, würden Sie Ihre Sturheit aufgeben, über Ihre Schatten springen und wirklich etwas verändern wollen, sich auch anders benehmen.»

Helle und Franz stritten sich jedenfalls in ihrer ersten gemeinsamen Sitzung so sehr und so laut, dass ich ihnen zum Ende hin ein Statement dazu machen musste: «Seit neunzig Minuten schaue ich mir an, wie Sie sich gegenseitig schlecht behandeln. Das können Sie von mir aus zu Hause machen, hier aber nicht. Sie möchten sicher nicht nur dafür zahlen, dass ich mir dieses Schauspiel anschaue, oder?» Beide nickten, hielten meine Maßnahme für sinnvoll.

Die Schlüsselszene mit Helle und Franz ereignete sich in der vierten Sitzung, als sich die beiden wieder lauthals stritten (nein, ich konnte es nicht stoppen). Nach vielen gegenseitigen Vorwürfen – sie kamen mir inzwischen wie zankende Geschwister vor – unterbrach ich das Paar abrupt, blickte Franz direkt an und sagte: «Ich habe eine sehr ernst gemeinte Frage an Sie.» Aus dem Augenwinkel sah ich, wie Helle in sich hineingrinste und es irgendwie gut zu finden schien, dass ihr Mann nun wohl einen auf den Deckel bekommen würde. Ohne sie anzuschauen, redete ich weiter: «Und ich nehme wahr, wie Helle dasitzt und sich anscheinend sehr amüsiert, obwohl es gerade für Sie beide nicht lustig ist.» Sie fühlte sich sofort ertappt, und ihr Gesichtsausdruck änderte sich. Ich fuhr fort: «Wie alt ist normalerweise jemand, der sich so benimmt, wie Sie es in der letzten halben Stunde getan haben? Was meinen Sie?» Ich hielt seinen Blick fest, er war aufmerksam.

Franz' Antwort war deutlich: «Fünf Jahre.»

Ich nickte. Was folgte, ist schnell erzählt. Franz war nun ganz bei sich, meine Bemerkung über sein Benehmen hatte das

Bild, das er von sich selbst besaß, vollkommen auf den Kopf gestellt. Er wollte, sagte er schließlich, kein kindischer Mann sein. Er nahm meine Kritik ohne Umschweife an, klar und ruhig. Und siehe da, Helle spürte die Veränderung in seiner Haltung sofort. Als er am Ende des Gespräches kurz den Raum verließ, schaute sie mich überrascht an: «So habe ich ihn noch nie gesehen! Irgendwie finde ich das richtig heiß ...» Keine Frage: Franz hatte Standing bewiesen!

8

Ich sag nur Lanzarote: Warum unsere Kindheit in Beziehungen immer auf «on» ist

Bis hierher habe ich das herkömmliche Liebeskonzept eher durchgerüttelt als in den Himmel gehoben. Ich hoffe, es ist aber auch klar geworden, wie sehr ich an die Liebe glaube, die ich als unabdingbar im Leben sehe. Die Liebe kann heilen, sie lässt uns wachsen, und sie fühlt sich manchmal wunderbar an. Warum gibt es dann bloß so viele Probleme damit? Weil Liebe Bindung bedeutet und Bindungen wiederum nicht immer nur positive Gefühle bei uns auslösen. «Menschen sind auf Bindung programmierte Beziehungswesen, deren Überlebenschancen von der Erfüllung ihrer existenziellen Grundbedürfnisse nach Akzeptanz und Zugehörigkeit abhängen», formulierten einst die renommierten Sexualmediziner Kurt Loewit und Klaus M. Beier in ihrem Buch *Lust in Beziehungen*. Beziehungswesen! Ein tolles Wort, das eigentlich alles sagt: Menschen sind Wesen, die Beziehungen brauchen und wollen. Das Verlangen danach ist fest verdrahtet in unserem Gehirn, und zwar so sehr, dass es Angst macht und weh tut, wenn unser Beziehungskonstrukt ins Wanken gerät. Weiter heißt es bei Loewit und Beier: «Es handelt sich um Grundbedürfnisse, die sich besonders intensiv in der körperlichen Nähe von (intimen) Beziehungen verwirklichen lassen – mit den daraus

126

resultierenden Gefühlen von Geborgenheit und Sicherheit.» Erleben wir diese Gefühle, sind Beziehungen positiv und stärkend. Aber auch Angst vor Verlust, Grausamkeit oder Ekel (siehe die Geschichte von Sascha und seiner Mutter) können starke, in diesem Fall negative Bindungen auslösen und symbiotische Prozesse aktivieren.

Im schlimmsten Fall gelingt es uns dann nicht mehr, uns aus diesen negativen Bindungen zu lösen – zu stark ist die emotionale Abhängigkeit. Am Anfang jedes menschlichen Lebens existiert die perfekte Symbiose, nämlich dann, wenn wir uns im Mutterleib befinden, es ist eine allumfassende Geborgenheit. Auch in den ersten Lebensjahren eines Kindes sind symbiotische Beziehungen mit nahen Bezugspersonen von enormer, ja existenzieller Wichtigkeit. Denn ohne sie würde es schlichtweg nicht überleben können. Das Kind ist auf die bedingungslose Liebe von Bezugspersonen angewiesen und «klebt» regelrecht an ihnen. Ab einem bestimmten Zeitpunkt aber möchte das Kind davonkrabbeln und die Welt voller Tatendrang erforschen, die eigenen Fähigkeiten kennenlernen, Autonomie erfahren. Es kommt natürlich immer wieder zu seinen Lieben zurück, um wiederaufgenommen zu werden, sich rückzuversichern, Geborgenheit zu erfahren. Dadurch erhält es Urvertrauen. Irgendwann jedoch kommt der Moment, und das Kind bekommt *nicht*, was es möchte. Die Eltern verwehren ihm etwas und setzen eine Grenze. Oder: Die Eltern sind – aus welchen Gründen auch immer – in einem für das Kind wichtigen Moment einmal nicht zur Stelle, um es in den Arm zu nehmen. Diese Erfahrung ist für Kinder zu Beginn furchtbar. Sie erleben Angst und Wut. Bisher war doch alles in ihrem Sinne abgelaufen und nun das. Eine einmalige derartige Verunsicherung ist aber noch kein Drama, ja, sie gehört sogar zu einer normalen Entwicklung dazu. Problematisch wird es erst, wenn daraus ein Dauerstress wird und immer wieder Bedürfnisse missachtet werden. Dies erzeugt Wut, die wiederum Schuldgefühle hervorruft und Angst, dass Ähnliches wieder passieren könnte. Dann fängt oft die Verdrängung an und verhindert im schlimmsten Fall die Entwicklung von grundlegenden sozialen und kognitiven Fähigkeiten, die jeder Mensch nicht zuletzt auch für ein gutes Liebesleben benötigt.

Jeder kennt das Kind an der Kasse im Supermarkt, das den bunten Lolli aus dem Regal nicht bekommt, obwohl es ihn unbedingt haben möchte. Es schmeißt sich auf den Boden, schreit und kämpft, als ginge es um sein Leben. Es ist wütend und hasst in dem Moment seine Mutter. Nennen wir es doch «mörderische Wut». Sie kennen das? Dann wagen Sie ein kleines Gedankenexperiment: Stellen Sie sich das Kind als jetzt Einundzwanzigjährigen mit einem Messer in der Hand vor. Spüren Sie den Hass? Der Trotzige an der Kasse ist zum Glück nur ungefähr einen Meter groß, und seine Wut auf die Mutter macht ihm selbst Angst, denn er weiß (unbewusst) um seine Abhängigkeit von ihr. Die Reaktion der Mutter auf sein Verhalten in diesem schwierigen Moment hat immense Bedeutung. Sie kann das Kind liebevoll in seinem Erleben begleiten und für es da sein (auch wenn es den Lolli trotzdem nicht bekommt), oder sie kann es strafend ignorieren, für kurze oder längere Zeit, oder mit ihm schimpfen.

Mit der Zeit stellen sich im Schwarzweiß einer Kindersicht Zwischentöne ein. Das Kind erfährt, dass ein Konflikt mit der Bezugsperson nicht einer Trennung von ihr gleichkommt oder Liebesentzug bedeutet. Es versteht irgendwann, dass Liebe toleriert, dass zwei Menschen eigenständige Meinungen haben. Nach und nach lernen Menschen so, die Sicherheit und Geborgenheit der symbiotischen Beziehung zu verlassen und für sich selbst zu sorgen. Spätestens wenn man erwachsen ist, sollte daher Schluss mit der Symbiose sein, der ganz nahen Bindung, wo jemand zu sehr von einem anderen Menschen abhängig ist.

Aber es war doch so schön damals, als ein anderer sich so innig und liebevoll um uns kümmerte, es war so warm und wohlig, vollkommen sorglos, könnte man denken. Richtig! Und genau deswegen sehnen wir uns auch weiterhin danach – und verlieben uns. Verliebtsein ist ein Symbiose-Superkleber! Da ist es wieder, das wohlige Gefühl von damals. Der andere will nur mich! Ich glühe und blühe, denn er tut alles, um mich zu sehen, bestätigt mich den ganzen Tag lang – und ich ihn. Wir bewundern uns gegenseitig. Kommen Zweifel auf, drücken wir sie weg. Wir fühlen uns angenommen und angekommen. Die Welt um uns herum kann uns nichts anhaben.

Wo liegt da also das Problem? Es gibt keins, jedenfalls nicht, solange wir nur verliebt sind. Erst die Liebe bringt uns in «Gefahr». Dann nämlich, wenn die rosaroten Brillen abgenommen und wir in Frage gestellt werden, uns etwas verweigert wird und wir neue Grenzen gesetzt bekommen – genau wie es damals unsere Eltern mit uns machten.

Liebe erinnert uns sowohl an das Gute von damals als auch an die Angst, verlassen und abgelehnt zu werden. Der erste Schreck stand uns ins Gesicht geschrieben, als wir einst angekrabbelt kamen und Mami plötzlich keine Zeit für uns hatte, und er sitzt uns noch immer in den Knochen. Das ist auch der Grund, warum es so viele Erwachsene nicht schaffen, selbständige Wesen zu werden. Warum sie in Beziehungen hochemotional und abhängig von ihrem Partner werden und nicht mehr sie selbst sein können. Ihnen fehlt im positiven Sinne der Abstand, um zu erkennen, wie es um sie bestellt ist.

In unseren nahen Beziehungen, wenn wir lieben, schaltet unsere Kindheit auf «on». Und eine Menge Menschen hatten eine Kindheit, von der man nicht gerade sagen kann, dass sie einen glücklichen Verlauf nahm. Die Voraussetzungen für die Entwicklung zu einem selbstbewussten Menschen, der Verantwortung für sich selbst übernehmen kann, ist längst nicht immer gegeben. Störungen – gerade in den Beziehungen zu den nahen Bezugspersonen – aus diesen frühen Zeiten graben ihre Muster tief in uns ein und bestimmen damit bis zu einem gewissen Grad unsere Liebesbeziehungen heute. Die Eltern lassen einen nicht gehen, wir wollen nicht gehen.

In der therapeutischen Praxis geht es oft darum, diese starken Bindungen aufzugeben. Zum Partner und sehr häufig auch zu den Eltern. Die Klienten sind dann erstaunt: «Wieso soll ich mich von meinen Eltern trennen? Ich frage sie doch nie um Rat, lebe mein Leben.» Bei näherem Hinsehen zeigt sich aber, dass es oft gar nicht nötig ist, die Eltern um Rat zu fragen – auch ohne Kontakt entscheiden sie mit. Der Klient weiß, bewusst oder unbewusst, wie seine Eltern drauf sind, was sie unterstützen oder ablehnen, und handelt danach. Auch im Erwachsenenalter. Gerade bei sexualtherapeutischen Themen hat dies häufig große Bedeutung.

Scham, moralische oder emotionale Verbote – es kann gar nicht genug betont werden, wie sehr wir eingefärbt von den Vorstellungen und Werten unserer Eltern sind. Und von ihren Ängsten.

Das alles ist normal, aber solange wir zu unseren Eltern starke symbiotische Gefühle hegen, wird es schwer, eigene Lebens- und Liebeskonzepte zu entwickeln. Der Klient merkt nicht, wie er – ähnlich einem Schlafwandler oder unter Hypnose – blind den Mustern seiner Kindheit folgt; deutlich wird das, wenn Klienten längst gespürt haben, dass sie eine andere, eigene Vorstellung von etwas haben als ihre Eltern, es aber trotzdem nicht schaffen, diese durchzusetzen oder zu leben. Immer wieder stehen sie nicht für sich ein. Und je symbiotischer wir verbunden sind, umso schwieriger wird es, sich zu lösen.

Es geht in der Liebespraxis somit oft darum, die limitierenden Programme, die wir als Kinder reingedrückt bekamen, loszuwerden, diese Muster nicht mehr unser Leben bestimmen zu lassen. Bei uns Erwachsenen sollte ein gesundes Gleichgewicht herrschen zwischen Selbstbestimmung (Autonomie) und Bindung (Symbiose). Im Bezug auf die Eltern und auch auf den Partner.

Schwein gehabt

Hier und da befinden sich in meiner Praxis nette Eyecatcher, wie zum Beispiel mein kleines Kupferschwein, das gemütlich schlafend auf einem Kissen liegt. Welchen Unfrieden gab es damals in meiner Ehe, als ich das Schwein im Schaufenster sah und kaufen wollte. Obwohl ich mein eigenes Geld hatte, war mein Mann dagegen. Er fand es zu teuer, so viel Geld könne man doch nicht für ein Kupferschwein ausgeben (ja, es war kostspielig!). Damals dachte ich, mich erst im Streit durchsetzen zu müssen. Ich machte (schön symbiotisch) das Problem meines Mannes zu meinem. Heute frage ich niemanden, wenn ich etwas kaufen oder machen möchte. Ich tue es. Ohne viel Aufhebens. Die kleine Kupferfigur ist für mich mittlerweile ein Symbol meiner Entwicklung – ein Differenzierungsschwein! Als könnten die Klienten es riechen, sprechen sie mich fast alle auf das Schwein an, wie entspannt und ruhig es schläft. Genau! Differenzierung macht glücklich.

Liebe findet im Gehirn statt

Ein bekannter Neurologe und Psychologe schrieb Anfang des 20. Jahrhunderts an Albert Einstein: «Sie sollten bedenken, dass eines fernen Tages alle unsere vorläufigen Formulierungen in der Psychologie auf eine organische Grundlage gestellt werden müssen. Wahrscheinlich wird man dann sehen, dass es spezielle chemische Substanzen und Prozesse sind, die auch unsere Sexualität steuern.» Es war Sigmund Freud.

Fast ein Jahrhundert später bestätigte der britische DNA-Forscher und Nobelpreisträger Francis Crick auf einem großen Kongress: «Ihr! Eure Freude, Sorgen, Erinnerungen, Ambitionen, euer Identitätsgefühl, euer freier Wille und eure Liebe: All das ist bloß das Resultat des Benehmens einer Riesenansammlung von Nervenzellen!»

An dieser Stelle meldet sich einmal mehr mein Pragmatismus zu Wort. Wenn ich als Sexologin auftrete, bedeutet dass, das ich überzeugt bin: Über Sex und Liebe kann und muss wissenschaftlich geredet werden. Vielen passt das nicht ins romantische Konzept, aber Sex und Liebe sind nun mal auch biochemische Vorgänge. Sie machen uns für sechs Tage oder sechs Wochen blind und verliebt – und dann fangen die nächsten fünfundzwanzig Jahre an.

Unsere Gefühle sind biochemische Prozesse, die darauf reagieren, was sich in unserer Umgebung abspielt. Wenn wir traurig werden, könnte das bedeuten, dass ein Trennungsprozess bevorsteht. Werden wir wütend, könnte die Botschaft lauten: «Wehr dich!» Freude bedeutet: «Das will ich noch mal!», und Angst: «Hau lieber schnell ab!» Diese Empfindungen werden von Neurotransmittern wie dem schon erwähnten Dopamin oder Adrenalin ausgelöst, die für die Übertragung von einer Nervenzelle zur anderen sorgen.

Während meines Neuropsychologiestudiums fing ich an zu verstehen, wie flexibel und eigensinnig unser Gehirn ist. Rund fünf Prozent seiner Entscheidungen werden willentlich durch uns gesteuert – wir sprechen auch von bewussten Vorgängen. Die überwältigende Mehrheit aller Prozesse im Gehirn laufen jedoch unbewusst, das heißt ohne unser Zutun ab. Bewusstsein versus Unterbewusstsein – wie agieren diese beiden Größen miteinander? Ist das Unterbewusstsein vielleicht unser wichtigstes Sinnesorgan? Freud, der das Unterbewusste populär machte, ging davon aus, dass es eher unser Feind ist. Heute sind viele anderer Meinung und sehen es als Freund an, ohne den wir nicht in der Lage wären, unseren Alltag zu bewältigen.

Viele Wissenschaftler erforschen vor allem das Bewusstsein, so auch der US-amerikanische Zell- und Entwicklungsbiologe Bruce Lipton. Er beschreibt, wie das Bewusstsein willentlich arbeitet, Ziele setzt und permanent Urteile fällt, während es immer Neues ausprobiert. Es ist dabei äußerst kreativ, kann aber nur ein bis drei Tätigkeiten zur gleichen Zeit ausführen und speichert einzig im Kurzzeitgedächtnis ab. Rund 2000 Bits an Informationen werden pro Sekunde verarbeitet, und zwar nacheinander – für unser Bewusstsein existieren also Vergangenheit, Gegenwart und Zukunft. Das Bewusstsein ist sich im Klaren, ob etwas gerade geschieht oder erst geschehen wird.

Das Unterbewusstsein dagegen hat kein solches Zeitempfinden, ihm ist es egal, ob etwas schon passiert ist (Vergangenheit) oder noch passieren könnte (Zukunft), für das Unterbewusstsein passieren alle Dinge immer genau *jetzt*. Zum Glück hat dieser Teil unseres Gehirns eine erweiterte Verarbeitungskapazität: Tausend Tätigkeiten (Atmung, Herzschlag, Blutdruck, Temperaturwahrnehmung, Verdauung usw.) können gleichzeitig ausgeführt und analysiert werden; im Schnitt vier Milliarden Bits pro Sekunde. Während unsere fünf Prozent Bewusstsein also konstant (langsam) denken, bestreiten die 95 Prozent Unbewusstes (zackig) die Show. Das Fazit lautet also: Das Unbewusste steuert unser Verhalten.

Die Macht des Unterbewusstseins, die Kraft, die sich in den Tiefen des Ichs entfaltet, hat mich nachhaltig beeindruckt, denn mit den Konsequenzen werde ich täglich in meiner Praxis konfrontiert. Ach ja, ich vergaß: Das Unbewusste mag nichts Neues, ist in keinem Fall neugierig und kreativ wie das bewusste Gehirn. Unser Unterbewusstsein möchte, dass alles so bleibt, wie es ist – bitte keine Veränderungen. Und: Es merkt sich alles – vor allem das, was weh tat.

Nichts wird je vergessen

Im menschlichen Gehirn gibt es ein Warnsystem, das nur dazu dient, dass wir am Leben bleiben. Es gehört zu den ältesten Teilen unseres Gehirns, vor rund 500 Millionen Jahren entwickelte es sich. Das Warnsystem ist unserem limbischen System zugeordnet, dem Dreh- und Angelpunkt all unserer Emotionen tief im Innern unseres Gehirns; stammesgeschichtlich entstand es beim Übergang von den Reptilien zu den Säugetieren. Unser Warnsystem reagiert unmittelbar, gleichsam automatisch, es ist unabhängig vom bewussten Denken und befindet sich im Jetzt, ist immer hellwach. Es ist unser Kampf- und Fluchtsystem und übernimmt in Stress- oder Angstsituationen die Kontrolle über uns, signalisiert uns, dass wir es nicht mit einem ungefährlichen Reh, sondern mit einem gefährlichen Wolf zu tun haben. Obwohl das System uralt ist, ist es noch immer extrem mächtig.

Teile davon sind die Amygdala, auch Mandelkerne genannt (einer auf jeder Schläfenseite), sowie der Hippocampus, der ein wenig wie ein Seepferdchen aussieht; auch von ihm gibt es zwei. Die beiden, Amygdala (zuständig für Warnung) und Hippocampus (zuständig für Gedächtnis), sind bei der Entstehung von Angst im Kontext von Stresssituationen beteiligt und daher auch bei der Wiedererkennung von Situationen und damit verbundenen möglichen Gefahren. Interessant ist dabei, dass die Amygdala bei der Wahrnehmung jeglicher Form von Erregung beteiligt zu sein scheint, also auch in der Sexualität.

Wichtig: Das Warnsystem lernt durch Erfahrung – und zwar von Geburt an. Ob wir etwas als angenehm oder unangenehm, gefährlich oder ungefährlich wahrnehmen, hängt davon ab, womit wir es verbinden: Wahrnehmungen sind Rekonstruktionen. Jedes Erlebnis, jede Erfahrung, die wir machen, wird mit allem, was wir bisher erlebt und abgespeichert haben, verglichen. Erst dann wird entschieden: gefährlich oder ungefährlich? Angenehm oder unangenehm? Deswegen ist unsere Erinnerung, unsere Vergangenheit für uns so wichtig. Es gibt noch einen wichtigen Teamplayer in dem System: die Inselrinde. Sie ist ein tiefliegender Teil der Großhirnrinde, eng verschaltet mit Amygdala und Hippocampus, und agiert als Kommandozentrale bei jeglicher Erregung, regelt alle Grundgefühle. Auch für die Körperwahrnehmung spielt sie eine große Rolle. Sei es, dass die Blase voll ist, wir einen Schmerz richtig einschätzen und erwarten oder gerade einen Orgasmus erleben. Besonders wird die Inselrinde aber bei Norm- und Grenzüberschreitungen aktiv – sie steht mit dem Mindnapping-System in Verbindung –, hier kommt der Ekel her. Insgesamt mischt die kleine Kontrollinstanz also bedeutend bei der Sexualität mit.

Bei traumatischen Erlebnissen allerdings, die enorm belastend für die Psyche sind, kann es passieren, dass die Erinnerung versagt. Frauen beispielsweise, die vergewaltigt wurden, können sich manchmal nicht bewusst daran erinnern, was ihnen widerfahren ist. Die im Unterbewusstsein abgelegte Erfahrung ist nicht zugänglich. Auf diese Weise entsteht ein Schutz vor Gefühlen wie Scham, Ekel, Entsetzen oder gar Schuld, die ein Dasein zur Hölle machen würden. Ganz ähnlich war es auch bei Sascha: Er war nicht in der Lage gewesen, den Missbrauch der Mutter als Teil der eigenen Persönlichkeit, der eigenen Vergangenheit wahrzunehmen. Die Wahrheit, wie grausam seine eigene Mutter zu ihm gewesen war, anzuerkennen, wäre zu belastend für ihn gewesen. Der Trick seines Gehirns bestand darin, das Erlebte als nicht existent, als weiße Zone zu erklären.

Ich hab das schon immer so gemacht

Manchmal fühlt es sich einfach unmöglich an, den entscheidenden Schritt zu einer Trennung zu tun. Oder dem Partner endlich die Meinung zu sagen. Überhaupt irgendetwas an der Beziehung zu verändern und sich damit ein Stück weit auf unbekanntes Terrain zu begeben. Neurologisch gesehen liegt dies daran, dass das Unterbewusstsein absolut nichts mag, was es nicht schon kennt. Fremdes wird rigoros abgelehnt, lieber folgt man dem vertrauten Muster, so schlecht es auch sein mag.

Deswegen sind Gewohnheiten fast wie Naturgesetze. Mit ihrer Hilfe bewältigt man viel, manchmal sogar fast alles. Sie sind der Weg des geringsten Widerstands, und es dauert lange, bis neue Abläufe alte Routinen durchbrechen. Gewohnheiten haben sich entwickelt, weil sie funktionieren, und sie werden beibehalten, weil sie auch künftig funktionieren werden. Und schon sagt man dem Partner nicht, was man vom miesen Sex hält und was man sich wirklich wünscht. Lieber weitermachen wie gehabt – es ist weniger angstbesetzt, in alten Mustern zu verharren. Therapie bedeutet, diese Muster zu durchbrechen.

Lanzarote

Um meinen Klienten die beiden Hauptmerkmale unseres Unterbewusstseins («Ich merke mir alles» und «Ich mag nichts Neues») zu verdeutlichen, erzähle ich ihnen manchmal ein Erlebnis, das ich einst auf Lanzarote hatte. Ich machte mit meinem Exmann und unserem Sohn auf der spanischen Vulkaninsel Urlaub, als wir im Hotel in unserem Schlüsselfach eine Broschüre über die vielen unterirdischen Lavahöhlen und Seen auf Lanzarote fanden, die vor 3000 bis 4500 Jahren entstanden. Spannend für unseren Sohn: Die Einwohner von Lanzarote versteckten sich früher dort vor Piraten! Wir buchten eine Tour.

Als wir durch eine enge Öffnung in der Felsenwand das Höhlensystem betraten, sah ich zuerst den See, vor dem ein rot-weißes Absperrband quer durch die Höhle gespannt war. Ausgeleuchtet wurde diese durch mehrere kleine Lampen, die erahnen ließen, wie tief der kleine See war. Das Wasser war so klar, dass mein Sohn und ich tief in den «Krater» schauen konnten. Die Wände des Sees waren rau, und je tiefer es ging, desto dunkler wurde es. Mein Mann hielt sich im Hintergrund, nah an der hinteren Wand, weit weg von dem See. Er hatte Tiefenangst. Ich konnte ihn verstehen: Der Ort war beklemmend.

Mein Sohn ergriff meine Hand und drückte sie immer fester. Ich war froh über das Absperrband, denn obwohl der Kleine schon gut schwimmen konnte, beunruhigte mich der Gedanke, ihn womöglich aus diesem schwarzen Nass fischen zu müssen. Wahrscheinlich waren die Sorgen unbegründet gewesen, auch ohne Absperrung hätte er sich kaum allein an den Rand des Kratersees gewagt.

Als sich alle Besucher leise murmelnd hinter dem Band versammelt hatten, betonte unser Führer, als wäre das noch nötig, die enorme Tiefe des uralten Sees. Dann nahm er seelenruhig einen kleinen Stein aus seiner Hosentasche und schmiss ihn ins Wasser. Ha, dachte ich, der weiß, wie man naive Touristen einschüchtert. Und auch, wie man sie täuscht. Denn der Stein versank nicht, sondern prallte mit einem scharfen Geräusch auf den Grund einer fünf bis zehn Zentimeter tiefen Wasserpfütze. Und da sah ich es: Der Eindruck von Tiefe entstand allein durch die Spiegelung der Höhlendecke auf der Wasseroberfläche. Zum krönenden Abschluss riss der Guide mit einer schwungvollen Handbewegung und einem breiten Lächeln das Absperrband weg und rief: «Wer reinspringt, kriegt fünfzig Mark!»

Mir war nun bewusst, dass vor mir kein tiefer See lag, nicht einmal ein Tümpel, sondern eine lachhafte Pfütze. Allerdings spiegelte sich in ihr, nachdem das Kräuseln des Wassers, welches der kleine Stein ausgelöst hatte, sich langsam legte, abermals die unheimliche «Tiefe». Man sah nicht mal mehr das Wasser, sondern nur einen Krater, so klar war die Spiegelung. Der Guide sagte zu mir: «Los, springen Sie doch!»

Mein Bewusstsein versuchte es damit: «Mach es, es ist nur Wasser und nicht tief, das ist nur ein Trick!» Ich kniete mich nieder, mit unruhigem Herzschlag, bückte mich über den Rand und spürte mit den Händen nach dem Grund. Ich konnte feststellen, dass das Wasser wirklich nur eine knappe Handlänge tief war. Da war ein Boden. Ich erhob mich und streckte mit großer Überwindung die Spitze meines nackten Zehs ins Wasser (ich trug Flipflops). Das gleiche Resultat: Ich berührte festen Grund. Der Führer, der mich weiterhin im Blick hatte, sagte: «Geben Sie sich einen Ruck, springen Sie einfach rein!»

Ich versuchte es, aber es ging nicht! Ich hatte mich doppelt vergewissert, aber mein Unterbewusstsein sagte weiterhin: «Nein!» Vielleicht wäre es mir möglich gewesen, ein paar Schritte hineinzugehen, obwohl ich mir nicht sicher bin, ob ich das getan hätte. Doch die Aufgabe lautete: «Rein*springen*!»

Das Ende der Geschichte: Der Guide behielt seinen Fünfzig-Mark-Schein. Erfolgreich hatte er mit unseren Urängsten und unserem Unterbewusstsein gespielt.

Die Geschichte verdeutlicht meinen Klienten, warum es so schwerfällt, ein eingeschriebenes Muster zu ändern, wenn Ängste damit verbunden sind. Sie fühlen sich darin bestätigt, dass die Veränderung in ihrem Leben, die womöglich ansteht, kein *piece of cake* ist, wie die Engländer sagen, sondern sich eher so anfühlt, als ob man Geige spielen lernen wollte. Man wird viel üben und einfach mal irgendwo beginnen müssen. Kommt ein Klient, der die Geschichte kennt, niedergeschlagen zu mir und beklagt sich, wie lange es dauere, Fortschritte zu erzielen (manchmal sind meine Klienten sehr hart mit sich), sage ich daher nur: «Lanzarote.»

9

Ich mache zu: Wenn der Schoß verschlossen ist

Wie sich die eigene Sexualität entwickelt, wie sich Beziehungsmuster gestalten, hat viel mit den Erfahrungen zu tun, die wir als Kinder machen. Kinder üben im Kontakt mit anderen, Gefühle zu zeigen, zu kommunizieren, Freude und Genuss zu erleben. Die Eltern kümmern sich auch «körperlich» um uns, sie halten und streicheln uns viel, aber schließlich lernt jeder seinen Körper durch sich selbst kennen. Kindlich, spielend und neugierig erfreuen wir uns, was für tolle und auch prickelnde Erlebnisse er uns beschert. Sehr früh entdecken beispielsweise Jungen: Da baumelt ja etwas – und in der Regel werden sie nicht gehindert, entspannt weiterzuforschen. Bei Mädchen sieht das meist noch anders aus. Für eine junge Frau ist es oft um einiges schwieriger, eine positive Beziehung zu «dem da unten» aufzubauen. Die ist aber besonders wichtig für ein positives Verhältnis zur eigenen Sexualität, zu sich selbst als sexuellem Wesen.

Gerade Klientinnen erzählen häufig von Erlebnissen aus ihrer Kindheit und Jugend, die sie in ihrer Entwicklung zu einer sexuell selbstbewussten Frau negativ beeinflussten. So hatten sie mit grenzüberschreitenden Vätern, Brüdern, Onkeln oder Großvätern zu kämpfen. Oft ist aber auch die Rede von schamhaften oder sogar sexfeindlichen Müttern und Großmüttern, die ihre Töchter und Enkeltöchter für ihren frühkindlichen Entdeckergeist bestraften. Das macht es für diese Frauen schwierig, als Erwachsene das Liebesleben zu führen, das sie sich wünschen. Um diese Frauen geht es nun.

Nackt tanzen verboten

Jennifer – groß, brünett, Mitte dreißig, verheiratet – kam mit einem Problem in die Praxis, bei dem Erlebnisse in ihrer Kindheit eine große Rolle spielten: Sie litt unter Vaginismus. Darunter versteht man eine unwillkürliche Verspannung der die Vagina umgebenden Beckenbodenmuskulatur, wodurch der Scheideneingang eng oder nahezu verschlossen ist.

Die Klientin berichtete mir von einem Badeerlebnis, damals war sie sieben Jahre alt. Quietschvergnügt hatte sie zuerst in der Wanne mit ihren Gummienten gespielt, danach tanzte sie fröhlich singend im Badezimmer herum, beobachtete ihre Bewegungen nackt vor dem Spiegel. Da kam die Mutter am Badezimmer vorbei, die Tür stand offen, und sah ihre gutgelaunte, unbekleidete Tochter. Schnurstracks eilte sie herbei und packte Jennifer so hart am Arm, dass sie blaue Flecke davontrug. Eine halbe Stunde später wurde am großen Tisch in der Küche gegessen, es herrschte Totenstille. Die Familie schwieg, alle schienen Bescheid zu wissen, die älteren Geschwister (zwei Mädchen und ein Junge), die Mutter sowieso und der Vater. Jennifer las «es» in ihren gefrorenen, betretenen Gesichtern. Die Bestrafung erfolgte über mehrere Tage, sie ging einher mit Ablehnung und Nichtbeachtung. Kein Schlagen, keine empört geäußerten Worte – im Gegenteil. Das kleine Mädchen brauchte nur seine Mutter anzuschauen, um sich schuldig zu fühlen. So entstehen enge negative Bindungen: Ein Kind möchte es der

Mutter rechtmachen, erhält dafür keine Bestätigung, keine Anerkennung von ihr, versucht es umso mehr und wird so von ihr emotional noch abhängiger, als es ohnehin schon ist!

Jennifers Erlebnis mit der Mutter vor dem Spiegel blieb nicht das einzige dieser Art. Die Lustfeindlichkeit der Eltern betraf auch ihre Schwestern. Die Mutter schmiss sich bei Liebesszenen im Kino förmlich über ihre Töchter, um sie vor dem «Dreck» zu schützen, oder machte blitzartig den Fernseher aus, wenn sich Leute im Film nur küssten. Mit dem Ergebnis, dass Jennifer, das tanzende Mädchen, in ihrer Pubertät magersüchtig wurde und eine generelle Abneigung gegen Sex entwickelte.

In ihrer ersten Sitzung erzählte mir Jennifer, dass sie zwar Lust auf ihren Mann habe, sich aber irgendwie nicht hergeben könne, sie fühle sich, als wolle man sie vergewaltigen. «Da dringt jemand in mich ein, das will ich nicht!» Dabei wollte sie so gerne Mutter werden. Sie hatte eine seltsame Sehnsucht danach, als hänge ihr Leben davon ab. Sie war der Meinung, mit einem Kind würde alles besser werden.

Bei traumatischen Kindheitserlebnissen ist es in der Therapie sehr wichtig, den Klienten zu helfen, ganz pragmatisch zu erkennen, wie die Eltern drauf waren, und diese nicht in Schutz zu nehmen. Die Klienten selbst fahren ausweichenden, symbiotischen Schutz für ihre Eltern auf und kommen damit schon ihr Leben lang nicht weiter – das kann also nicht mein Vorgehen als Therapeutin sein. Stattdessen versuche ich, ein genaueres Bild der damaligen Situation zu bekommen. Als hätte ich eine Kamera, zoome ich in die Szene hinein. Es gibt Close-ups von allen Gesichtern, und ich höre förmlich, wie der Regisseur dazu seine Anweisungen gibt, wer sich wie zu fühlen hat. Der Regisseur ist natürlich immer der Klient. In diesem Fall Jennifer: Sie sollte die Gefühle aller Beteiligten am Küchentisch beschreiben, es war ihre «Szene». So erhielt ich nicht nur Informationen darüber, wer alles am Tisch saß und wer was sagte, sondern ein Gefühl oder eine Idee davon, wie es sich anfühlte, dort, an diesem Tisch, in jenem Moment gewesen zu sein.

In Jennifers Fall war das bedrückende Schweigen beim Abendessen eine grundlegende Information. Hätte ich in diesem nur eine stille Bestrafung gesehen, wäre ich womöglich zu der Annahme gekommen, dass dies zwar eine unangenehme Situation gewesen war, sich der Schaden aber gewiss in Grenzen halte. Bespreche ich allerdings mit der Klientin in allen Einzelheiten, wie sich in ihrer Vorstellung jedes Familienmitglied das Bild der nackten Jennifer vor Augen hielt – und das in einer Familie, wo Nacktsein als verboten und falsch empfunden wurde –, spürt die Klientin (und auch ich), wie groß der Impact damals war, wie groß die Scham. Genug für Jennifer, um anzufangen, ihren Körper abzulehnen, der solche «widerlichen» Gefühle wie «befreite Nacktheit» genießen konnte. Womöglich finden sich durch Nachfragen meinerseits noch weitere Dinge, die die einstige Situation vervollständigen, etwa eine versteckte Belustigung der Geschwister, oder Genugtuung, dass es jemandem schlechter geht als einem selbst. Jennifers Erlebnisse lagen dreißig Jahre zurück, und doch standen sie ihr glasklar vor Augen. Stellen Sie es sich vor! Was hatte die Kleine falsch gemacht? Nichts.

Klienten können durch das klare Anschauen ihrer Situation eine realistische Vorstellung von ihr gewinnen, und die Eltern können endlich als grausam, manchmal gleichgültig oder gar sexuell erregt wahrgenommen werden. Es ist fast pervers: Wer grausam ist, bekommt meist einen kleinen Dopaminrausch, unser Belohnungssystem im Gehirn wird angekurbelt. Generell steht Dopamin am Beginn aller Lust, es motiviert uns, erregt uns, auch in sexueller Hinsicht (Inselrinde!). Aber insbesondere im negativen sexuellen Bereich finde ich die Zusammenhänge mit dem Dopamin und dem daraus resultierenden Verhalten nicht leicht zu ertragen.

Jennifer lehnte auch als Erwachsene ihren Frauenkörper ab. Sie konnte nicht schwanger werden, obwohl sie es sich so sehr wünschte. Nicht nur, weil sie durch ihren Vaginismus keinen Geschlechtsverkehr haben konnte, selbst die Behandlung in einer Kindeswunschklinik brachte nicht den erwünschten Erfolg. Als sie anfing zu verstehen, wie ihre Mutter die Schwestern und sie behandelt hatte, löste sich ihr blinder Fleck nach und nach in Luft auf. Andere schmerzhafte Erinnerungen traten dadurch zutage.

Jennifer weinte viel. Permanent versuchte sie, ihre Mutter in Schutz zu nehmen, bis es nicht mehr möglich und auch nicht mehr nötig war. Schließlich konnte sie diese Frau als das sehen, was sie war: bösartig und gleichgültig den Gefühlen ihrer Kinder gegenüber. Und sie verstand, dass es ihrem Vater nie wichtig erschienen war, die Mutter zu stoppen. Und ja: Es spielte eine Rolle, dass Jennifers Mutter in einer anderen Zeit als ihre Tochter aufgewachsen war, wo Scham und Schuldgefühle, gerade bei Mädchen, zur Grunderziehung gehörten. Vor allem galt: «Kein Sex vor der Ehe.» Jennifers Mutter hatte dieses moralische Korsett unbedacht weitergegeben.

Ich überzeugte Jennifer davon, im geschützten Rahmen meiner Praxis eine Sitzung mit ihren Eltern zu machen. Manchmal schaffen es Klienten nicht, solche nötigen klärenden Gespräche mit den Eltern allein zu führen. Ziel dabei: die symbiotische Beziehung zu den Eltern (im besten Fall) zu trennen. Jennifer war bisher lieber still geblieben, um keinen Konflikt herbeizuführen, anstatt ihre Eltern mit ein paar harten Wahrheiten zu konfrontieren.

Jennifers aggressive Mutter und der energielose Vater willigten ein, an einem Gespräch teilzunehmen. In diesem machte Jennifer deutlich, dass sie die unheilvolle Dynamik in der Familie durchschaut hatte, und ihre Eltern begriffen, dass ab jetzt andere Grenzen galten. Das Gespräch beeinflusste die Dynamik innerhalb der ganzen Familie. Keines der Familienmitglieder hatte mehr den bisherigen «Zugriff» auf Jennifer.

Wenn die Klienten ihre Gespräche mit den Eltern mutig allein führen wollen, tun sie dies erst, wenn sie gefestigt genug sind und mit dem Ausgang dieses Treffens leben können, wie auch immer er aussieht. Sie vertrauen sich selbst. Ein wunderbares Gefühl.

Mag es eine zufällige Koinzidenz sein, aber als sich Jennifers starke – negativ symbiotische – Bindung zur Mutter löste, wurde sie schwanger. Sie und ihr Mann sind inzwischen frischgebackene Eltern und haben unlängst beschlossen, im Kreise ihrer eigenen kleinen Familie ganz viel nackt vorm Spiegel zu tanzen.

Wie schon gesagt: Die Kindheit ist in Liebesbeziehungen immer auf «on».

«Aufgebohrt»

«Es ist irgendwie nie dazu gekommen», erklärte mir Ricarda, eine reizende einundvierzigjährige blonde Norditalienerin, die schon länger in Lübeck lebte. Sie wunderte sich augenscheinlich selbst, mit hochgezogenen Augenbrauen und Schultern, dabei schüttelte sie leicht mit dem Kopf. Sie meinte den Geschlechtsverkehr. Eine Tante hatte sie einst in Mailand mit dunkler Miene gewarnt: «Pass auf! Du wirst aufgebohrt!» Das geschah nach einem Gottesdienst, als ein Schulfreund sie vor der Kirche abholen wollte.

Ein anderer Satz, der sich durch Ricardas Kindheit in einer sehr religiösen Familie zog: «Männer wollen nur das eine. Spar dich für deinen Ehemann auf.» Später wurde sie um ein Haar im Zug vergewaltigt. Der Angreifer hielt die Arme der jungen Frau hoch, drückte sie gegen die Wand des Waggons, sprach von ihrer «Muschi» und küsste sie grob mit Zunge. Es war eine gefährliche Situation, sie waren allein im Abteil. Doch Ricarda wehrte sich, und der Angreifer ließ von ihr ab. Ricarda entschied danach: «Ich mag keine Männer.»

Schließlich ließ sie sich mit einem Mann ein, den sie auch heiratete. Mit ihm hatte sie jedoch nie Geschlechtsverkehr, denn mittlerweile hatte auch sie, wie Jennifer, Vaginismus entwickelt. Als ich sie kennenlernte, war Ricarda bereits zehn Jahre geschieden. Ihr sexuelles Debüt stand nach wie vor aus. Sie war immer trauriger geworden, wollte sich sogar umbringen, spürte aber gleichzeitig eine große Wut in sich.

Als es Ricarda nach einigen Therapiegesprächen wieder besserging, fand sie einen neuen Freund. Sie erzählte mir optimistisch, bald würde sie ihren ersten Geschlechtsverkehr haben, sie glaube ganz fest daran. Ihre innere Bereitschaft hatte damit zu tun, dass der neue Partner es bislang nicht darauf angelegt hatte, sondern liebevoll zurückhaltend geblieben war und zudem der «Rest des Sexes» wunderbar funktionierte. Sie empfand echte Lust, und die beiden liebten sich oft, nur eben ohne Penetration.

Sie erinnern sich an das Bild vom Gaspedal? Ricarda hatte ein stabiles Gaspedal. Sie ließ sich nicht in ihrem Begehren einschränken, auch wenn sie sich bislang nicht traute, penetriert (aufgebohrt!) zu werden.

Grenzüberschreitungen oder Missbrauch, auch sexueller, sind nicht immer körperlich. Eine gewaltandrohende, abfällige oder stark moralisch konnotierte Bemerkung einer engen

Bezugsperson und das Erkennen einer zweifelhaften Absicht dahinter können schon großen Schaden ausrichten. Ricarda war in der Lage gewesen, die schambehafteten, religiösen und sexualfeindlichen Frauen in ihrer Familie perfekt zu mappen: Sex war gefährlich!

Ricarda war übrigens, bevor sie mit ihrem Vaginismus zu mir kam, mehrfach beim Gynäkologen gewesen. Bei diesen Besuchen hatte sie immer große Angst davor gehabt, man würde ihr auf dem Untersuchungsstuhl die Beine öffnen und auf schmerzhafte Weise Finger und Spekulum einführen. Jedes Mal, wenn sie beim Frauenarzt war, brach sie – für sie gerade noch rechtzeitig – deswegen die Untersuchung ab.

Weil Ricarda keinen Mut mehr hatte, es noch einmal zu wagen, versuchte ich, für sie einen Termin bei einer renommierten Hamburger Gynäkologin zu bekommen. Als ich während unserer Sitzung dort anrief und die Sprechstundenhilfe fragte, ob es eine Untersuchung ohne Spekulum gebe, antwortete diese rigoros: «Nein, wieso auch? Das machen wir immer mit diesem Instrument.» Als ich erklärte, meine Klientin hätte Vaginismus, meinte sie, sie wüsste nicht, was das sei.

Ich bedankte mich und legte auf.

Danach vereinbarte ich für Ricarda einen Termin bei meinem Gynäkologen. Die Untersuchung fand statt – ohne Spekulum; es geht auch von außen durch Abtasten und Ultraschall. Der Frauenarzt hatte Verständnis und ein Wissen darüber, wie sich Patientinnen mit Vaginismus fühlen.

Viele Frauen mit Vaginismus erleben es, wie Ricarda von Frauenärzten abgelehnt zu werden. Nicht selten bekomme ich E-Mails von Betroffenen, so etwa die von Lisa:

Ich (24 Jahre alt) litt unter Vaginismus. Eventuell nicht ganz so dramatisch wie manch andere Frauen, ein Tampon war (meistens jedenfalls) kein Problem, aber an Sex war kaum zu denken. Zumal ich nach einigen Versuchen immer eine Blasenentzündung bekam. [Bei so hoher Spannung ist das nachzuvollziehen, es reizt die Harnröhre. *Anmerkung der Autorin.*] Dementsprechend hatte ich schon von vornherein keine Lust auf Sex. Zwei Frauenärztinnen waren der Meinung: «Sie sind schmal gebaut, damit müssen Sie leben.» Nach der ersten Sitzung bei einer Sexualtherapeutin war der Vaginismus für mich nicht mehr so belastend, weil ich nun wusste, dass man ihn loswerden kann. So viele Frauen tragen dieses Problem jahrelang mit sich herum und finden keine Lösung, weil viele Frauenärzte davon keine Ahnung haben. Ich wollte mich nicht damit abfinden. Also bin ich mit dem Problem an meine Homöopathin herangetreten. Sie kannte Vaginismus nicht, aber wir haben zusammen überlegt und recherchiert, was wir dagegen tun können. Unter anderem kam dabei mein verspannter Kiefer zur Sprache. Ich begann, mich mit progressiver Muskelentspannung zu befassen. Seitdem ist ein halbes Jahr vergangen, und vor vier Wochen gab es den Durchbruch. Ich hatte Sex mit meinem Partner – welcher übrigens sehr geduldig war –, und zwar ohne Schmerzen.

Frauen wie Lisa haben einen Vaginismus, bei dem sie normal zum Gynäkologen gehen und Tampons ohne Schwierigkeiten benutzen können. (Genau deswegen werden sie auch belächelt, wenn sie von ihren Problemen erzählen.) Ihre Probleme beim Geschlechtsverkehr bleiben aber bestehen.

Die Frau, die nicht erwachsen werden wollte

«Ich leide unter Vaginismus!» Katharinas Pferdeschwanz wippte hin und her, als sie sich auf einem Sessel niedergelassen hatte. Mit vorgeschobenem Becken und leicht geöffneten Beinen saß die 29-Jährige da, und hätte sie nicht ihre Jeans getragen, ich hätte direkt in ihre «Scham» schauen können. Schon nach wenigen Minuten bekam ich den Eindruck, dass Katharina sich wie ein Mädchen verhielt, das sich nicht im Geringsten im Klaren darüber war, dass es Intimzonen gibt, die man nicht einfach jedem entgegenhält.

«Sie haben Vaginismus, sagen Sie! Woher wissen Sie das?», fragte ich.

«Das hat mein Arzt gemeint.» Sie schaute mich erwartungsvoll an.

«Können Sie mir beschreiben, wie Sie diesen Vaginismus spüren?»

«Es ist wie ein brennender Schmerz, alles zieht sich zusammen. Das passiert sofort, wenn mein Mann versucht einzudringen. Als ob er jedes Mal durch das Jungfernhäutchen müsste.»

Frauen, die an Vaginismus leiden, haben häufig das Gefühl, als sei der Eingang zur Scheide verschlossen. Ursachen dafür gibt es, wie wir gesehen haben, mehrere. Meist löst der Kopf die Blockade aus, verbunden mit einer Angstkomponente im Sinne von: «Ich hatte da mal Schmerzen, der Sex tat manchmal weh.» Aber auch: «Ich habe Angst, schwanger zu werden.» Durch diese Angst macht «es» zu. Der Beckenboden zieht sich krampfartig zusammen oder steht dauerhaft unter Anspannung. Und schon ist der nächste Versuch, Geschlechtsverkehr zu haben, von vornherein zum Scheitern verurteilt. Die Tür nach innen schlägt zu.

Katharina kannte ihren Ehemann seit vierzehn Jahren, eine

Jugendliebe, zusammen hatten sie zwei Kinder, eins und drei Jahre alt. Auffällig war bei ihr nicht nur, dass sie Schmerzerfahrungen beim Geschlechtsverkehr hatte – der Penis ihres Mannes, so sagte sie, sei sehr groß, er selbst beim Sex ungeschickt und wenig einfühlsam –, auch eine unsichere, fast naive Vorstellung vom Frausein wurde deutlich. Dieser erste Eindruck verstärkte sich im Laufe der Therapie, die Verunsicherung betraf vor allem Katharinas Identität als Mutter.

Schulmediziner unterscheiden zwischen einem primären und einem sekundären Vaginismus. Beim primären Vaginismus ist eine Penetration gleich vom ersten Versuch an unmöglich, so war es bei Ricarda gewesen, die Angst davor gehabt hatte, «aufgebohrt» zu werden. Beim sekundären Vaginismus gelingt Penetration nicht *mehr*, nachdem es zuvor eine Phase gegeben hatte, in der sie möglich gewesen war. Diese Form traf bei Katharina zu, denn sie hatte Kinder, die auf natürlichem Wege gezeugt worden waren.

Katharina konnte sich aber nicht als Mutter sehen oder fühlen. Sie wollte weiter wie ein Teenager auf die Piste gehen, flirten, knutschen, Spaß haben – manchmal als Bestätigung, manchmal als Ablenkung. Weiter ging sie allerdings nicht, zu groß war ihre Angst, noch einmal schwanger zu werden.

Sachlich nüchtern, aber etwas stockend, erzählte sie: «Kurz bevor ich achtzehn wurde, zog ich zu meinem Mann. Ich musste nicht arbeiten, konnte in den Tag hineinleben, bis unsere jüngste Tochter geboren wurde. Erst fand ich es aufregend, ein Kind zu bekommen, doch die Realität sah anders aus. Statt Party musste ich mich um die Kleine kümmern. Dann meldete sich Emma an, unsere zweite Tochter. Ich hatte nicht verhütet, obwohl ich schon nach dem ersten Kind genug hatte. Ich wurde depressiv, und weil ich so mies drauf war, verließ mich mein Mann.»

Katharinas Mann war inzwischen längst wieder zur Familie zurückgekehrt, es ging ihr auch besser, dennoch war sie weit davon entfernt, Lebensfreude zu empfinden. Voller Abwehr sagte sie: «Ich mag mein Leben als Mutter nicht. Die Mädchen rauben mir alles. Ohne sie wäre ich lustig, ohne sie hätte ich keine Pflichten.»

Ich wollte wissen: «Seit wann verspannt sich Ihre Scheide?»

«Ungefähr seit der Geburt der Kinder.»

«Haben Sie noch Sex mit Ihrem Mann?

«Wenn er mich streichelt, werde ich feucht, ich bin auch erregt. Wir haben dann Sex ohne Penetration. Da ich die Pille ablehne, ist das auch besser so.»

Ich empfahl ihr, fürs Erste mit Kondomen zu verhüten. Zur gleichen Zeit war jedoch bei ihrem Mann eine Vorhautverengung festgestellt worden, die es so gut wie unmöglich machte, Kondome ohne Schmerzen richtig aufzuziehen, weil dafür die Vorhaut ganz zurückgeschoben werden muss. Wurde die Vorhautverengung auch später erfolgreich operiert, fürs Erste musste eine andere Lösung her. Auf Sex zu verzichten war eine Möglichkeit. Eine verschlossene Vagina eine andere.

Ein enger Tunnel – eine offene Höhle

Das Geschlechtsorgan ist wie eine archaische Quelle für das Mann- oder Frausein. Wie wichtig es für eine gute Sexualität sein kann, sein Geschlecht zu kennen und zu mögen, wollen viele Frauen nicht so recht glauben und erklären, sie fühlen sich weiblich durch ihre Brüste oder ihre langen Haare. Ja, das gehört dazu, ist aber nicht alles. Wenn ich sie dann mit den Männern vergleiche, fällt der Groschen: «Haben Sie mal mit einem Mann Sex gehabt, der seinen Penis nicht so richtig kennt oder mag?» Sollte das nicht reichen, lege ich nach: «Haben Sie mal mit einem Mann Sex gehabt, der seinen Penis eklig findet?» Spätestens dann willigen Frauen ein, sich mit ihrem Geschlecht zu beschäftigen.

Das Geschlecht – und ihre Körperlichkeit als solche – bekommt bei Frauen mit Vaginismus besondere Wichtigkeit. So haben sie häufig falsche Vorstellungen der Größenverhältnisse: Jeder Penis ist in ihren Gedanken riesig, jede Vagina klein und eng. Kein Wunder, dass sie den Gedanken an Penetration mit Sorge und Angst verbinden.

Bei der Behandlung von Vaginismus geht es also unter anderem darum, anatomische Tatsachen zurechtzurücken. Hierzu gehört, eine Klientin darauf aufmerksam zu machen, wie dehnbar die Scheide ist: Da passt sogar ein Kind durch. Oder ich lasse die Vulva, also das äußere Geschlecht, von den Frauen zeichnen und spreche anschließend mit ihnen darüber, bevor wir uns – vorerst gedanklich – nach innen bewegen.

«Wie sieht es in Ihrer Vagina aus, wie sehen Sie sie?», fragte ich auch Katharina.

«Es ist wie ein enger Tunnel!»

Eine für Vaginismus typische Antwort.

Viele andere Frauen haben eine Vorstellung davon, dass ihre Vagina eine Höhle ist, weit und offen. Bei diesen Klientinnen halte ich einen Finger in die Luft und frage: «Spürt man da was, in einer Höhle?» Ich will erfahren, wie viel Lustgefühl möglich ist, wenn die Umgebung ein Hohlraum ist und kein Gewebe. Meist kommt keine Antwort, und ich sage dann: «Es ist ein luftiges Gefühl! Oder? Wie eine Leere?»

Sexologen sprechen in diesem Fall von einer «nicht bewohnten» Vagina. Die Vorstellungen der Klientinnen verändern sich erst nach und nach, wenn sie mehr wissen: Eine Scheide ist bildlich eher wie ein flacher Handschuh: Der Eingang ist «weich verschlossen». Sie besteht aus Gewebe, durch das der Finger oder der Penis eindringen kann. Ein Penis öffnet – im Normalfall – beim Hineingleiten problemlos die Vagina.

Während ich mit Katharina arbeitete, beobachtete ich ihre körperlichen Reaktionen und sah, wie ihre Körperspannung bei bestimmten Themen zunahm. «Spüren Sie mal nach, merken Sie, wie Sie gerade die Schulter hochziehen?»

Katharina spürte nach. «O ja! Das ist alles für mich so neu ...»

Oder sie schluckte auffällig deutlich ein paarmal hintereinander. Ich forderte sie daraufhin auf, sich im Bereich des Oberkörpers etwas zu bewegen; dort manifestierte sich offenbar eine emotionale Spannung. Es gab auch andere Anweisungen: «Bewegen Sie Ihren Kiefer.» – «Bewegen Sie Ihr Becken in kleinen Kreisen, als würden Sie eine kleine Schale im Becken tragen, mit einer Murmel, die Sie herumrollen müssen.» Katharina sprach darauf gut an und bewegte sich ruhig und fließend im Sitzen. «Atmen Sie tief ein – tief in Ihr Becken. Und spüren Sie bitte nach, wie es Ihnen geht.»

Sie spürte nach. Die Atmung ist gleichsam eine Massage der ganzen Organe. Und die Bewegung baut Spannung ab. Katharina bekam ein ruhigeres, sogar lustvolles Gefühl bei dem, was sie tat.

Probier's mal mit der Fleshlight

Viele Frauen, die unter Vaginismus leiden, haben einen ungewöhnlich schlaffen Händedruck. Es fühlt sich an, als ob die Hand und mit ihr die ganze Person nicht greifbar ist, als versuchten diese Klientinnen, sich vor einer Art energetischer Penetration zu schützen, indem sie bei der Begrüßung «nach hinten» flüchten. Es kann durchaus vorkommen, dass ich in einer Sitzung den «spürbaren Händedruck» übe. Nicht selten stelle ich dabei fest, wie schwer das für diese Klientinnen ist.

Eine andere Übung, die ich in der Therapie nutze, entdeckte ich eher zufällig: die Arbeit mit der Fleshlight. Die Fleshlight ist eine Art künstliche Vagina aus Silikon, die in einer harten Kunststoffhülle eingebettet ist. Sie sieht wie eine übergroße Taschenlampe aus, daher auch der Name. An einem Ende ist sie offen, am anderen hat sie einen Schraubdeckel. Sie ist für den Penis gedacht. Männer können damit fast wie «in echt» masturbieren, ich empfehle sie für ihre «Stoßübungen».

Für Katharina wollte ich mit Hilfe der Fleshlight Vaginismus simulieren und ihr zeigen, wie sie mit einem Dildo in die Fleshlight eindringen kann. Mal mit, mal ohne Gel. Mal mit, mal ohne Deckel. Dabei sollte sie Unterschiede spüren, wie leicht oder schwer das Eindringen fällt. Wenn ich den Deckel der künstlichen Vagina löse, kann die vom Dildo verdrängte Luft entweichen, es entsteht beim Einführen ein Gefühl der Weite. Schraube ich ihn wieder zu, kann die Luft nirgends hin, es wird also enger in der Kunstvagina, genau wie bei einer Frau, die ihren Beckenboden um den Penis herum verspannt.

Wir legten sofort los. Ich holte diverse Dildos aus meinem Vorrat und das Gel dazu. Den großen fleischfarbigen Penis aus dem Pornogeschäft – mit den Adern und der auch sonst stimmigen Anatomie – hätte ich zwar gerne ausprobiert, war mir aber sicher, dass er zu groß für die enge Fleshlight sein würde. Nachdem Katharina und ich die kleineren Dildos spielend leicht einführen konnten, versuchten wir es schließlich doch: Wir schmierten Gel auf das gute Stück und zusätzlich auf die Fleshlight, um das unmöglich scheinende Eindringen doch etwas zu erleichtern. Wir ließen sogar den Deckel zu, um den strammen Beckenboden zu simulieren. Und? Der monströse

Penis glitt ganz leicht hinein! Ich weiß nicht, wer erstaunter war, Katharina oder ich. Die Klientin traute sich schließlich sogar, den Penis selbst in die Fleshlight rein- und rauszuführen, und erklärte, es zu Hause mit einem Finger bei sich versuchen zu wollen. Die neue Erkenntnis von Katharina: «Die Vagina ist wirklich sehr flexibel.»

Zu keinem Zeitpunkt war es nötig, ihr die herkömmlichen Dilatoren zu empfehlen; das sind Dildos in unterschiedlichen Größen, der kleinste ist so groß wie der kleine Finger, der größte hat einen normalen Penisumfang. Die Idee bei ihnen ist, dass eine Frau, die unter Vaginismus leidet, vorsichtig von einer Größe auf die nächste wechselt und sich langsam an diese gewöhnt. Ich selbst mag dieses Training nicht, es ist mir zu wenig organisch. Die Dilatoren wirken wie Stäbe. Sie sind glatt, kalt und unerotisch. Lieber arbeite ich mit einer Kombination aus anatomischer Aufklärung, Körperarbeit und dem Nachspüren eigener Wahrnehmungen. Dies führt dazu, dass das sexuelle System anspringt, neue entspannte Lust entsteht – und meist irgendwann auch Geschlechtsverkehr wieder möglich wird.

Zu Beginn hatte Katharina immer wieder von ihren Nächten auf der Piste erzählt, doch allmählich wurden diese Berichte weniger. Sie begann zu erkennen, was sie zuvor ausgeblendet hatte, fing an, anders über diese nächtlichen Eskapaden zu denken. Sie fühlte sich auf einmal schlecht, wenn sie mit anderen «herumfummelte». Sie würde ja ihren Partner hintergehen. Langsam übernahm sie Verantwortung für ihr Handeln, was zur Folge hatte, dass sich auch die Beziehung zu ihrem Ehemann besserte. Ihr wurde klarer, was sie an ihm hatte. Aber noch mehr Kinder? «Nein, danke!» Dabei blieb sie. Nach wie vor hatte sie keinen Geschlechtsverkehr. Wir hatten jedoch ein vereinbartes Ziel: die Penetration.

«Mochten Sie es früher, mit Ihrem Mann zu schlafen?», fragte ich.

«Ehrlich gesagt, den Sex mit ihm fand ich nie gut. Sein viel zu großer Schwanz stieß gegen meinen Muttermund.»

Ich musste schmunzeln – wie selbstverständlich sie mittlerweile über anatomische Tatsachen sprach, auch der Ausdruck von Ekel in ihrem Gesicht war spurlos verschwunden. Ich empfahl ihr, beim Sex ein Seidentuch um die Peniswurzel zu binden – der Penis dringt dann weniger tief ein. Das hat sich schon bei vielen Frauen bewährt.

In der nächsten Sitzung erzählte mir Katharina, dass sie endlich richtig mit ihrem Mann geschlafen habe.

«Und wie haben Sie verhütet?», fragte ich.

«Es war kurz vor meiner Periode», erklärte sie, «und mein Mann hat rechtzeitig rausgezogen.» Bei ihrer Angst, erneut schwanger zu werden, war das etwas verwunderlich, und jetzt kam auch wieder auf, wovon sie im Erstgespräch schon gesprochen hatte, nämlich sich womöglich sterilisieren zu lassen. Sie meinte, ein solcher Eingriff würde alles regeln.

Sehr gerne hätte ich mit Katharina weitergearbeitet, aber für sie war das Vaginismusproblem gelöst – sie konnte wieder Sex haben, und bald erfolgte auch ihre Sterilisation, wie ich erfuhr.

10

Sexuelle Systeme – Jonglieren mit vier Kugeln

n der Musik herrschen Intervallsysteme vor, in der Medizin Pulssysteme, es gibt politische Systeme, soziale Systeme, biologische Systeme, technische Systeme, sogar eine Systemtheorie gibt es. Und natürlich gibt es auch sexuelle Systeme. Die Sexualität eines jeden Menschen funktioniert nach einer gewissen Logik, je nachdem, was jemand bis jetzt erfahren hat. Als Therapeutin möchte ich das System meines Klienten und diese Logik verstehen. Warum kommt jemand beim Orgasmus zu früh? Wieso mag eine Frau den Penis ihres Mannes nicht, wohingegen andere Frauen zutiefst fasziniert sind von solch strotzender Männlichkeit? Warum wird das eigene Geschlecht als ekelerregend empfunden oder komplett ignoriert? Andere lieben ihr Geschlecht, insbesondere Männer sind oft fasziniert von ihrem Penis. Was steckt dahinter?

In dem von mir benutzten Modell aus dem Konzept des Sexocorporel sind vier Bereiche von Bedeutung. Sie werden als vier Kugeln dargestellt, die ein bewegtes Ganzes ergeben und mir bei meiner Arbeit eine klare Struktur bereitstellen:

1. Die **Kopf**kugel: Was denkt ein Mensch über Sexualität? Hat er Vorurteile? Schämt er sich? Welches Wissen oder Unwissen hat er?

2. Die **Paar**kugel: alles, was zwischen zwei Leuten passiert. Besteht eine Symbiose? Bauen sie Intimität auf? Reden sie miteinander? Können sie sich gegenseitig verführen? Lieben sie sich? Liegt die Beziehung im Argen?
3. Die **Wahrnehmung**skugel: Welche Vorlieben hat ein Mensch? Was erregt ihn genau? Hat er Phantasien? Empfindet er Lust? Ist Begierde da? Was prägt seine Sexualität?
4. Die **Körper**kugel: Gibt es medizinische Diagnosen? Medikamente? Viagra? Verhütung? Alkohol? Hormone? Wie spürt der Klient seinen Körper? Wie nutzt er seinen Körper bei Erregung? Besteht eine gute Durchblutung?

Diese vier Bereiche fließen ineinander. Geschieht etwas in einer Kugel, wirkt sich das auf die anderen aus und beeinflusst das gesamte System. Sie können sich das Modell wie ein Mobile vorstellen, das immer in Bewegung ist. Je nach «Wind und Wetter» drehen sich die Kugeln in ihrem Umfeld, sind groß oder klein, bunt, einfarbig und mehr oder weniger mit erworbenen Fähigkeiten oder «Leerstellen» gefüllt.

Das sexuelle System, das die Kugeln symbolisieren, entwickelt sich ein Leben lang. Bei jedem neuen Klienten ist es für mich (und für ihn) spannend, nach und nach zu entdecken, was seine Kugeln beinhalten und wo noch «Füllung» gebraucht wird. Erzählt ein Klient, so höre ich in den vier Kugeln zu. Denn sie geben die Struktur vor, nach der ich Antworten und Auskünfte sortiere beziehungsweise mir die nächste Frage überlege.

Von Kugel zu Kugel

Das größte Sexualorgan des Menschen ist – das Gehirn! Es befindet sich – logisch – in der *Kopfkugel*. Diese besteht aus kognitiven Komponenten wie Wissen oder Unwissen, Kenntnisse oder Vorurteile, die sich jemand im Laufe der Jahre in Bezug auf Sexualität angeeignet hat. All die Dinge, die von außen an eine Person herangetragen werden, zum Beispiel die sexualisierten Hochganzbilder aus der Werbung, religiöse oder moralische «Auflagen» und auch das Getrimmtwerden durch Erziehung, Gesellschaft oder Staat. Auf diese Weise entstehen Normen und meist sehr klare Vorstellungen davon, was von diesen abweicht. Sie können für ein angespanntes Verhältnis zur Nacktheit verantwortlich sein (Jennifer), für ein Unwohlsein in Bezug auf den eigenen Körper (Katharina oder Andrea). Ricardas Geschichte gehört ebenfalls hierher, denn auch sie bekam sehr präzise und einschränkende Vorstellungen von der Welt verpasst, wie Frauen und Männer in dieser miteinander zu agieren haben.

In der Kopfkugel findet sich natürlich ebenfalls das verbreitete Gefühl, «nicht gut genug zu sein», und die damit verbundene, oft extreme Scham. Sie ist meist ein Relikt aus der Kindheit, wenn man für Verhaltensweisen bestraft wurde, die für ein Kind doch ganz natürlich sind: wie zum Beispiel der nackte Tanz vor dem Spiegel.

Die Kopfkugel ist also voll von Überzeugungen, Werturteilen, Ideologien, Denkweisen und Idealbildern, die unsere Beziehungen und den Sex beeinflussen; der blinde Fleck, den ich mehrfach ins Spiel brachte, lagert ebenfalls hier.

Ein paar «Lebensweisheiten» aus der Kopfkugel:

«Ein Gentleman genießt und schweigt.»

«Männer wollen nur das eine.»

«Dumm fickt gut.»

«Rothaarige sind wilder.»

«Nach tausend Schuss ist Schluss.»

«Ordentliche Mädchen halten sich zurück.»

«Darüber redet man nicht.»

«Kein Sex vor der Ehe.»

Zum letzten Spruch habe ich eine klare Meinung: In meiner Küche, an der Wand direkt neben der Balkontür, verdeckt eine Postkarte eine kleine Unebenheit in der Wand. Darauf steht: «Keine Ehe vor dem Sex.»

In der Sexualtherapie ist es wichtig, kontraproduktive oder negative Kognitionen in der Kopfkugel im Bezug auf die Sexualität zu hinterfragen und neu zu bewerten. Denn: Neue Erkenntnisse öffnen die Tür für neue sexuelle Erlebensmöglichkeiten. Und für die Liebe. Das führt direkt zum nächsten Bereich.

In der *Paarkugel* dreht es sich um Beziehung, um all das, was abläuft, wenn ein Partner in der Nähe ist. Es geht hier um Beziehungsfähigkeit, Intimität, Liebesgefühl, Verführung und Kommunikation, aber auch um die erotische Kompetenz, die sich nicht so eindeutig zeigt. Ein gewisses Maß davon braucht aber jeder Mensch. Nicht wenige Klienten erklären mir in der Praxis, dass sie sich mit dem Partner, mit dem sie schon so lange zusammen sind, sexuell unsicher fühlen. Ihnen fehlt es an erotischer Erfahrung und Vertrauen in sich selbst und die eigenen Fähigkeiten (erotische Kompetenz). Dazu gehört, die eigenen Bedürfnisse zu kennen und diese auch angemessen zu kommunizieren, sich gern sexuell zu zeigen oder sich wohl zu fühlen beim Sex. Wer lieber im Dunkeln Sex hat, weiß genau, was ich damit meine. Entscheidend ist, sich daran zu gewöhnen, sich als sexuelles Wesen zu erleben und dies mit Genuss und Freude zu verbinden.

Im «technischen Bereich» sind verschiedene Qualitäten der Berührung relevant: streicheln, kneten oder sich mit dem ganzen Körper gegen den anderen pressen, über ihn gleiten, küssen, lecken, blasen. Je nachdem, wann welche Technik wie benutzt wird, werden unterschiedliche Stufen der Erregung erreicht.

Die Liebe an sich? Ja, auch sie gehört in diese Kugel – wenn sie denn vorhanden ist. Als Sexologin setze ich allerdings oft andere Prioritäten. Bei mir geht es vordergründig um Sex. Darum, wie man wieder guten Sex bekommt. Liebend oder nicht liebend. Wie man es eben mag.

Oft kann es sogar hinderlich sein, ein sexuelles Thema ausschließlich unter dem Blickwinkel der Liebe zu betrachten. Ein Beispiel: Nicht selten leiden Frauen darunter, keinen Orgasmus zu erleben. Besprechen sie ihr Leid mit ihrem Gynäkologen, bekommen sie oft zu hören: «Gibt es vielleicht Spannungen zwischen Ihnen und Ihrem Mann? Können Sie sich womöglich nicht fallenlassen?» Solche Aussagen stellen das Paar (und die Liebe) ins Zentrum, sie erfassen das Problem nicht als ein körperlich-technisches, was es jedoch oftmals ist. Viele sexuelle Probleme können völlig losgelöst vom Konzept der Liebe behandelt werden.

Betrachte ich ein Problem wie den fehlenden weiblichen Orgasmus aus der Perspektive der Kopf- oder Körperkugel, stelle ich oft fest, dass einfach Wissen fehlt oder naheliegende Möglichkeiten nicht genutzt wurden.

Bei einem Paar wiederum arbeite ich zwangsläufig mit zwei individuellen sexuellen Systemen, die miteinander agieren und sich in der Paarkugel treffen. Sie berühren einander und stimmen im besten Fall in weiten Bereichen überein. Was in dieser Kugel «passiert», sehe ich förmlich vor meinen Augen, wenn ich Paare vor mir sitzen habe.

Es gibt Systeme, die nahezu inkompatibel sind: Der Partner mag den Sex nicht, den der andere gerne hat. Das Paradebeispiel hierfür ist der Fetisch. Nicht selten versuchen Männer wie Frauen zu Beginn einer Beziehung, den anderen zu beeindrucken, und rücken aus diesem Grund nicht mit der ganzen Wahrheit heraus. Es wird etwa verschwiegen, dass Leder und Peitsche die Qual der Wahl sind. Zwei sexuelle Systeme in Einklang zu bringen kann manchmal herausfordernd sein.

Im dritten Bereich, der *Wahrnehmungskugel*, geht es um die persönlichen sexuellen Vorlieben, die eigene Lust und Erregung. Was habe ich gerne? Was macht mich an? Eine Sache ist, wie ich über etwas denke oder was ich mit meinem Partner beim Sex mache, eine andere ist: Was erregt mich wirklich? Ob das Geschlecht erregt ist (Körperkugel), sagt nämlich nicht immer etwas darüber aus, ob sich ein Klient tatsächlich erregt fühlt. Bei Männern gibt es eine hohe Übereinstimmung zwischen tatsächlicher körperlicher Erregung (Erektion) und dem Gefühl dazu, sie liegt bei etwa 50 Prozent. Bei Frauen sind es nur etwa 10 Prozent. Der Penis ist wie ein Barometer, an dem man (auch sein Besitzer!) ablesen kann, was gerade sexuell los ist. Der Vorteil dabei für Männer: Es bauen sich leichter sexuelle Leitbahnen im Gehirn auf, wenn die Wirkung von Reizen auf das Geschlecht unmittelbar verifiziert werden kann.

Auch das Begehren gehört in diesen Bereich. Wohin richte ich meine Lust? Was möchte ich? Was begehre ich? Begehren ist zielgerichtete Lust.

Sexuelle Phantasien sind ebenfalls in der Wahrnehmungskugel lokalisiert. Was genau ist darin für den Klienten erregend? Welche Rolle nimmt er ein? Ist er aktiv oder passiv? Schaut er zu oder handelt er? Bei Klaus, dem «Gesundheitsapostel», zeigte sich, wie die kleinen Filmchen im Kopf – wie bei fast jedem Menschen – ziemlich genau sein sexuelles System spiegelten. Sowohl in Klaus' Vorstellung als auch in seiner Wirklichkeit mit Beata ging es ihm um alles Mögliche, nur nicht um Penetration – passend zu seiner Erektionsstörung.

Eine letzte Komponente dieser Kugel ist die sexuelle Selbstsicherheit. Zeigt sich jemand gern als Mann oder als Frau? Wie ist es um das Selbstbild bestellt? Fühlt sich jemand wohl oder unwohl, wenn er sich mit anderen vergleicht? Fühlt er sich von Männern oder von Frauen angezogen? Auch die Geschlechtsidentität ist wichtig: Wie fühlt sich jemand in seinem Körper, wäre er lieber im Körper des anderen Geschlechts geboren worden?

In vierten Bereich, der *Körperkugel*, ist das biologische Geschlecht beheimatet. Ist jemand äußerlich (also körperlich) ein Mann oder eine Frau? Es geht um das angeborene Geschlechtsorgan, nicht um ein Gefühl dazu. Ebenfalls befinden sich ein Erregungsreflex und andere Erregungsquellen wie Geruch, Geschmack, Gehör, Sehen oder Berührung in dieser Kugel. Aber nicht nur die Ursprünge unserer Erregung sind von Belang, sondern auch, wie wir den Körper nutzen, um uns Lust zu verschaffen. Was machen wir mit ihm, wenn wir Sex haben? Bewegen wir uns? Schnell oder langsam? Spannen wir an? Wie atmen wir? Was tun wir mit unseren Händen, Mündern? Wodurch kann ich Gefühl und Genuss in die Höhe schießen lassen? Jeder kann davon profitieren, mehr vom eigenen und vom Körper des Partners zu wissen.

Hier gehört auch der Orgasmus hin! Für viele Frauen dauert es oft lange, bis sie gelernt haben, ihn auszulösen – weil sie ihren Körper kaum kennen, sich nicht erforscht haben oder eine ungünstige Technik für ihre Erregung nutzen. Nicht wenige Frauen zum Beispiel steigern ihre Erregung ausschließlich über Druck. *Archaischer Modus* wird das genannt, weil schon Kleinkinder sich so stimulieren (durch den Druck der Windel). Manche erwachsenen Frauen liegen bei der Selbstbefriedigung auf dem Bauch mit überkreuzten Beinen und drücken nur die Faust gegen die Klitoris, reiben gar nicht. Beim *mechanischen Modus* erregt sich jemand dagegen hauptsächlich über Reibung. Es gibt weiterhin einen *ondulierenden Modus*, bei dem man sich schlangenartig in alle Richtungen bewegt wie eine Tempeltänzerin, oft mit wenig Muskelspannung. Frauen in diesem Modus sagen oft, sie könnten nicht zum Punkt kommen (Orgasmus), obwohl sie sehr erregt sind. Ihnen fehlt das Archaische. Es gibt zuletzt noch einen bewegten, stoßenden Modus (auch «wellenförmiger Modus» genannt), bei dem alles in optimaler Abwechslung zwischen Spannung und Entspannung stattfindet. Ich beschreibe ihn später genauer. Diese verschiedenen Arten, sich zu erregen, bauen nicht aufeinander auf, sie bestehen nebeneinander und spielen häufig zusammen.

In der Körperkugel finden sich ebenfalls medizinische Faktoren: Krankheiten beispielsweise, die das Ausüben oder Erleben von Sexualität einschränken, Medikamente, die eingenommen werden und die Erregung oder Lust beeinflussen. Gerade bei älteren Klienten kann dies eine Rolle spielen.

Wie kugelt es praktisch? Ein kurzes Beispiel

Das Kugelsystem ist komplex, zur besseren Anschauung hilft ein Beispiel: Jan war Mitte vierzig und kam allein zu mir in die Praxis, sein Problem waren Erektionsstörungen. Er sprach über seine Beziehung, erzählte, dass er und seine Frau sich oft streiten würden. In meinem kleinen Buch notierte ich das Stichwort «Kommunikation», welche die Paarkugel betrifft. Weiter berichtete er mir, seine Eltern hätten Streitereien früher nicht toleriert und ihn und seine Geschwister geschlagen, wenn es mal laut geworden war. Hier tat sich etwas in der Kopfkugel, weil er sich eine bestimmte Vorstellung zum Thema «Streiten» gebildet hatte und es mit dezidierten (negativen) Konsequenzen verband.

Als Nächstes erklärte er, nach einem Streit könne er nicht mit seiner Frau schlafen, er hätte keine Lust. Das betraf die Wahrnehmungskugel. Bei einigen Männern lösen Unwägbarkeiten Erektionsprobleme aus, so als wüsste ihr Penis mehr als sie selbst. Manche versuchen verzweifelt, zu rubbeln und zu reiben, aber der Penis bleibt schlaff.

Ich hätte nun Vermutungen über die vorliegenden Zusammenhänge aufstellen, bewusst in jede der Kugeln «gehen» und nachfragen können. Unter Umständen würde ich dabei in allen vier Kugeln gleichzeitig arbeiten. Im Fall von Jan jedoch bat ich auch seine Frau dazu, um das Beziehungssystem des Paars zu verstehen, schließlich sollten ihre Streitereien aufhören. Erst danach, so meine Entscheidung, würde ich mich mit dem Erektionsproblem von Jan beschäftigen – sollte es dann überhaupt noch bestehen.

Sollten seine durch Streit ausgelösten negativen Assoziationen die Hauptursache für seine Anspannung gewesen sein (und damit für seine Erektionsschwierigkeiten), würde, sobald sich das Paar nicht mehr oder anders streitet, Entspannung eintreten. Der Teufelskreis wäre durchbrochen – Jan bekäme fortan leichter Lust und wahrscheinlich um einiges einfacher «einen hoch». Hätte er sich über die Jahre allerdings eine Erregungsmethode zugelegt, bei der er kaum atmet und sich wenig bewegt, und hätte er schon ein gewisses Alter, bestünde sein Erektionsproblem eventuell fort. Nicht nur Waschmaschinen, Keilriemen oder die Jeans leiern im Alter aus.

Auch Erektionen sind nicht mehr so stramm. Es würde dann darum gehen, Jans körperliche Erregung generell zu verbessern (Körperkugel). Das wiederum hätte Einfluss auf seine Stimmung (Kopf- und Wahrnehmungskugel). So würde ein «Engelskreis» angelegt, der für mehr Wohlgefühl und Entspannung sorgt.

Die Tour durch die Kugeln ist ausgesprochen simpel dargestellt und vermutet nur erste Zusammenhänge, doch sie verdeutlicht das Prinzip. Tatsache ist, dass ich jederzeit weiß, in welcher Kugel sich der Klient befindet. Dadurch kann ich gut erkennen, wo es Sinn macht nachzufragen. Und ich bekomme mit, wenn er oder sie plötzlich die Kugel wechselt, also ein bestimmtes Thema meidet oder umgeht – was oft geschieht.

Habe ich die Logik des sexuellen Systems eines Klienten nachvollzogen, erkläre ich ihm die Zusammenhänge, und er gewinnt Klarheit über sich und seine Situation. Nun steht im Vordergrund, das Spektrum seiner Möglichkeiten zu erweitern. Es geht um Veränderung. Wir steigen in die eigentliche Therapie ein.

Ran an den Penis!

«Da bist du wieder», stieß ich aus, als Andrea und ich uns in die Sessel fallen ließen. Es war eine der seltenen Gelegenheiten, bei denen ich sogar Kaffee gekocht hatte, er dampfte aus bunten Tassen.

«Ran an den Penis!», sagte ich, nachdem wir einen Schluck getrunken hatten. Die braune Papiertüte mit den Silikonpenissen lag schon auf dem kleinen dänischen Designertisch neben meinem Platz bereit. Ich nahm sie und raschelte damit ein wenig, was sofort zur Folge hatte, dass Andrea nicht mehr ganz so

entspannt wie am Anfang dasaß. Dann fischte ich einen mittel-
großen Penis aus der Tüte und lehnte mich etwas vor.

«Die Nacht der schlaffen Horrorpenisse», flüsterte ich mit
verheißungsvoller Miene und warf im selben Moment den
Penis in ihre Richtung. Volltreffer. Sie griff ihn. «Iiih!» Dieser
kleine Aufschrei war genau der Grund, warum ich mit ihr in
dieser Stunde in der Körperkugel arbeiten wollte. Es sollte Einfluss auf ihre Kopf- und ihre Wahrnehmungskugel haben.

«Magst du ihn?» Ich machte ein ernstes Gesicht.

«Irgendwie nicht so … obwohl er sich eigentlich ganz ku-
schelig anfühlt.»

«Hm.» Ich wartete ab, während sie vorsichtig am Penis rum-
fummelte.

«Ich mache mir oft Sorgen, dass ich Holger nicht richtig an-
fasse», sagte sie nach einer Weile.

Ich beschloss, Andrea die Anatomie des Penis zu erklären,
machte sie dabei auf die Hoden aufmerksam, die sehr viele
Frauen beim Sex auslassen (viel zu sensible Teile, denken sie).
Dabei mögen es Männer, dort und am Damm angefasst, geküsst
oder geleckt zu werden. Gewusst wie! Andrea war darüber sehr
überrascht. Sie fing an, Fragen zu stellen: «Wo ist ein Penis am
empfindlichsten? Ist es bei allen Männern gleich?» Während
ich eine Frage nach der anderen beantwortete und noch Zu-
sätzliches erklärte, verlor Andrea nach und nach ihre Scheu.
Den weichen Silikonpenis hielt sie ganz ruhig in der Hand.

Mir fiel ihre Hausaufgabe aus der letzten Sitzung zu ihrem
eigenen Geschlecht ein: «Einen ausgiebigen Blick nach unten
werfen.» Ich hatte auch vorgeschlagen, dass sie sich vielleicht
mit einigen Fingern nach innen wagen könnte, nachdem sie
sich außen erkundet hatte. Sie wollte aber lieber einen Dildo
nutzen, wenn es so weit kommen sollte, hatte aber keinen –
weswegen ich als Ersatz eine herkömmliche Karotte vor-

geschlagen hatte. Darüber konnte sie ein Kondom ziehen, das ich ihr auch schon mitgegeben hatte. Ich hatte sie aber ausdrücklich darauf aufmerksam gemacht, dass sie ihre «Blick nach unten»-Übung erst fortsetzen sollte, wenn sie Muße dazu fand (warmes Zimmer, leise Musik, frisch gebadet ... keine Kinder in der Nähe).

Um Andrea ein wenig in die richtige Richtung zu bewegen, fragte ich sie, wie es sich anfühlte, wenn Holger sie anfasste.

«Es ist wie ein Pulsieren an der Öffnung, an den Lippen. Und wenn er weiter mit den Fingern reingeht, ist es, als ob ich pinkeln müsste.»

Das sagen viele Frauen, denn direkt am Scheideneingang, wenige Zentimeter im Inneren, befindet sich Prostatagewebe. Das Prostatagewebe verfügt über zahlreiche Drüsen und Gänge, die rund um die Harnröhre und neben der Harnröhrenöffnung in die Schleimhaut münden. Solange leichter Druck mit den Fingern auf dieses Gewebe vom Gehirn mit Pinkeln verbunden wird, entsteht kaum sexuelle Lust. Diese kommt erst ins Spiel, wenn das alte Muster (Pinkeln) nicht mehr als Erstes greift, sondern die sexuelle Lust. Wird ein bisschen geübt, geschieht dies auch.

«Andrea, du siehst aus, als würdest du es mögen, wenn Holger dich berührt, stimmt das?»

«Ja.»

«Wie geht es dann weiter?»

«Er streichelt an der Scheide und ...»

«Entschuldige, dass ich dich unterbreche, aber meinst du wirklich die Scheide? Ich denke, du meinst das Äußere, das ist die Vulva.»

«Ach ja, das hatte ich vergessen!» Dann setzte sie ihre Beschreibung fort: «Ich habe die Beine lang ausgestreckt und überschlagen, und dann gibt es ein Zittern und Zucken, da muss ich dann aufhören. Ich bin mir sicher, da geht noch mehr, dafür müsste ich wohl nur meine Beine öffnen …»

«Ist das Zittern und Zucken angenehm?»

«Eigentlich schon, gerade wenn es anfängt. Und wenn Holger mit den Fingern reingeht, ist es toll. Aber danach presse ich die Beine noch stärker zusammen, und auf einmal tut es weh, als wäre es zu eng. Meine Gynäkologin sagt, es ist normal in meinem Alter, dass Frauen enger werden.»

Andrea war ins Reden gekommen, worüber ich mich sehr freute. Trotzdem musste ich intervenieren. Wenn ich als Therapeutin Falschwissen nicht entkräfte, wird es zu handfesten Tatsachen. «Moment mal! Dieses Engwerden im Alter ist einer der vielen Mythen, die über das weibliche Geschlecht kursieren. Es stimmt so nicht. Im Alter verliert die Scheide zwar an elastischem Gewebe, und wenn sie nicht ab und an gedehnt wird, kann sie tatsächlich schrumpfen. Haben Frauen also jahrelang keinen Geschlechtsverkehr, kann es in der Tat so eng werden, dass man nur noch mit dem Finger reinkommt. Aber solange eine Frau immer mal wieder Verkehr hat, trifft das für sie nicht zu.»

Andrea schaute mich ungläubig an, ihre Frauenärztin hatte doch Gegenteiliges behauptet.

Ich fuhr fort: «Frauen in der Menopause oder danach, die eine Weile Single waren, empfehle ich, vor dem ersten Sex ein bisschen mit der Scheide zu spielen, um sie wieder an Besuch zu gewöhnen. Aber so alt bist du noch längst nicht.» Ich schaute Andrea an, um ihre Reaktion mitzubekommen; es war wichtig, dass sie verstand. «Ich denke, dein Engegefühl kommt daher, dass du anspannst.»

«Das kann gut sein», antwortete sie.

«Es scheint, als ob du dich gut wahrnehmen kannst: Du spannst an – und spürst Enge. Und was machen wir jetzt damit?»

«Ich muss aufhören anzuspannen?»

«Müssen muss hier niemand etwas. Aber wir machen jetzt erst mal eine kleine Übung, wo wir deine Faust als Modell für deine Vulva und Scheide nutzen!» Ich zeigte Andrea meine locker geschlossene Faust und bat sie, ihre Hand genauso zu formen.

Bei vielen Klientinnen arbeite ich mit der eigenen Faust, um die Vulva und später das Hineingleiten zu simulieren. Wir schauen auf die Daumenseite der Faust: Der obere Knöchel, der zum Zeigefinger gehört, ist die Klitoris-Perle. Der eingerollte Zeigefinger ragt ins weiche Gewebe (in die Handfläche) und bildet den Eingang zur Vulva. (Machen Sie ruhig mit!) Mit Hilfe dieses Modells kann mir eine Frau ziemlich genau erklären, wie sie sich anfasst und streichelt (ich mache das meist auch mit). Außerdem kann sie mit einem Finger ihrer anderen Hand in diese «Schnecke» reingleiten.

Bei Andrea ging es mir darum, genau wie bei Katharina mit dem Fleshlight, dass sie Unterschiede feststellte. Zuerst sollte sie in die weiche und entspannte, aber noch geschlossene Faust hineingleiten, danach in eine kräftig angespannte. Dann holte ich die Tuben mit Gleitflüssigkeit raus, ließ sie Faust und Finger damit einschmieren und die Übung wiederholen. Je mehr Andrea die Faust schloss und anspannte, umso schwerer wurde es, in sie hineinzugleiten – auch Gel änderte daran nichts.

Jetzt gerade spannte Andrea ihre Faust sehr an.

«Siehst du, wie deine Faust blutleer wird, wenn du das machst?» Sie nickte. «Das natürliche Feuchtwerden bei Erregung kommt zustande, weil kleine Gefäße im Untergewebe der Vagina, die gut durchblutet werden, sich erweitern und dabei Flüssigkeit abgeben.» Ich ließ meine Erklärung einen Augenblick lang wirken, und so langsam dämmerte es Andrea, während sie ihre blasse Faust anschaute.

«Oh, dann kann es ja nichts werden, wenn ich meine Beine so anspanne.» Sie sah regelrecht erleichtert aus.

«Auf den Punkt gebracht!»

Sie nahm sich bis zur nächsten Sitzung vor, die Beine beim Sex nicht mehr übereinanderzuschlagen und zu beobachten, wie es sich in dieser neuen Stellung anfühlte.

Andrea öffnete ihre Faust und wischte sie mit einem Taschentuch sauber, danach ergriff sie, wie von selbst, erneut den Silikonpenis, der noch neben ihr auf dem Sofa lag.

«Mit einundzwanzig habe ich mich entjungfert», sagte sie plötzlich. «Ich habe mir dazu irgendeinen Jungen gesucht, fünfundzwanzig war der und ziemlich gut aussehend. Es hat nicht weh getan, ich habe nur keine Lust gespürt. Es war wie eine Konfrontationstherapie. Ich wollte es hinter mich bringen.» Andreas Augen leuchteten, es schien ihr eine gute Energie zu geben, daran zu denken, dass sie damals die Kontrolle über ihr Tun gehabt hatte.

«Wie meinst du das mit der Konfrontationstherapie?», hakte ich nach. Das Wort war ihr hart und direkt über die Lippen gekommen, fast brutal hatte sie es ausgestoßen.

Andrea neigte ihren Kopf. «Meine Freundinnen hatten alle schon ihr erstes Mal gehabt, nur ich hatte große Angst davor. Ich hoffte, dass ich danach anfangen würde, Sex zu mögen. Das war aber nicht der Fall.»

«Das hört sich an, als wäre dein Vorgehen sowohl eine gute als auch eine schlechte Idee gewesen.»

«Es war okay. Ich fühlte mich danach aber nicht wie eine Frau, so wie ich es erwartet hatte, sondern immer noch wie ein Kind.»

«Wie war es, als du Busen bekamst? Das ist ja etwas sehr Weibliches.» Andrea hatte mehrfach erklärt, ihren Körper nicht zu mögen.

«Ich mochte meinen Busen sehr.» Sie strahlte. «Doch ich erlaubte mir dieses Gefühl nicht.»

Schließlich – sie war jetzt ganz in der Wahrnehmungskugel – erzählte sie mir, wie sie es früher gehasst hatte, wenn ihr Vater vor ihren Augen der Mutter mit einem frechen Grinsen an den Busen gefasst hatte. Die Mutter «revanchierte» sich, indem sie dem Vater in den Schritt griff und meinte: «Na, magst du das etwa?»

Der Vater hatte Andrea gegenüber zudem einmal gesagt: «Schönes Kleid, Schnuckelbienchen, aber gab es das nicht in deiner Größe?»

Mich wunderte es danach nicht, als Andrea meinte, sie hätte sich in ihrer Pubertät so angezogen, dass niemand ihre neuen Formen, ihre Weiblichkeit, sehen konnte.

Sie sagte: «Mein Vater war der Böse, meine Mama das Opfer.»

Das gab mir zu denken. Denn Klienten erwähnen häufig das weniger problematische Elternteil zuerst und sprechen in der Folge fast nur noch von diesem. Bei Andrea war das der Vater gewesen, er hatte in ihrer Sicht ein Verhalten an den Tag gelegt, das alles andere als liebevoll war. Doch als das Bild von ihrer Mutter im Laufe der Sitzungen nach und nach mehr Form annahm, war es fast das unschönere. Andrea versuchte zwar, mir ihre Mutter als Opfer zu verkaufen, sie war es aber ganz und gar nicht. Es mit einer abfälligen Bemerkung und einer Hand direkt in den Schritt zu quittieren, wenn ihr Mann ihr an den Busen ging, war keine sehr opfertypische Reaktion. Dazu passte auch folgende Geschichte: Andrea hatte sich nach einem Streit mit der Mutter in ihr Zimmer eingeschlossen, doch diese brachte sie mit samtweicher Stimme dazu, die Tür zu öffnen. Als die Tür schließlich aufging, schlug sie auf ihre Tochter ein.

«Es war aber nur einmal», entschuldigte Andrea ihre Mutter. Immer wieder greifen dieselben Mechanismen. Symbiotische Kinder (jetzt erwachsen) können es kaum aushalten, die Schuld dahin zu weisen, wohin sie gehört: zu den Eltern.

«Braucht es mehr als einmal, damit es als absichtlich und böse gelten kann?», fragte ich. «Wusste deine Mutter, wie du es empfinden würdest, so frech reingelegt zu werden?»

Andrea nickte.

Die Mutter war kein Opfer, sie hatte ein Täterverhalten an den Tag gelegt. Und noch etwas fiel Andrea ein: Bei einem gemeinsamen Urlaub hatte die Mutter ihre damals siebzehnjährige Tochter beim Knutschen und Fummeln heimlich beobachtet und sie später damit konfrontiert. Auch nicht gerade die feine hanseatische Art – Andrea musste fortan mit der Vorstellung leben, wie die Mutter ihr bei ihren ersten Pettingversuchen zugeschaut hatte. Ich konnte regelrecht sehen, wie sie der Gedanke immer noch anekelte. Kein Wunder: Die Mutter hatte sich grenzüberschreitend in die Sexualität ihrer Tochter hineingedrängt.

«Kinder sind weniger wert, Erwachsene gewinnen immer», so beschrieb Andrea zusammenfassend die Erfahrungen, die sie in ihrer Kindheit gemacht hatte. Ich ließ diesen Gedanken stehen und kehrte zu meiner Beobachtung zurück.

«Spürst du, wie dein Körper an Spannung zunimmt, wenn du von deiner Mutter sprichst?»

Sie nickte, während sie weiter mit dem Penis spielte. Sie schien es nicht zu bemerken.

«Hast du es zwischenzeitlich mal mit der Karotte versucht?» Ich wollte, wenn es auch ein großer Sprung war, zum eigentlichen Thema zurück: das weibliche Geschlecht. Ich dachte, dass Andreas innere Unruhe sogar helfen könnte, etwas in Bewegung zu bringen und zu verändern. Als ahnte sie mein

Vorhaben, schaute sie mich fast trotzig an, ließ dann aber ihre Abwehr fallen. Es war zu spät für Geheimnisse.

«Es ist ziemlich kalt gewesen … tat fast weh …», sagte sie.

«Wie meinst du das – kalt?»

Sie habe sich zunächst davor gedrückt, die Karotte einzuführen, erzählte sie. Vergangenes Wochenende habe sie es dann aber doch «in Angriff» (so fühlte es sich wohl für sie an) genommen. Sie hatte die Karotte aus dem Kühlschrank gefischt und ohne Kondom in ihre Vagina geschoben. Kurz hatte sie sich gefragt, ob die Möhre nicht zu kühl sein könnte, diesen Gedanken dann aber fallengelassen.

«Ich mochte es gar nicht.» Sie schaute mich an, als würde sie die Übung für völligen Quatsch halten.

«Warum nicht?»

«Weil es … kalt war. Das tat fast weh.»

«Ach was!» Ich musste laut loslachen. Und Andrea lachte mit. Es war befreiend und absurd zugleich. Wie wenig doch manche Frauen ihr Geschlecht wertschätzen. Hätte sie ein positives, wohlwollendes Gefühl zu ihrer Vulvina gehabt, hätte sie sie kaum schockgefrieren wollen.

Ihre «kühle» Erfahrung nutzte ich, um ihr deutlich zu machen, wie unsensibel sie mit ihrem Geschlecht bisher umgegangen war. Sie hatte danach fast ein schlechtes Gewissen, was ich auch angebracht fand. Warum schob sie sich die Karotte kalt rein, wenn sie doch vorher eine warnende Intuition gehabt hatte? Ihr wurde langsam klar, wie sie sich daran gewöhnt hatte, über eigene Empfindungen hinwegzusehen, sie einfach zu ignorieren. Sie überlegte, die Karotte vor dem nächsten Versuch etwas weich zu kochen und lauwarm einzuführen.

«Hhhmmmm», sagte sie dazu. «Topfgemüse!»

Ich grinste und fragte mich, ob beim nächsten Versuch wohlmöglich Verbrennungsgefahr bestand.

Weiterhin beobachtete ich, wie sie den hautfarbenen Penis in den Händen knuddelte und knuffte. Fast zwanzig Minuten lang, mittlerweile bog sie ihn vorsichtig hin und her, wie nebenbei, streichelte und hielt ihn wie ein Schnüffeltuch. Ein wahrer Handschmeichler.

Plötzlich fiel es ihr auf. «Oh, ich sitze hier die ganze Zeit mit dem Penis!» Ein Ausdruck der Verwunderung und Freude lag auf ihrem Gesicht.

«Ja, und ich wollte dich dabei nicht stören», sagte ich fröhlich.

Danach legte ich mir – aus einem spontanen Einfall heraus – selbst einen der Penisse aus der Tüte auf den Bereich meines Venushügels; ich trug, wie fast immer, eine Jeans. So etwas hatte ich mit den Silikonpenissen noch nie gemacht. Es fühlte sich aber wunderbar an, den «eigenen» Penis da liegen zu sehen, ihn zu berühren, zur Seite zu schieben und halten zu können, warm und weich. Ich machte Andrea darauf aufmerksam. Es war ein wohliges Gefühl, und ich konnte mir auf einmal körperlich ausmalen, warum dieses Anhängsel so wichtig für die meisten Männer ist. Andrea ging es genauso, da saßen wir nun beide entspannt mit unseren dicken, weichen Penissen im Schoß.

«Kannst du dir vorstellen, so mit deiner Vulvina umzugehen?», fragte ich. «Und mit dem Penis deines Mannes?»

«Selbstverständlich!»

Ich bekam den Eindruck, dass dies der Wahrheit entsprach, denn Andrea mochte sich kaum von dem Penis trennen.

«Ich habe fertig», sagte ich und beendete die Sitzung.

Drei Wochen später mailte Andrea:

Liebe Ann-Marlene!
Ich muss dir unbedingt erzählen, wie es mir ergangen ist. Ich war nach meinem (eiskalten!) Erlebnis noch nicht wirklich be-

reit, mir ein weiteres Mal irgendwas unten reinzuschieben. Aber ganz spontan habe ich am Freitagabend, als Holger mit den Kindern im Schwimmbad war, beschlossen: Jetzt oder nie, was soll's? So kann es nicht weitergehen! Stichwort: Karotte. Irgendwie war ich richtig heiß und habe es versucht. Es war komisch, mich selbst anzufassen. Ich bin aber drangeblieben, und was soll ich dir sagen: Ich bin in den nächsten Tagen der Karotte treu geblieben. (Nicht immer koche ich nur Tee, wenn Holger mit dem Hund abends rausgeht!)
Und nun: ES KLAPPT! Es ist der HAMMER! Ich kann mich zum Orgasmus bringen. Und das nicht nur einmalig!

Ein gut gerührter (nicht geschüttelter) Cocktail aus Neugierde, Mut, Durchhaltevermögen und Entspannung wirkt manchmal Wunder. Andrea hatte gerade ihr neues Lieblingsgetränk entdeckt und würde Holger bald zu einem Date ganz ohne Eiswürfel einladen. Wobei: Auch diese können, wenn richtig eingesetzt … Uhmm.

Die Vorreiter

Viele Sexualforscher und -aufklärer haben es möglich gemacht, dass ich heute so therapieren kann, wie ich es tue. Pioniere waren unter anderem die Schottin Marie Stopes, deren Buch 1918 zunächst von mehreren großen Verlagen abgelehnt wurde, da ihnen das Thema zu brisant war: *Married Love or Love in Marriage* («Verheiratete Liebe oder Liebe in der Ehe»). Stopes schrieb darin über den Sex und wie die Lust der Frauen und ihr Eisprung zusammenhingen.

Alfred Charles Kinsey erwähnte ich schon. Er war eigentlich

Professor für Zoologie, ein Insektenforscher. Irgendwann bekam er den Auftrag, Eheberatung für Studenten zu machen, und das inspirierte ihn derart, dass er sich bald nur noch mit Menschen und ihrer Sexualität befasste. Er führte die ersten großen empirischen Studien zur Sexualität durch und legte damit den Grundstein für die wissenschaftliche Sexualforschung. So entwickelte er Fragebögen und beobachtete, hinter einem Vorhang versteckt, was genau physiologisch beim Sexualakt passierte. Von ihm bezahlte Prostituierte hatten dafür mit männlichen Probanden Sex. Er wurde dafür heftig angefeindet und diskreditiert, doch seine Studien haben in der Sexualwissenschaft bis heute nichts von ihrer Gültigkeit eingebüßt.

In den siebziger Jahren traten die Sexforscher Virginia Johnson und William Masters in Kinseys Fußstapfen. Über viele Jahre hinweg beobachteten sie den Sex noch genauer als der einstige Insektenforscher. Tausende von Freiwilligen waren unter Laborbedingungen mit Elektroden verkabelt, die verrieten, wie der Sexualakt ablief. Die dafür notwendigen Apparaturen hatten sie zum Teil selbst entwickelt. Anhand ihrer Studien entwickelten Johnson und Masters ihr berühmt gewordenes Modell der Erregungsphasen.

All diese Sexualforscher beschrieben, von ihren jeweiligen gesellschaftlichen und wissenschaftlichen Vorstellungen geprägt, Modelle von sexuellen Systemen. Über Jahrzehnte hinweg wurden diese immer vollständiger und umfassender. Mittlerweile sind wir bei einer neurobiologischen Sichtweise angekommen: Erst wenn sich auch im Gehirn etwas verändert, kann Sexualtherapie erfolgreich sein.

11

Komm jetzt:
Männer und ihre Körper

Frau Henning! Wussten Sie, dass die Dauer der Kohabitation multiplikativ steigerbar ist durch Modulation des Erregungszustands des Penis? Mit sequenziell jeweils hoher Friktionsfrequenz und nachfolgender Frequenzverlangsamung bleibt die Kohabitation zunächst ohne Ejakulation! Hochachtungsvoll B.

Sie haben schon öfter eine E-Mail an mich gelesen, diese möchte ich für Sie übersetzen: «Variieren Sie zwischen langsamem und schnellem Stoßen, können Sie Ihre Erregung steuern und so den Geschlechtsverkehr beliebig verlängern!» Genau darum soll es jetzt gehen.

Darf ich vorstellen: Alan (35), Roland (46), Harald (65) und Simon (24) – vier Männer, mit denen ich hauptsächlich über die Körperkugel gearbeitet habe und tolle Resultate erzielte.

Der so früh kam

Draußen war es noch stockduster, wenn Alan den Winter über stets morgens um sieben in die Praxis kam. Pünktlich, auf die Minute genau. Er, der Rechtsanwalt, wollte nach unseren Sitzungen um neun in seinem Büro sein. Alan arbeitete in der

Kanzlei seines Schwiegervaters in spe, geplant war, dass er diese irgendwann übernehmen sollte. Bei jedem seiner Termine ließ er sich immer auf genau denselben Platz nieder – er hatte sich das rote Sofa ausgesucht. Der Anzug, den er trug, saß jedes Mal tadellos, und um sein perfektes Styling zu vollenden, bevorzugte er weiße Hemden und dezent gestreifte Krawatten. Er sah gut aus, insbesondere mit seinen dunklen Locken, denn sie hielten sich hier und da nicht an die Etikette, obwohl er bestimmt immer wieder versuchte, sie mit diversen Gels zu erziehen. Diese kleinen Störenfriede!

Auch seine Aktentasche hatte einen festen Platz, er stellte sie neben sich auf den cognacfarbenen Holzfußboden, auf einen Brandfleck in der Maserung. Irgendjemand musste dort, bevor ich die Räumlichkeiten übernommen hatte, eine Zigarette ausgetreten haben. Ich verbuchte den Fleck unter Charme und Leben, aber mein Eindruck war, dass Alan nicht gerade auf Flecken stand. Es schien, als müssten diese entfernt werden, sie passten nicht zu seiner Vorstellung einer geordneten Welt.

Analog zum frühen Termin war Alans Problem: sein frühes, vorzeitiges Kommen beim Geschlechtsverkehr, auch Ejaculatio praecox (EP) genannt. Erst seit eineinhalb Jahren war er mit Jacqueline zusammen, seiner zweiunddreißigjährigen Freundin, die ihn einmal zu einer Sitzung begleitet hatte, eine rothaarige, selbstsichere Frau mit grünen Augen und Sommersprossen, die ihr Leben gut im Griff hatte. Sie arbeitete als Cutterin beim Film und mochte, wie sie erklärt hatte, viel und ausgiebigen Sex.

«Zu früh kommen» – dieser Ausdruck deckt eine Menge ab. Zu früh kommen kann bedeuten, dass ein Mann es kaum schafft einzudringen, bevor er kommt, es kann aber auch heißen, dass mehrere Stöße und manchmal sogar minutenlanger Sex möglich sind. Natürlich gibt es auch eine handfeste medizinische Definition von vorzeitigem Samenerguss. Bei ihr geht es nicht um Minuten oder Anzahl von Stößen, sondern einzig und allein darum, dass ein Mann nicht in der Lage ist, den Zeitpunkt der Ejakulation beim Verkehr hinauszuzögern – er kommt früher, als er und seine Partnerin es für befriedigenden Sex gut finden.

Ich habe eine eigene, leicht abgewandelte Definition für das EP-Problem: Ein Klient leidet darunter, dass er den zeitlich ausgedehnten Sex, den er haben möchte, nicht haben kann. Ich sehe das Ganze als etwas sehr Subjektives. Dazu noch ein interessanter Gedanke: Im Laufe der Evolution könnten die Frühkommer die Superhelden gewesen sein. Sie überlebten, weil sie nicht ewig am Vögeln waren und währenddessen von ihren Feinden hätten überrascht werden können. Für die Fortpflanzung reichte es schließlich völlig aus, dass die Samen reingeschossen wurden, verlängerter Genuss spielte keine Rolle.

Alan erzählte: «Schon auf dem Weg rein in die Vagina habe ich meinen Orgasmus. Nur an guten Tagen schaffe ich es, bis zu einer Minute durchzuhalten.» Er war traurig und auch enttäuscht darüber, in wie vielen Situationen seine frühe Ejakulation die Freude am Sex für ihn und seine Freundin eingeschränkt hatte. Und es noch immer tat. «Das typische Wochenende im Bett, an dem man erst frühstückt und dann stundenlang Sex miteinander hat, ging bei mir nie.» Wenn sich auf seinem Gesicht auch nicht viele Emotionen spiegelten, so spürte ich doch eine große romantische Sehnsucht in ihm.

«Ist es bei Ihnen anders, wenn Sie Selbstbefriedigung machen?», fragte ich.

Alans Augen hellten sich auf. «Ja, und auch bei Blowjobs. Und wenn der Sex spontan passiert. Dann habe ich gar keine Zeit, mir vorher irgendwelche Gedanken zu machen.» Alan hatte bisher jeder seiner Partnerinnen gleich zu Anfang ihrer Beziehung zu verstehen gegeben, dass er beim Sex zu früh komme, in der Hoffnung, seine Anspannung würde auf diese Weise von ihm abfallen und er etwas länger durchhalten. Dem war aber nicht so, nie hatte es mit seiner Strategie geklappt.

Alans Beschreibungen waren ein perfektes Beispiel dafür, wie ein Teufelskreis funktioniert: Der Klient meint zu wissen, was passieren wird, und bekommt Angst davor. In Erwartung dieses schlechten Ausgangs spannt er besorgt an, und schon geschieht genau das, was er nicht wollte. «Es kommt» noch schlimmer: Seine Ängste haben sich bestätigt – beim nächsten Mal wird er sich also die gleichen, wenn nicht gar größere Sorgen machen.

Bei jeder Art von Befürchtungen – also auch bei der Angst, zu früh zu kommen – ist das Warnsystem im Gehirn alarmiert. Es aktiviert die drei Möglichkeiten des Umgangs mit der potenziellen Gefahr: weglaufen, angreifen oder erstarren. Für welchen Weg man sich – mehr unbewusst als bewusst – auch entscheidet, eines ist klar: Für Genuss und Entspannung ist jetzt gerade definitiv keine Zeit! Die Amygdala meldet Gefahr, der Beckenboden zieht sich zusammen, und eventuelle Erektionen müssen schnellstmöglich abklingen. Das heißt: «Sofort abspritzen!» Meine Assistentin Anika meinte einmal dazu: «Es flieht sich schlecht mit einem Ständer.»

Ich wollte von Alan noch Näheres dazu erfahren, wann seine Anspannung, seine Ängste am stärksten waren. Bevor ich ihn aber fragen konnte, sagte er: «Einige Stellungen funktionieren besser als andere. Löffelchen oder Missionar auf der Seite geben mir mehr Stoßzeit. Ich habe auch versucht, mich abzulenken, indem ich an langweilige Leute dachte oder rückwärts zählte. Wie bei den Schafen, wenn man nicht einschlafen kann, nur umgekehrt. Beides hat nichts gebracht.»

Das glaubte ich ihm sofort. Besteht das Problem bei vielen

Männern, die zu früh kommen, doch gerade darin, mit ihrer Aufmerksamkeit *nicht* beim Penis zu sein. Wenn sie zählen oder an Langweiliges denken, hoffen sie, so ihre Erregung zu mindern. Um gegenzusteuern, muss ein Mann aber mit seiner Aufmerksamkeit bei seinem Penis sein. Das Zählen wird sonst eher zum Countdown, löst *gerade* den Orgasmus aus!

Anhand einer Zeichnung erklärte ich Alan, wie sich seine Anspannung im Unterleib auswirkt. Eine einfache Zeichnung eines Mannes mit rundem Bauch, Po und Penis machte deutlich, wie eine richtige Druckkammer entsteht. Nach oben hin bildet das Zwerchfell den Deckel, der Beckenboden, einmal rundherum bis zum Hintern, den Kessel an sich. Alles zieht sich zusammen. Im Kessel steigt der Druck immer mehr. Auch Oberschenkel, Schulter und Nacken (eigentlich alle großen Muskelgruppen) helfen schließlich mit, vermehrt Spannung im Körper zu erzeugen. Bis es anfängt, «im Kessel» zu brodeln und der Mann kommt. Wer das nachvollziehen will, mache mit beiden Händen eine stramme Faust; die Arme sind ebenfalls maximal angespannt. Es dauert nur wenige Sekunden, bis das Kommando im Kopf ertönt: «Komm! Lass los!»

Alan beschrieb sein Problem sehr differenziert. Ohne die Zusammenhänge zu kennen, hatte er einiges von allein herausbekommen. Seine Strategien zur Lösung (Stellungen und Rückwärtszählen) kannte ich schon von anderen Klienten, obwohl sie nie ausgereicht hatten, um EP endgültig beizukommen. Ein wichtiges Keyword war nun aber längst gefallen: Muskelspannung!

Männer haben generell einen höheren Muskeltonus als Frauen. Zusätzliche Anspannung erfolgt durch einen stressigen Alltag. «Wir beißen uns durch», heißt es da bei den Männern. Oder: «Wir reißen uns zusammen.» Ist der Kiefer angespannt, ich sagte es schon mal, wird auch eine Spannung im Beckenboden ausgelöst. Nur merken wir das meist nicht. Weiterhin macht uns etwa das stundenlange Sitzen vor dem Computer verkrampft und unbeweglich. In einem Körper, der dauerhaft angespannt ist, kann sich generell kaum Erregung verteilen, auch beim Sex nicht. Dazu passte, dass Alan meinte, sein Höhepunkt sei in der Regel kurz. «Nur manchmal, wenn das Vorspiel länger ist, sind die Orgasmen grandios.»

Fünf Monate kam Alan zur Therapie, und oft arbeiteten wir körperlich (angezogen und ohne Anfassen). Bei vielen Klienten geht es darum, den eigenen (nicht nur sexuellen) Körper wieder zu fühlen. Eine genaue und feine Wahrnehmung kann gelernt werden. Alan sollte seinem Penis im Laufe unserer Treffen zu Hause mehr Aufmerksamkeit schenken, ob unter der Dusche oder im Bett (eine Hand drauflegen). Bei der Masturbation sollte er lernen, mit der Erregung zu spielen, um herausfinden: Wie fühlt sich was an? Gibt es bei meinem Penis Unterschiede in der Empfindung? Er sollte sein gutes Stück bewusst kennenlernen.

Unbedingt wollte ich auch seine eindeutige Kieferspannung lösen. Er begann damit, seinen Kiefer in alle Richtungen zu bewegen. Mit weit offenem Mund gähnte Alan und streckte die Zunge heraus. So wurde gleichzeitig sein Beckenboden gelockert. Zudem bat ich ihn, zu beobachten, wie sehr er den Kiefer beim Sex anspannte. Er wusste sofort, was ich meinte: «Ich spanne alles an, auch wenn ich mich selbst befriedige. Ich presse die Zunge an den Gaumen, presse die Kiefer zusammen und atme kaum. Die Hoden ziehen sich richtig hoch, es ist wie ein konzentriertes Festhalten.» Als ich später seine Freundin Jacqueline dazu befragte, nickte sie und meinte, er würde beim Sex «hart arbeiten». Sein ganzes Gesicht sei verzerrt. Deutlicher konnte man es nicht formulieren.

Als mir Alan dann kurz darauf erklärte, er wolle beim Sex

nicht so viel an Kieferspannung und Beckenboden denken, machte ich ihm den Vorschlag, dabei Kaugummi zu kauen, das entspanne ebenfalls den Kiefer. Irgendwann würde sich das neue Verhalten einspielen, und dann könne er ebenso auf das Kaugummi verzichten. Er griff die Idee auf. Jacqueline machte alles gern mit, um das Problem zu lösen. Beide gingen es pragmatisch an und lachten viel. Lachen belebt nicht nur den Beckenboden, es hebt auch die Laune.

Die Körperarbeit ging noch weiter. Ich rollte die rote Yogamatte aus, auf der Alan schließlich einige Entspannungsübungen machte, um sich intensiver zu spüren. Dabei sollte er alle Glieder einzeln nacheinander kräftig anspannen, von den Fußsohlen bis zum Nacken und zum Kopf, und dann loslassen. Später stellten wir uns vor den großen Spiegel, um sein Becken zu mobilisieren, es in Bewegung zu bringen. (Die Wahrnehmung im Spiegel hilft, ein optimales Miteinander von Muskelspannung, Tempo und Bewegung zu erzielen.) Dazu steht der Klient hüftbreit mit leicht gebeugten Knien da, das sieht ein wenig affenartig aus. Das Gewicht ist leicht vorne, über den Zehenspitzen. So kann das Becken vor und zurück bewegt werden, also frei schaukeln, und mit ihm die schöne Wölbung in der Hose. Hocherotisch!

Allerdings passiert es häufig, dass Oberschenkel und Becken sich mehr wie in einer starren Einheit bewegen, dann nämlich, wenn die Männer mit den Knien bloß hoch- und wieder runtergehen. Das Becken selbst bleibt dann völlig unbewegt. «In die Knie gehen» hört sich aber auch nicht gerade wie entspanntes Schaukeln an, oder? Bei Alan lief jedoch alles bestens; sein Becken wurde im positiven Sinne immer lockerer.

Allgemein wird es eher als unangemessen empfunden, wenn Männer und Frauen mit dem Becken in Aktion treten. Sexologisch gesehen ist es aber wie Dünger!

«Nicht wundern, wenn sich da was regt, darum geht es doch», sage ich manchmal bei dieser Übung zu meinen Klienten. Machen die Männer richtig mit, spüren sie augenblicklich einen Unterschied. Eine gewisse Befangenheit ist dabei ganz normal: Schließlich sehen sie im Spiegel ihre eigene Männlichkeit kreisen oder stoßen – und das im Beisein ihrer Therapeutin! Es gab auch schon ein paar Herren, die auf einmal ganz schnell nach Hause mussten. Zum Üben!

Alan übte übrigens gern – unanständige Beckenbewegungen hin oder her. Sein Leidensdruck war hoch, er war motiviert, denn er wusste, dass Jacqueline ihn für mehr als nur zwei bis drei Stöße in sich spüren wollte. Er hatte Angst, sie würde ihn irgendwann verlassen, bekäme er das Problem nicht in den Griff.

Aus seiner Sicht war das Ganze sein Problem. Sexualtherapeuten dagegen betrachten Zu-früh-Kommen insgesamt als ein Paarproblem. Wenn es auch Aufgabe des Mannes ist, seine Erregung besser steuern zu lernen, ist es genauso wichtig, wie die Frage, wie ein Partner mit EP umgeht. Jacqueline könnte versehentlich Druck aufbauen, war vielleicht selbst frustriert, weil sie immer wieder in ihrer Lust angehalten und gestoppt würde, wenn «es» ihm versehentlich kommt. Für ihre Bedürfnisse musste auch Platz und Verständnis da sein. EP hat großen Einfluss auf den Sex – für beide.

Um den Film *Der bewegte Mann* mit Til Schweiger als Axel Feldheim zu bewerben, gab es ein Plakat, auf dem ein nackter Mann zu sehen war, völlig in sich selbst verknotet. In der sexologischen Praxis «entknoten» wir: im physiologischen wie psychologischen Sinne. Alan hatte grundsätzlich eine aufrechte, zentrierte und gerade Haltung, hielt aber in der Tat seinen Oberkörper «aufgespannt» wie einen Regenschirm. Bei uns in Dänemark nennen wir das «Knudemanden», was so viel heißt wie «Der Knotenmann».

Im Brustbereich bewegte Alan sich kaum, und auch in seinem Gesicht war wenig Mimik wahrzunehmen. Für mich ein Hinweis darauf, dass ich bald mit ihm mit der «Bewegung im Oben» anfangen sollte. Ziel ist es hierbei, den Klienten sowohl körperlich als auch emotional zu bewegen. Vorweg: Die Bewegung, die wir dafür einübten, betraf die Schulter, den Brustbereich sowie Hals und Kopf. Wie das funktionierte? Zuerst führten wir in eine Richtung so etwas wie ein leichtes Vorbeugen aus, als ob man ein Baby behutsam hochnehmen will. Bei der Gegenbewegung richteten wir uns wieder auf, während die Arme leicht nach hinten gingen, sodass sich die Brust herausschob (ohne Baby).

Alan beherrschte schon die Beckenbewegung, die wir vor dem Spiegel eingeübt hatten. Diese brachten wir nun mit der neuen Brustbewegung zusammen, und zwar so, dass daraus eine Ganzkörperbewegung entstand. Damit sollte Alan fortan seine Erregung steuern können, indem er mit Muskelspannung, Tempo und der Größe seiner Bewegungen spielte.

Körperlich wird bei der Ganzkörperbewegung ein völlig natürlicher Ablauf vollzogen – wie zum Beispiel beim Husten oder Lachen: Das Becken schießt vor, die Schultern runden sich, und das Kinn hebt sich leicht nach oben. Wir atmen aus. Danach geht das Becken wieder nach hinten, und die Schultern fallen nach unten, sodass der Brustkorb sich wölbt und mit Luft füllt. Machen Sie ruhig mit, Sie können dazu auch sitzen oder liegen, die Bewegung können Sie in allen Stellungen ausführen. Genau so soll es ja später auch beim Sex funktionieren. Sie können es sich so vorstellen: Auf einen Rundrücken folgt ein Hohlkreuz, dann wieder ein Rundrücken, der in ein Hohlkreuz übergeht und so weiter. Das Ganze durchblutet den Körper bestens, und sexuell gesehen bekommt das Gehirn auf diese Weise mehr Informationen geliefert. Gefühlt heißt das: mehr Lust.

Ich schlug noch vor, dass Alan für seine weiteren Übungen zu Hause eine Fleshlight einsetzen könnte. Sie erinnern sich: Jene Silikonvagina, mit der Männer Stoßübungen praktizieren können. Dabei wird die Fleshlight nicht vor- und zurückgeschoben (also nicht wie die Hand beim Wichsen), sondern die Trainierenden stoßen, vom Becken geführt, in sie hinein. Ob nun schnell oder langsam, tief oder vorn, entspannt oder in Spannung – das galt es jetzt für Alan herauszufinden. Alles zu seiner Zeit.

Von Monat zu Monat verbesserte er sein Gefühl für das Kommen. Er spürte gut, auf welcher Stufe seine Erregung sich befand, und endlich gelang es ihm auch, länger Verkehr zu haben. Er kam jetzt, wenn er wollte.

Das Interessante und gleichsam Wunderbare in diesem Zusammenhang ist, dass die körperlichen Übungen, die wir machen, bei den Männern auch eine psychologische Standfestigkeit auslösen. Manchmal vergessen wir, dass das, was wir körperlich tun, unsere Gedanken beeinflusst. Doch genau das ist ein Ziel der Übungen: Die neue körperliche Beweglichkeit soll positiv auf festgefahrene Gefühle und Vorstellungen einwirken. Die Männer gehen danach bewusster mit ihrer Männlichkeit um. Sie stehen für sich und ihre Meinung ein und verführen den Partner selbstbewusster, ganz gleich, ob es auf ein sexuelles Abenteuer hinausläuft oder eine längerfristige Beziehung. Sie bekommen Lust, etwas zu wollen, und können sich in dieser Hinsicht nun auch auf ihren Körper verlassen.

Viele Männer, gerade aus Alans Generation, wollen es den Frauen «rechtmachen», nicht nur sexuell, und ignorieren dabei komplett ihre eigenen Bedürfnisse. Ihre selbständigen Partnerinnen verstecken ihre erotischen Wünsche aber nicht und brauchen daher jemanden, der generell «seinen Mann steht» – nicht nur, aber auch im Bett.

Zu Beginn der Therapie hatte Alan in Jacquelines Gegenwart stets angespannt, so sehr war er auf ihre Bedürfnisse fixiert gewesen und wollte alles richtig machen. Er erzählte mir, wie er sich ihr gegenüber unzureichend und unsicher gefühlt hatte. Warum bloß war das so?

Alans Vater hatte sich früh aus dem Staub gemacht, so wuchs er, als jüngstes Kind, mit der Mutter und vier Schwestern auf. Er war umgeben von älteren und folglich auch stärkeren Frauen, ihnen gegenüber fühlte er sich klein. Offenbar wurde ihm das in seinen Liebesbeziehungen zum Verhängnis: Fast nie sprach er privat gegenüber Frauen seine Meinung aus, im Job dagegen hatte er damit überhaupt keine Probleme.

Es existiert ein Sexocorporel-Modell, das den Weg der Mannwerdung beschreibt, auf den sich jeder Junge begeben muss: Es ist ein Kreis, der senkrecht von einem Strich in zwei Hälften geteilt wird, verbunden sind sie durch eine langgestreckte Brücke. Links befinden sich die Frauen, rechts die Männer.

Von der Mutter geboren und symbiotisch mit ihr verbunden, entdeckt ein Junge früh, dass er körperlich anders ist als sie. Die, die so sind wie er, muss er erst finden: die Männer. Der Prozess löst Ängste aus, denn der junge Mann muss sein sicheres Nest bei der Mutter verlassen und «über die Brücke gehen», um in das Lager der Männer zu gelangen. Nicht immer kommt er heil dort an, trifft er doch auf dem Weg nicht nur positive Vorbilder, sondern manchmal auch Antihelden. Natürlich überqueren viele Männer – im übertragenen Sinn – entspannt die Brücke, spazieren ausgeglichen zur Männerseite und schauen fröhlich zu den Frauen hinüber. Wir Sexologen sagen dann: «Sie sind gut in ihrer Männlichkeit verankert.» Solche Männer sind – in unserem Modell – mit ihrem Geschlecht und ihrer Rolle als Mann auf entspannte Weise verbunden, von – und vor – den Frauen gelöst.

Mit dem Modell des geteilten Kreises lassen sich theoretisch aber auch noch zwei weitere Typen von Männern beschreiben, solche nämlich, die unausgeglichene Beziehungen zu Frauen und zu ihrem eigenen Geschlecht haben. Die einen zieht es zu starken Frauen hin, sie verbünden sich mit ihnen, hofieren sie und halten die eigene Meinung ihnen gegenüber zurück. Kurz: Sie geben ihre eigenen Bedürfnisse für die Frauen mehr oder weniger auf. Sinnbildlich ist die Trennlinie zwischen den Geschlechtern im Kreismodell bei diesen Männern so weit nach rechts verschoben, dass die Männer zur Seite gedrängt sind und die Frauen den Großteil des Raumes im Kreis beanspruchen.

Das Gegenstück dazu ist der Macho. Er verbündet sich in keinem Fall mit den Frauen, sondern versucht, sie klein zu halten, um dadurch seine unsichere Männlichkeit zu stärken. Macho-Männer sagen: «Nur wir Männer verstehen, was uns Männer verbindet.» Oder: «Frauen haben hier nichts zu suchen.» Der Macho-Mann verrückt die Trennlinie so weit zur Seite der Frau, dass sie kaum noch Platz im Kreis hat und fast verschwindet. Hier kommen dann – im Stereotyp des Modells – eher die Bedürfnisse der Frauen zu kurz, auch weil sie sich nicht auflehnen gegen den Mann. Beide Extreme, sowohl der Frauen-Liebhaber (heterozentriert genannt, weil er sich auf sein weibliches Gegenüber fokussiert) als auch der Macho-Mann (egozentriert, weil der Dreh- und Angelpunkt seiner Welt er selbst ist), ruhen nicht in ihrer Männlichkeit, was häufig Einfluss auf ihre Erektion hat.

Bildlich gesprochen, hängt der Penis bei einem weichen Mann – im Lager der Frauen – schlaff herab, jedenfalls fühlt es sich für ihn so an, denn die starken Frauen entmannen ihn, psychologisch gesprochen. Beim Macho-Mann steht der Penis steil und dick nach oben – sei es in seiner Phantasie, durch Viagra, Penisersatze wie Sportwagen und aufgepumpte Muskeln. Oft helfen auch jüngere, aufgemotzte Frauen, ihm das Gefühl der Potenz zu geben. Er braucht dies, denn leider steht sein bestes Stück im wahren Leben meist nicht zuverlässig seinen Mann. Prinzipiell habe ich nichts gegen Viagra, Porsche, Muskeln oder Sexbomben – ich will nur damit sagen, dass diese Dinge nach unserem Modell auf den Macho beruhigend wirken, weil sie ihm helfen, nach außen hin den «tollen Hecht» zu geben, der er in seinem Inneren nicht ist.

Der heterozentrierte Alan fing allmählich an, seine Ansichten vor Jacqueline zu vertreten und für diese einzustehen. Was bislang für ihn mit dem Risiko der Ablehnung durch seine Frau verbunden war, empfand er mehr und mehr als selbstverständlich, ohne es wie früher mit Machogehabe zu verbinden. Es gefiel ihm nicht mehr, wenn Jacqueline «so bossy» mit ihm umging. In der Folge reduzierten sich auch seine Ängste, was sich positiv auf die Beziehung auswirkte, denn seine Freundin wiederum wünschte sich nichts sehnlicher als ein Gegenüber, das sie spürte.

Wenn Alan hier und da in alte Muster zurückfiel, gab es aber sofort Streitigkeiten. Umso überraschter war ich, als Alan mir berichtete, Jacqueline sei schwanger – und er habe ihr einen Heiratsantrag gemacht. Mein Gedanke: Das wird spannend, sie werden noch ihre Fights haben. Trotzdem war ich zuversichtlich, dass sie es schaffen würden.

«Schnell langsamer werden»

Eine mir bekannte und sehr geschätzte Physiotherapeutin, Astrid Landmesser, sagte mir nach einem Kursus zum Thema Beckenboden und Sexualität auf ihrem «Physiohof» im niederrheinischen Erkelenz: «Wenn die Männer nur wüssten, dass sie den ‹Drang› zu ejakulieren zurückhalten können, indem sie ler-

nen, mit bestimmten Beckenbodenanteilen gegenzusteuern –
sie würden eine ganz andere Sexualität erleben.» Sie hat völlig
recht! Wichtig ist die Variation, der Wechsel von Entspannung
und flexibler Anspannung. «Wie beim Jo-Jo-Spielzeug», so Astrid.

Roland war sechsundvierzig, ein drahtiger IT-Systemelektroni-
ker mit einem Berg von blonden Locken um seinen ovalen Kopf.
Seit vier Jahren war er verheiratet. Er litt darunter, ähnlich wie
Alan, zu früh zu kommen. Am Ende hatte sein Fall Lehrbuch-
charakter: Unterricht erhalten, verstanden, zu Hause geübt,
berichtet, weitergemacht, Problem gelöst! Dreimal war er insgesamt in meiner Praxis gewesen, dann lief alles wie von selbst.

«Ich hab schon wer weiß was ausprobiert, es hat alles nichts
gebracht», sagte er in seiner ersten Sitzung. Roland kam schon,
wenn er nur seinen Penis in die Hand nahm, um ihn bei seiner
Frau einzuführen. «Für Empfängnisverhütung ist das gut», wit-
zelte er.

«Was haben Sie sonst beobachtet?», fragte ich.

«Beim zweiten Versuch, wenn ich schon gekommen bin,
geht es etwas besser. Von hinten ist es aber ganz schlimm!»
Dummerweise wollte Rolands Frau aber gerade «von hinten
richtig hart genommen werden», sie verband mit diesem «Por-
nomodus» Leidenschaft.

Roland erzählte, wie er sich selbst bei der Selbstbefriedigung
meist beeile und sein Penis stark reagiere. «Bis zu meinem
siebzehnten Lebensjahr teilte ich mir mit meinem älteren
Bruder ein Zimmer, oft übernachteten auch Freunde von ihm.
Ich musste es leise machen.» Sein Masturbationsverhalten als
Jugendlicher hatte also Auswirkungen auf sein späteres Sexual-
verhalten gehabt. Viele fangen heimlich unter der Bettdecke
mit angehaltenem Atem an. Später, in der eigenen Wohnung,
könnten sie ihren Modus zur Befriedigung verändern, aber das

tun die meisten nicht – das alte Muster funktioniert doch so gut! Bis ... ja, bis irgendwann das Muster dann verändert werden muss – aus Not!

«Roland der Schnelle», wie ich den Sechsundvierzigjährigen insgeheim nannte, sprach mit seiner Partnerin ohne Umschweife und entspannt über seine Erregung. Er hatte sie über den Inhalt des ersten Gespräches mit mir informiert. Sie probierten die weniger erregenden Stellungen auch gleich aus: Mal lag er entspannt auf dem Rücken, seine Frau saß obenauf. Schon dauerte es etwas länger, bis er kam. Das nächste Mal stand er. Ein Erfolg: Er schaffte zwei Stöße und konnte gleich danach noch eine Runde einlegen: «Auf dem Wohnzimmertisch, mit Ausblick auf ihre herrlichen Brüste, habe ich sogar durchgehalten!» Gut gelaunt übte er täglich weiter, nutzte das Dehnen seines Beckenbodens, das er auf der roten Matte kennengelernt hatte. (Es fühlt sich an wie beim Pinkeln, wenn man sich etwas beeilen möchte.) War Roland kurz vor dem Höhepunkt, kombinierte er die Beckenbodendehnung mit einem tiefen Atemzug, das entspannte das Zwerchfell, die Bauchmuskeln und sein Becken, bevor der «Kessel-Effekt» ihn zum Überkochen bringen konnte.

Roland übte mit dem Elan eines Profisportlers kurz vor der Olympiade. Sein Tenor: «Ich spüre, es ist die richtige Richtung. So kann es weitergehen.» Für mich als Therapeutin war er damit schon ein erfolgreich abgeschlossener Fall.

Auf allen vieren

Harald war Urologe und bat mich nach einem meiner Vorträge um einen Termin. Er kam mit einer erektilen Dysfunktion (ED) in die Praxis. Beim Geschlechtsverkehr verlor er seine Erektion und konnte mittlerweile seine Frau Charlotte, die Mitte vierzig war, nicht weiter penetrieren und auch nicht mehr so leicht zum Orgasmus kommen wie früher, was gerade bei Charlotte für große Unsicherheit sorgte. Sie fragte sich, ob ihr Mann sie überhaupt noch liebe.

Die körperlichen Zusammenhänge in Bezug auf sexuelle Erregung kannte der leicht pummelige Harald mit dem buschigen bayerischen Oberlippenbart nicht. Nachdem ich ihm einiges erklärt hatte, sollte er sich nun bei mir auf der Yogamatte in die Vierfüßlerstellung begeben, denn auf allen vieren befindet sich das Becken in entspannter Position. Da «hing» also Harald, erst einmal mit einem fragenden Ausdruck im Gesicht, und schaukelte mit dem Becken.

«Achten Sie darauf, was Sie spüren», sagte ich.

Er machte weiter, ohne dass sich etwas tat, erst nach einer Weile veränderte sich sein Gesichtsausdruck. Da bewegte sich etwas, und es war nicht der korrekt frisierte Bart! Harald guckte zu mir und meinte, ganz der Arzt, der körperlichen Dingen mit wissenschaftlichem Interesse begegnet: «Oh! Da spüre ich ja doch was. Mein Penis wird steif ... das ist ja spannend!» Es war ein Aha-Erlebnis für ihn.

Durch diese und andere Übungen begreifen Klienten, dass sie ein körpereigenes System haben, auf das sie Einfluss nehmen können. Um dieses System zu verändern, bedarf es allerdings einiger Übung. Eine Ausbilderin sagte mir einmal, es brauche Hunderte, manchmal gar Tausende «Durchgänge», bis der Körper die Veränderung eines bestimmten sexuellen Vorgangs internalisiert hat. Doch was gilt als «Durchgang»? Klar ist: Selbst beim Zähneputzen kann das Becken kurz vor- und zurückgeschoben werden. Richtig ausgeführt (und mit den passenden Assoziationen verknüpft), kann das durchaus als «Durchgang» mitzählen, es tut sich was. Es müssen nicht immer komplette Übungsrunden sein. Es geht ums Bewusst-machen!

So weit war Harald längst nicht. Seine Probleme gingen so weit, dass ihm das Abspritzen nicht mehr gelang (Diagnose: Aneja-kulation). Er hatte seit Ewigkeiten keinen Orgasmus mehr ge-habt. Die Situation besserte sich zwar durch die Übungen, die er machte. Einmal wäre er beim Sex mit seiner Frau Charlotte sogar fast gekommen. Doch dann stöhnte Charlotte wenige Se-kunden vor Haralds lang ersehntem Höhepunkt in sein Ohr: «Komm endlich!» Damit war es dann vorbei – und Harald kam natürlich nicht. So viel zum Thema Partnerdruck. Harald war darüber traurig und niedergeschlagen, als er mir das erzählte, denn er war dem Orgasmus doch so nahe gewesen wie seit lan-gem nicht mehr. Es fühlte sich für ihn jetzt an, als müsste er nun noch mal von vorne beginnen müssen. Schade.

Liebeskummer oder Höhepunkt?

Simon, das Schlusslicht dieser Männerreihe, war ein junger blasser Mann mit dunklem, glattem Haar. Busfahrer. Auch sein Beispiel zeigt wie leicht Veränderung manchmal möglich ist. Er litt unter Liebeskummer, als er die Praxis aufsuchte. Mitt-lerweile hatte ihm schon die zweite Freundin den Laufpass gegeben. Der Grund war beide Male derselbe: Zu früh kam er zum Höhepunkt.

Wir machten zwei Sitzungen, in dem ich ihm die körper-lichen Zusammenhänge erklärte, Übungen mit ihm machte und ihm Hausaufgaben mitgab. Weitere Sitzungen konnte Simon sich nicht leisten, doch sie reichten völlig aus. Ein paar Wochen später schrieb er mir eine E-Mail:

Ich habe das Gleitmittel benutzt, das Sie mir empfohlen haben. So etwas habe ich vorher noch nie bei der Selbstbefriedigung versucht, war schon ein komplett anderes Gefühl, mit den glitschig nassen Händen meinen Penis zu verwöhnen. Ich versuchte auch, mit dem Becken zu arbeiten und insgesamt meinen Körper zu entspannen. Vorher schaute ich mir noch die Videos in Ihrem Blog zu den Stoßtechniken an, ist wirklich super gemacht. Danach befriedigte ich mich zirka fünfzehn Minuten selbst, mit Höhen und Tiefen, bis ich einen Orgasmus hatte. Ich konnte so lange, wie ich wollte! Habe auch gemerkt, dass ich, wenn ich Phantasien habe und intensiver reibe, zum Point of no Return komme. Wenn ich weniger Gas gab und versuchte, an nichts zu denken, fiel die Erregungskurve wieder ab. Zum Schluss wollte ich den Orgasmus und hatte das Gefühl, dass er völlig anders war als sonst. Habe eindeutig mit mehr Energie abgespritzt, es kam richtig rausgeschossen. Ich hoffe, das ist ein gutes Zeichen. Ich bin mit einem riesigen Grinsen eingeschlafen, war überglücklich. Nun kann ich gar nicht abwarten, meinen ersten kontrollierten Sex zu haben, wo ich bestimme, wann Sch(l)uss ist.

Da war einer auf den Geschmack gekommen! Simon schilderte in seiner Mail, wie es aussehen könnte, sich «gut» zu befriedigen – und wie mit Erregung geübt und gespielt werden kann.

Ein paar Monate später erhielt ich noch eine letzte Nachricht von Simon: «Ich habe endlich meinen ersten richtig langen Sex gehabt, mit einer zehn Jahre älteren und erfahrenen Frau (sie war vierunddreißig). Es ging die ganze Nacht, und sie will mich wiedersehen.» Die Mail war mit «Der Casanova aus Reinbek» unterschrieben.

12

Macho, Macho: Ich bin so geil

Viele fragen sich: Wie kann ich mit meinem Partner dauerhaft lustvolle Sexualität erleben? Frisch verliebt denkt kaum einer darüber nach, dann schläft man einfach miteinander, wann und wo immer es geht und möglichst oft. Im Auto. Im Bett. Irgendwo im Grünen; hoffentlich sieht uns keiner! Vielleicht gibt es auch schon den einen oder anderen Hinweis darauf, dass die Verführungskünste des neuen Schwarms zu wünschen übrig lassen, weil ein bestimmtes Einfühlungsvermögen, eine gewisse Technik fehlt. Doch im Modus frischer Verliebtheit wird nicht groß über solche Dinge nachgedacht. Meist geht es gleich zur Sache, ohne längeres Vorspiel, man ist ja so heiß aufeinander. Die Hormone spielen verrückt, der Rest wird sich schon einrenken. Leider nicht. Im Laufe der Beziehung bleibt das Sexrepertoire vorwiegend so, wie man es in der Phase der Verliebtheit kennengelernt hat. Jemand mit einem eher groben Berührungsvermögen wird nicht auf einmal zum sanften Streichler. Und ein unschuldiger, zärtlicher Liebhaber nicht auf einmal zum feurigen Verführer. (Diese Stereotype gibt es natürlich auch in weiblich!)

Es kommt, wie es kommen muss: Nach der ersten wilden Phase tauchen die zurückgehaltenen Bedürfnisse wieder auf. Er mag denken: Kann sie mir nicht mal amtlich einen blasen, dieses lasche Gelutsche törnt mich überhaupt nicht an! Es kommen ihm womöglich sogar Zweifel: War ihre Leidenschaft zu Beginn gar vorgetäuscht? Warum stöhnt sie nicht mehr so wie am Anfang? Und sie denkt vielleicht: Warum ist es ihm egal, ob ich komme oder nicht? Warum macht er es mir nicht? Wieso kapiert er nicht, wie wenig ich dieses Rubbeln an der Brustwarze mag? Warum reden wir so wenig?

In dieser Phase der Ernüchterung stellen sich noch ganz andere Fragen: Was gibt mir die Beziehung zu diesem Menschen überhaupt? Kann ich mich durch sie weiterentwickeln, und wie könnte das aussehen? Welche Rolle nehme ich als Mann, als Frau neben diesem Menschen ein, und wie fühle ich mich dabei? Kann ich sowohl meine Sexualität als auch meine Liebe leben?

Manchmal hilft es, sich die Gummibanddynamik der Liebe klarzumachen: Liebe und Sex können nicht immer gleich gut sein, es geht immer auf und ab und wird vor allem nie wieder so wie am Anfang. Über viele Jahre eine gute Spannung aufrechtzuerhalten kostet Mühe, beide Partner müssen etwas tun. Eine gewisse Bereitschaft zur Verletzlichkeit muss vorhanden sein. Auch das Miteinander-Reden wird immer wichtiger, wenn sich Routinen einstellen und das Gehirn auf Automatik schaltet. Trotzdem: Gerade deshalb sollte sich jeder in gelegentlichen Abständen auch fragen: Wie geht es mir eigentlich wirklich mit meinem Partner?

Noch sehr gut erinnere ich mich an Hannes und Hannah, er war siebenunddreißig, sie ein Jahr älter. Beide kannten sich zwei Jahre, bevor sie heirateten, danach kamen vier Kinder. Als sie meine Praxis aufsuchten, war das jüngste Kind, ein Mädchen, sechs Monate alt, das hatten sie (schlafend) im Maxi-Cosi dabei.

Zu diesem Zeitpunkt waren sie seit acht Jahren ein Paar. Hannes und Hannah waren nicht im Geringsten mit Holger und Andrea zu vergleichen, keine Spur von Symbiose. Die beiden wählten, passend dazu, auch nicht das Sofa, sondern entschieden sich jeweils für einen Sessel. Hannes fläzte sich breitbeinig auf seinen Platz, die Arme hingen über die Lehne, ganz der von sich überzeugte Macho, der er auch tatsächlich war, wie sich herausstellen sollte. Hannah lehnte sich nicht an und saß auf der Sesselkante. Sie war in Habtachtstellung, wirkte aber gleichzeitig merkwürdig kraftlos, wieder und wieder schweifte ihr Blick zum Baby hinunter, ansonsten war sie wortkarg.

Hannes war ein Muskelpaket; ein Grinsen hatte sich in seinem Gesicht eingeschrieben, das gern in ein Siegerlächeln überging. Seine kräftigen Hände – Anpackerhände – ließen mich nicht gerade an sanftes, sensibles Streicheln denken, aber man kann sich ja täuschen! Hannah hatte mittellanges rötliches Haar, das sie offen trug, und ihre unglaublich zarte, lange Nase sah aus, als wollte sie einen Bleistift auf ihr jonglieren. Genau wie ihr Mann hatte sie braune Augen. Ein kurzer Gedanke schlich sich ein, ob die kleine Schlafende im Maxi-Cosi wohl auch dunkle Kulleraugen hatte. Die rötlichen Haare jedenfalls waren unter der leichten Sommermütze bereits zu erahnen. Vielleicht würde sie ja noch wach werden. Mein neuronaler «Mutterknopf» war definitiv gedrückt; das finde ich immer sehr faszinierend, weil ich doch komplett mit dem Thema Kinder durch bin. Stillte Hannah noch? Sie war insgesamt von sehr schmaler Statur, aber mit einer beachtlichen Oberweite.

Meine Gedanken wurden abrupt unterbrochen, als Hannes ziemlich schnell mit der Sprache rausrückte:

«Hannah hat keine Lust mehr auf Sex – das ist das Problem.»
Seine kurzgeschorenen blonden Haare standen steil nach oben, als würden sie genau dieselbe Entschlossenheit ausdrücken

wollen wie er selbst. Schnell stellte sich aber heraus: Hannah hatte keine Lust auf den Sex, den sie *mit Hannes* haben konnte. Beim Thema Unlust ist gerade diese Unterscheidung wichtig.

Ich fragte ihn: «Was ist für dich guter Sex?»

Hannes' Antwort kam wie aus der Pistole geschossen: «Na, das volle Programm, spontan, kreativ, in Lederklamotten. Hannah hat da früher auch nie schief geguckt, sie hat richtig Lust aufs Ficken gehabt, immer und überall.» Schwierig war es mit dem Sex nach dem dritten Kind geworden, und jetzt hatten sie schon das vierte. Das Thema begleitete die beiden also seit zwei Jahren – was sich für Holger lang anfühlen mochte, für andere jedoch Kleinkram wäre. Mir aber war Holgers Wahrnehmung wichtig, Warum seine Partnerin keine Lust mehr hatte – er konnte es sich nicht erklären. Dabei blickte er seine Frau genervt an, und sein Tonfall unterstützte seine Gereiztheit. Es gefiel ihm offensichtlich ganz und gar nicht, dass Hannah nicht mehr so verfügbar war wie früher und er nichts dagegen tun konnte. Verstehen konnte ich ihn. Hannah war nach meiner Einschätzung eine Person, die einst beim Sex gern Gas gegeben hatte, schnell auf sexuelle Reize reagierte, aber – um im Bild zu bleiben – eine normale und auch für sie gesunde Bremse besaß. Durch die vielen Geburten und den Alltag mit den Kindern körperlich überfordert, alles verstärkt durch einen unsensiblen Mann, hatte sich ihre Lust auf ein für sie angemessenes Maß reduziert. Dadurch hatte sie – wenn auch vollkommen ungewollt – die Macht über den Sex in ihrer Beziehung übernommen. Hannes hatte also nicht ohne Grund das Empfinden, dass seine Frau plötzlich über sein Sexleben bestimmte. Sie entschied, ob aus einer Umarmung, aus einem Kuss mehr wurde. Dadurch hatte er das Gefühl, abgelehnt zu werden – und sich Hannah beugen zu müssen.

War Hannah bewusst, dass sie weniger Gas als früher gab?

Sie drückte es so aus: «Wenn ich ihm den kleinen Finger reiche, will er gleich die ganze Hand.» Um diesem Konflikt aus dem Weg zu gehen, vermied sie es, ihren Mann von sich aus zu berühren. Eine Lösung, die von vielen Paaren bevorzugt wird, um Spannung zu vermeiden, aber nur vordergründig funktioniert.

«Wenn sie wenigstens einen Zungenkuss zulassen würde», lamentierte Hannes, der Macho (mittlerweile war ich sicher, dass er einer war).

Ich erklärte ihm, dass auch ein Zungenkuss eine Form von Penetration sei und Hannah ihn offenbar zurzeit nicht in sich hineinlassen wolle.

Im Laufe unserer Gespräche zeigte sich, dass das Paar sehr unterschiedliche Vorstellungen davon hatte, was zum Sex dazugehörte. Hannah konnte keinen Sex mit Hannes haben, wenn sie vorher keine Liebe erfuhr; Hannes wiederum konnte keine Liebe geben, wenn er nicht zuvor Sex erlebt hatte. So erklärte es mir Hannes. Jeder brauchte beides, nur in jeweils umgekehrter Reihenfolge, schloss ich daraus. In den ersten Jahren hatte sich Hannah ihrem Mann angepasst, doch nach und nach waren ihre wahren Bedürfnisse immer stärker hervorgetreten. Und sie hatte keinen Nerv mehr, die Ledersachen anzuziehen, die ihn so anmachten.

«Wenn du es nicht mehr so wie früher machst, mit Lederklamotten und allem, habe ich keine Lust mehr auf dich», polterte er.

Hannah sah mich an, als hörte sie dies nicht zum ersten Mal. Mit ihrem Blick versuchte sie, mich zu einer Stellungnahme zu bewegen. Ich tat ihr den Gefallen und fragte Hannes: «Habe ich richtig gehört? Deine Frau soll mit vier Kindern und dem ganzen Haushalt, der an ihr hängt, mal so spontan in Lederklamotten steigen, damit ihr loslegen könnt?»

Hannes versuchte gar nicht erst, seine Meinung dazu zu kaschieren: «Auf Blümchensex habe ich keinen Bock.»

«Nur diesen Sex – und sonst keinen?», fragte ich nach.

«Genau!»

«Herzlichen Glückwunsch zu den nächsten zehn Jahren Abstinenz», sagte ich, um die Absurdität seiner Aussage zu demonstrieren – und um ihn zu provozieren. Seine Bedürfnisse, das spürte ich immer mehr, hatte er noch nie in Frage gestellt. Ich fügte hinzu: «Wie soll das überhaupt praktisch aussehen? Soll Hannah sich nach einem langen Tag mit den Kindern für dich umziehen? Dann, wenn die im Bett sind und sie todmüde ist und keine Energie mehr hat?»

«Muss ja nicht abends sein», meinte Hannes, «in meinem Job als Zimmerer kann ich mittags nach Hause kommen.»

«Aha», erwiderte ich. «Und wenn Hannah in ihrem schwarzen Lederanzug durch das Haus läuft, sagt sie den Kindern, sie würde gerade Batman spielen?»

Er meinte, ja, so in etwa. Er könne seine Frau jedenfalls nur lieben, wenn er genügend Sex hätte. Den Batman ignorierte er, ich glaubte eh, dass es ihn nur wenig gestört hätte, sollten die Kinder etwas davon mitbekommen. Ihm ging es nur um seinen Sex; ein komplett egozentrierter Mann. Sie erinnern sich – der Macho aus dem Brückenmodell? Frauen und ihre Bedürfnisse haben bei ihm kaum Platz.

Solche Männer sind keine häufigen Gäste in meiner Liebespraxis. Machos verirren sich selten in die Beratung, denn sie geben nur ungern zu, Probleme zu haben. Hannes hatte sich nur deswegen auf die Therapie eingelassen, weil er hoffte, seine Frau könnte dadurch «repariert» werden, könnte so werden, wie sie einmal gewesen war.

Er war insgesamt auch ein Mann, der nicht besonders gut und sicher in seiner Männlichkeit verankert war. Er war wenig entspannt und kaum fähig, ausgeglichene Beziehungen zu Frauen zu haben. Um sich stark zu fühlen, musste er Hannah klein halten. Anstatt auf tiefe Gespräche setzte er auf derbe Sprüche. Hannes hatte Glück gehabt, dass seine Frau lange Zeit seine sexuellen Wünsche teilte beziehungsweise sich ihnen unterwarf und nicht mehr Raum für sich und ihre Bedürfnisse beanspruchte. Doch nach dem dritten Kind hatte sie gespürt, dass sie in seinem Leben nur noch dann vorkam, wenn es ihm um Sex ging. So als wäre sie winzig klein, nicht größer als ein Däumling, sehr leicht zu übersehen.

Für Hannes jedenfalls musste der Penis immer viril im Einsatz sein, damit er sich versichern konnte, ein toller Kerl zu sein. Kein Wunder, dass Hannahs Abweisung ihn in seiner Männlichkeit verunsicherte und bewirkte, dass er auf einmal Erektionsschwierigkeiten hatte. Diese wurden sicher durch sein Alter, seine unsichere Männlichkeit und die Tatsache unterstützt, dass er eine Ablehnung von seiner Frau nicht gewohnt war. Selbst wenn Hannah bereit zum Sex war, kam Hannes kaum noch zum Höhepunkt – oder nur unter größten Anstrengungen. In einer Einzelsitzung gestand er später: «Hannah muss dann sehr lange und hart reiben.» Kein Wunder, dass seine Frau langsam verzagte. Sie konnte früher noch so ein heißer Feger gewesen sein, ihr Leben hatte inzwischen andere Prioritäten bekommen.

Sie seufzte und sagte zu ihrem Mann: «Ich will keinen Sex mehr ohne Liebe, das habe ich lange genug gemacht. Darauf habe ich nun, um deine Worte zu benutzen, keinen Bock mehr.» Sie sah ihn direkt an. Ihr rotes Haar schien auf einmal in Flammen zu stehen. Hübsch sah sie aus. Ich konnte mir gut vorstellen, dass er abenteuerlichen Sex mit ihr haben wollte. In diesem Moment sah sie wirklich wie ein «heißer Feger» aus.

«Lieben sie sich überhaupt?», schrieb ich in mein kleines

Büchlein. Das musste ich noch herausfinden. Mittlerweile hatten die beiden in ihrer Ehe mehr Stress als Liebe. Ich entschied, ihnen in dieser Erstsitzung etwas über Stress und Geschlechterunterschiede zu erklären. Bei Männern spielt hier das Testosteron eine wichtige Rolle. Dieses Sexualhormon drückt seine Stresshormone (Adrenalin und Cortisol) herunter und wird unter anderem beim Sex und beim Sport ausgeschüttet. Hannes nutzte Sex, um «runterzukommen». Es machte für ihn also durchaus Sinn, erst einmal Sex zu haben, bevor er sich Hannah liebevoll und entspannt zuwenden konnte. Für Hannah dagegen war eher das Oxytocin wichtig, das Kuschel- und Bindungshormon. Es hat insbesondere bei Frauen einen dämpfenden Einfluss auf den Stress. Hinzu kommt: Wenn Frauen wie Hannah den ganzen Tag mit ihren Kindern verbringen und viel Körperkontakt mit ihnen haben, liegt es ihnen am Abend manchmal fern, den Partner (auch) noch (sexuell) zu verwöhnen. Natürlich können auch Männer innige Zeiten mit ihren Kindern verbringen und Oxytocin ausschütten. Es hat bei ihnen jedoch nicht den gleichen Einfluss auf den Stresspegel.

Hannah wollte nun wissen: «Bestimmen denn die hormonellen Unterschiede von Mann und Frau unseren Sex?»

Eine gute Frage, doch sie war nicht leicht zu beantworten, jedenfalls nicht, ohne gleich einen wissenschaftlichen Vortrag zu halten. Deswegen antwortete ich kurz: «Nicht ausschließlich, aber sie sind einflussreich, besonders wenn ein Paar unter Stress steht.»

Meine Äußerung beruhigte beide, denn es war sowohl Hannes als auch Hannah bewusst, dass ihr Leben mit vier Kindern nicht gerade stressfrei war. Es blieb wenig Zeit für die Lust. Außerdem wussten sie nun, dass sie «typisch geschlechtlich» damit umgingen und den Stimmen ihrer Hormone folgten.

Am Ende der Sitzung waren beide – auch der Macho! – für die Probleme des jeweils anderen einsichtiger geworden. Zum Schluss sagten sie noch, dass sie in der Folgewoche als Familie in den Urlaub fahren würden. Ich griff diese Information auf, ein Urlaub war eine günstige Gelegenheit, eine Übung zu machen; eine Wahrnehmungsübung, für die es etwas Zeit braucht. Dabei soll man ungefähr vier Wochen lang keinen Sex haben. Stattdessen sind bestimmte Zeitfenster für gemeinsame körperliche Wahrnehmungen vorgesehen. Um diese einzuhalten, ist eine Uhr vonnöten:

1. Zusammen ein paar Minuten in Löffelstellung atmen.
2. Die «Rückseite» des Partners berühren (fünfzehn Minuten).
3. Die «Vorderseite» des Partners berühren (fünfzehn Minuten). Sind Etappe 2 und 3 absolviert, ist es wichtig, sich kurz über das Erlebte und Wahrgenommene auszutauschen. Erst der eine, dann der andere.
4. Als Abschluss, wieder in Löffelchenstellung, kurz zusammen atmen. Nochmals kurz über das Erlebte und Wahrgenommene reden.

Für die Person, die berührt wird, geht es darum, den eigenen Körper ganz ohne Druck wahrzunehmen, nichts tun zu müssen. Sie soll das genießen, was in diesen Momenten passiert. Derjenige, der berührt, erkundet konzentriert und in Ruhe den Körper des anderen, spürt dabei aber auch dem nach, was er selbst gerade empfindet. Wichtig: In dieser ersten Runde dürfen die Genitalien nicht berührt werden!

Nach einiger Zeit werden die «Regeln» verändert. Die nächste Runde gestattet, dass die Genitalien beiläufig mit einbezogen werden. Später, wenn das Paar so weit ist, werden ausschließlich die Geschlechtsteile gestreichelt. Bei dem vierten und letzten «Regel-Set» gelten die Phasen als Vorspiel – eventuell kommt es zum Sex.

Diese von Masters & Johnson entwickelte Übung soll einem Paar ermöglichen, neue sinnlich-sexuelle Erfahrungen machen. Ich wandele sie immer ab, je nachdem wie ein Paar sie gerade braucht. So lasse ich die Person, die am wenigsten Lust auf Sex hat, entscheiden, wann sie bereit ist, in die nächste Phase zu wechseln. Ich gehe also nicht dogmatisch vor.

Weiterhin meinte ich gegenüber Hannah und Hannes, dass man nicht immer Gourmet-Sex erwarten solle, man könne auch mal auf gute Hausmannskost oder Fast-Food-Sex (zum Beispiel einen Quickie) umsteigen. Hannes bekam zu hören: «Du solltest dich davon verabschieden, dass du jedes Mal dein ganzes Programm bekommst oder dass alles weiterhin genau so ist, wie du es am liebsten hast.» Und Hannah: «Vielleicht hast du doch mal wieder Lust auf Lederklamotten?» Ihr gefiel die Idee von den unterschiedlichen Mahlzeiten sehr; Hannes grinste, aber es war kein ablehnendes Grinsen. Auch nicht das alte Siegerlächeln, eher freundlich. Eindeutig ein Fortschritt.

Nach fünfzehn Tagen erhielt ich eine SMS aus Spanien: «Wir haben die dritte Stufe übersprungen, und es war gute Hausmannskost.»

Lange hörte ich von den beiden nichts, ich konnte nur hoffen, dass sie sich weiterhin Zeit für sich nahmen und über ihre Probleme sprachen. Sie hatten von mir neue Impulse erhalten, weitere würden kommen, wenn sie ehrlich miteinander kommunizierten. Das Wichtigste war, dass sie dranblieben. Anfängliche Verbesserung garantiert keine Langzeitwirkung.

Schon wieder – oder immer noch?

Drei Jahre später meldete sich Hannah erneut bei mir, um einen Termin auszumachen, diesmal ohne ihren Mann. Aufrecht und präsent saß sie in ihrem Sessel, noch immer lehnte sie sich nicht an, aber etwas war mit ihr passiert, das war nicht zu übersehen. Etwas Gutes.

Zuerst jedoch erzählte sie, dass sie anämisch sei und wenig schlafe, da Hannes ziemlich laut schnarche. Die Tage mit den Kindern seien anstrengend, sie sei aber gern Mutter.

«Und wie sieht es mit Sex aus?», fragte ich.

«Haben wir noch, allerdings nicht sehr oft – meist ohne Geschlechtsverkehr.»

«Mit oder ohne Lederoutfit?»

«Ohne, weil ich das nicht mehr mag. Hannes sagt jetzt immer: ‹Du kleines Miststück›, oder: ‹Ich will dich ficken.› Sex ist bei ihm hart, sein Gesicht ist verspannt. Ich habe das Gefühl, er empfindet dabei nicht viel Lust.»

«Was geht es dir dabei?»

«Ich möchte, dass er mich streichelt, mir sagt, dass er mich toll findet, mich mag. Ich möchte was Emotionales, aber dazu ist Hannes nicht fähig.»

«Ich vermute, dass du schon an Trennung gedacht hast ...»

«Wenn sich nichts ändert, möchte ich mit Hannes nicht alt werden. Er ist wie ein Eisblock, den man nicht auftauen kann. Seine Härte sitzt tief, sie ist in seiner Seele verwurzelt. Ich glaube langsam, dass er nichts spüren *will*, da können wir noch so oft Wahrnehmungsübungen machen, ich komme nicht näher an ihn heran. Sein Leben ist darauf ausgerichtet, nichts spüren zu wollen. Ich aber möchte mit einem Menschen zusammen sein, auf den ich mich emotional verlassen kann.» Hannahs Wangen waren von einer leichten Röte überzogen, noch nie hatte sie bei mir so viele Sätze hintereinander gesprochen.

Nach einer kurzen Pause fuhr sie fort, meinte, dass sie durchaus liebevolle Gefühle für ihn habe, es sie freue, dass er, nach jahrelangem Kampf als Selbständiger, jetzt angestellt sei und weniger Stress habe, seine Familie zu ernähren. In dieser Hinsicht sei er entspannter, nur eben nicht beim Sex.

«Könnte Hannes zu einer Einzelsitzung zu mir kommen?»

«Ich will es versuchen.»

Nachdem Hannah fort war, dachte ich: Sie hat viele Jahre mitgespielt, bis sie zu ihren eigenen Wünschen fand. Hatte sie schon damals, vor drei Jahren, als sie als Paar zu mir kamen, über einen Ausstieg aus ihrer Ehe nachgedacht? Nein, das war nicht mein Eindruck gewesen. Diese Möglichkeit war ihr erst in den vergangenen Monaten – als letzte Konsequenz – bewusst geworden. Sie hatte abgeschaltet. Hannes, ihr Mann, musste jetzt seine Probleme angehen. Denn wenn er nichts veränderte, würde seine Frau ihn verlassen.

Hannes tauchte zwei Tage später in meiner Praxis auf. Er hatte sich in den drei Jahren, in denen ich ihn nicht gesehen hatte, kaum verändert, vielleicht war er ein wenig fülliger geworden. Ohne Aufforderung ließ er sich in den Sessel plumpsen, den er sich schon letztes Mal erobert hatte, und legte sofort los.

«Ich verstehe ganz und gar nicht, warum Hannah dauernd von Liebe quasselt. Wir hatten immer kreativen Sex gehabt, mal im Hotel, mal auf der Damentoilette einer Gaststätte, im Wald, auf Tischen, mit Dessous, wir haben eigentlich alles ausprobiert.» Bevor ich etwas einwenden konnte, setzte er seinen Monolog fort: «Ich könnte jede Frau haben, aber meine eigene Frau kann ich nicht mal dazu bewegen, ganz normal mit mir zu schlafen …»

«Habt ihr eigentlich Monogamie vereinbart?», unterbrach ich ihn.

Er verstand die Frage offenbar als Aufforderung, sich zu erklären (falsches Mindmapping!).

«Ich bin nicht untreu», erwiderte Hannes. «Parallelgeschichten sind mir zu stressig. Ich könnte mich überhaupt nicht auf meine Arbeit konzentrieren.»

«Du hast mich falsch verstanden», sagte ich. «Es ging mir nicht darum, ob du treu bist. Vielleicht wäre es aber wichtig, mit Hannah eine Alternative zu vereinbaren. Lassen wir die erst einmal dahingestellt sein.»

Hannes war auch schon längst wieder in seiner Gedankenwelt: «Fünf Jahre lang verbiege ich mich mittlerweile, und was ist das Ergebnis? Ich habe Blümchensex mit meiner Frau! Sie lässt mich einfach sexuell hängen.» Er wirkte wie jemand, der voller Hass war. «Sie lässt sich darauf ein, damit ich Druck loswerde. Und ich versuche, so schnell wie möglich einen Orgasmus zu haben, damit sie keinen Tennisarm bekommt. Es gibt seit vier Monaten nur noch Handbetrieb. Nicht mal ein Blowjob ist drin. Das wollte sie ohnehin noch nie. Anal auch nicht. Was für eine Scheiße! Ich muss mich total konzentrieren, um überhaupt zu kommen.»

Hannes beschrieb mir ehrlich alle Tatsachen, und so langsam bekam ich ein Bild von ihrem Sex. Der angestrengte Gesichtsausdruck von Hannes, von dem Hannah berichtet hatte, machte auf einmal Sinn. Hannes genoss keinen Sex, er leistete Sex. Ich wollte mehr darüber erfahren, wie er masturbierte – so konnte ich weitere Schlüsse ziehen.

«Ich möchte verstehen, warum alles so schwer für dich geworden ist. Erzähl mal genau, wie du eigentlich masturbierst. Wie fasst du dabei deinen Penis an?»

«Wieso?», brummelte Hannes. «Wie man es eben so macht!»

«Geht es etwas genauer?»

«Na ja, in der Mitte?»

«Und mit welchem Druck?»

«Druck?», hakte er nach.

«Auf einer imaginären Skala von null bis zehn – null ist ganz weich und zehn so richtig hart: Wo würdest du dich da einordnen?» Bei dieser Skala geht es um einen gefühlten Wert, der mir als Therapeutin einen Anhaltspunkt gibt. Hohen Druck demonstriere ich, indem ich einen Finger mit meiner Faust fest umschließe, fast einklemme. Er bedeutet eigentlich immer, dass die Klienten weniger spüren, als möglich wäre. Geringen Druck veranschauliche ich, indem ich mit einer Hand, leicht wie ein Schmetterling, über den Handrücken fahre oder einen meiner Finger sanft umfasse. Danach lasse ich den Klienten mit eigenen Händen seinen Druck anzeigen. Manchmal gebe ich ihm dafür einen Kugelschreiber oder einen anderen länglichen Gegenstand – als Penismodell.

Hannes dachte kurz nach, nachdem ich ihn gefragt hatte, schließlich sagte er: «Mein Druck liegt so zwischen sechs und sieben.»

«Reicht das wirklich bei dir aus, um zu kommen?» Ich hatte auf eine höhere Druckzahl getippt und den Verdacht, dass er nicht ehrlich war, was seine Erregung betraf. Das sagte ich ihm dann auch.

«Stimmt», sagte er. «Um wirklich zu kommen, führe ich mir einen Dildo in den After oder stecke einen Finger rein, um die Prostata zu stimulieren.»

«Reibst du deinen Penis?»

«Nein, ich drücke ihn nur, in der Mitte!» Er griff sich tatsächlich den Stift, der auf dem Glastisch vor ihm lag, und zeigte die betreffende Stelle.

«Wenn du wichst, hast du dabei bestimmte Bilder im Kopf?»

«Ich spritze auf Brüste ab.»

«Keine weiteren Phantasien?»

«Nein, immer nur stramme, große Titten.»

Der Geschlechtsverkehr selbst war also bei Hannes (ebenso wie bei Klaus, dem «Gesundheitsapostel») nicht Teil seiner phantasierten Erregung. Ebenfalls hatte er die Tendenz, seinen Penis nicht besonders liebevoll zu behandeln; er hatte ihn bislang kaum als Organ gesehen, das etwas spürt und kommuniziert.

Es würde eine Menge Überzeugungsarbeit bedeuten, ihn dazu zu bringen, sich ernsthaft vorzustellen, dass neue und andere Berührungen am Penis sowie am Körper einen großen Mehrwert – hauptsächlich Entspannung, aber auch mehr Gefühl – für ihn bringen könnte. Viele Männer können sich einfach nichts darunter vorstellen. Den Gedanken, Übungen zu machen, fand Hannes – wie so viele andere männliche Klienten – langweilig.

«Und wie sieht es», fragte ich weiter, «mit Pornofilmen aus?»

Hannes erzählte, dass er sich im Netz regelmäßig «härtere Filme» anschauen, sie erregten ihn. Dort erlebe er das, was er bei Hannah vermisse: dass sie das tat, was er ihr befahl, dass sie mitmachte.

«Und was wünschst du dir sonst noch beim Sex?»

Hannes brauchte nicht lange nachzudenken, seine dunkelbraunen Augen leuchteten auf: «Es wäre scharf, einen eigenen Porno zu drehen.»

«Und was würde man da zu sehen bekommen?» Ich wollte mehr über seine geheimen Wünsche erfahren.

«Eine ganze Menge. Oral bei ihr und mir. Geschlechtsverkehr, anal und vaginal, aber auch mit Klamotten. Überall lecken, aber keine Verwendung von Peitschen, die sind nicht so mein Ding. Natürlich Küssen und ganz viel Augenkontakt.»

Eigentlich waren Hannes' Vorstellungen nicht unbedingt

das, was man als außergewöhnlichen Sex bezeichnen konnte. Für viele war das das ganz normale Programm. Sein sexuelles System nahm für mich Form an, und ich fragte mich, was er unter «Augenkontakt» verstand: Es hatte sich bei ihm nach Liebe angehört.

Als könnte er Gedanken lesen, erklärte er: «Eigentlich bin ich harmoniebedürftig. Mehr als Hannah, die ist streitsüchtig.»

Im Stillen fragte ich mich, ob Hannah vielleicht eher versuchte, unangenehme Dinge auf den Tisch zu legen, um sie zu klären, ihr Mann um Konflikte aber einen großen Bogen machte. Ich äußerte meine Vermutung laut. Hannes folgte aber wieder seinen eigenen Gedanken, denn plötzlich brach es aus ihm heraus: «Im Grunde kann ich keine Frau lieben, mit der ich Sex habe.»

Das war ein Bekenntnis. Ich übersetzte es mit: Der Klient kann genitale Empfindungen (unten) nicht mit Emotionen (oben) verbinden. Aber stimmte das auch wirklich? Vor drei Jahren hatte er behauptet, er würde nach dem Sex mit seiner Frau liebevolle Gefühle ihr gegenüber verspüren und auch zeigen können. Seine Feststellung schien nicht den Tatsachen zu entsprechen. Das wurde dann auch in seiner nächsten Bemerkung deutlich: «Obwohl, wenn wir Sex haben, wächst da was zusammen, für kurze Zeit.»

«Du widersprichst dir gerade selber!», sagte ich Hannes.

Mir wurde klar, dass Hannes feste Vorstellungen im Kopf hatte, die mit der Realität aber nicht übereinstimmten. Das bemerkte er jedoch nicht. Ein blinder Fleck? Was wollte oder konnte er nicht sehen? Tat ihm Liebe weh? Löste sie bei ihm Ängste aus? Was dachte und fühlte er wirklich? Um diese Auseinandersetzung würde er nicht herumkommen.

Zum Abschluss sagte er, und dabei ging sein Blick ins Leere: «Hannah und ich sind nur noch eine Zweckgemeinschaft.»

Ich war mir sicher, dass es noch vieles gab, das ans Tageslicht musste. Machte es überhaupt Sinn für das Paar, weiter zusammenzubleiben? Oder wäre eine Trennung das Beste? Ich verabredete eine nächste Sitzung, bei der wieder beide erscheinen sollten.

Vierzehn Tage später kam Hannah. Allein. Sie erzählte, Hannes sei in eines der Kinderzimmer gezogen, er sei einfach nicht bereit, seine Probleme anzugehen. Ich konnte verstehen, dass ihr das nicht gefiel, und auch nachfühlen, wie traurig ihr Mann sein musste.

Hannes tauchte erst vier Monate später wieder in meiner Praxis auf, ebenfalls allein. Inzwischen war er aus der gemeinsamen Wohnung ausgezogen und wohnte bei einem Freund, der Single war. Ab und zu würde er Hannah sehen, zu den Kindern hätte er allerdings kaum Kontakt. Immerhin würden er und Hannah sich nicht mehr so oft streiten. Sie wolle weder eine Trennung noch eine Paartherapie.

«Und was willst du?», fragte ich.

«Lernen, mehr Gefühle zu zeigen. Ich will der Mann werden, der ich sein könnte. Ich versuche zwar, das ständig wegzudrücken, ich beginne, den Zusammenhang zu verstehen.»

Ich wurde deutlicher: «Du weißt, dass du ein richtiger Macho bist?» Ich schmunzelte dabei. Er nahm meine Feststellung gelassen auf und meinte: «Ich spüre einfach keine Gefühle.»

Das war wahrscheinlich der springende Punkt. Gefühle spüren kann jeder gesunde Mensch, man kann aber lernen, sie *nicht* wahrzunehmen. Das ist die bittere Wahrheit.

Es war ein ehrliches Eingeständnis von Hannes gewesen, mit dieser Offenheit hätte ich eine Paartherapie beginnen können. Aber ein nächster Termin wurde nie vereinbart.

Ich weiß nicht, wie es den beiden heute geht.

13

Sei mein Echo: Narzissmus in Beziehungen

Moderne Therapeuten sehen den Klienten nicht als Verwundeten oder als Opfer. Sie wissen um die Widerstandsfähigkeit des Menschen, dass er Unglaubliches ertragen und immer wieder aufstehen kann. Ich lasse daher – mit großem Respekt – die Verantwortung für das Leben des Klienten bei ebendiesem und verstehe mich nicht als jemand, der alles lenkt und leitet. Ich sage niemandem, wo es langgeht, sondern bleibe im übertragenen Sinne, wie beschrieben, zwei Schritte hinter meinen Klienten. Das bedeutet für mich zugleich, mit ihnen auf Augenhöhe zu sein.

Viele Jahrzehnte lang lagen Klienten (und Patienten) bei ihren Psychiatern auf der berühmt-berüchtigten Couch, also in «Tieflage». Auf diese Weise entsteht zwischen beiden, ganz klar, eine andere Beziehung, als wenn ich dem Klienten fortwährend ins Gesicht sehen kann – und der Klient mir. Gerade in Gesprächen über Sexualität sind Körpersprache und Blickkontakt besonders relevant. Auch kann das gegenseitige «Lesen des anderen» (Mindmapping) dann ganz normal stattfinden.

Der Klient «errechnet» allerdings dabei meist blitzschnell die nächsten Schritte des Therapeuten und «wappnet» sich innerlich gegen sie, wenn er spürt, dass es für ihn unangenehm werden könnte. Das Gute daran ist, dass, wenn ich ihn lese, ich genau mitbekomme, wo er Schwierigkeiten hat. Die meisten Klienten geben jedoch schnell wieder ihre Abwehrhaltung auf, öffnen sich und machen mit. Doch bei einigen ist die (unbewusste) Angst so groß, dass sie partout nichts von dem wissen wollen, was da ans Licht kommen könnte. Sie machen zu und keine Eingeständnisse, können nicht hinschauen. Es sind Menschen mit bestimmten psychischen Störungen, die – kurz gesagt – bindungsbedingt mit der frühen Kindheit zu tun haben. Sie kommen zwar mit sexuellen Fragestellungen in die Praxis, bringen aber zusätzliche Probleme mit. Der Sex wird zum Nebenschauplatz, er ist einzig ein Symptom oder Spiegel für die gestörte Beziehungsfähigkeit.

Es gibt eine Fülle instinktiv oder bewusst geschickt angewandter «Tricks», mit denen sich solche Klienten durch Therapien schlagen. Als Sexualtherapeutin ist das für mich sehr ernüchternd, denn ich stelle an einem bestimmten Punkt fest, dass die Probleme nicht mit einer Sexual- oder Paartherapie zu lösen sind. Viele dieser Klienten sind ohnehin in psychiatrischer Behandlung, und im Prinzip ist es richtig, wenn ihnen bei sexuellen Fragestellungen geraten wird, woanders kompetente Hilfe zu suchen. Also bei Sexualtherapeuten. Nur funktioniert es manchmal einfach nicht, da die eigentliche, zentrale Störung sich immer wieder in den Vordergrund drängt und die Arbeit an der Sexualität erschwert. Ich sehe mich mittlerweile nicht mehr als die Richtige dafür an.

Besonders deutlich wurde mir das bei einem sexsüchtigen, narzisstisch strukturierten Mann, der täglich Prostituierte aufsuchte – und dies als sehr gut verdienender Broker mit Boni auch bezahlen konnte.

«Mich macht schon ein Damenrad geil», sagte er, als er zum ersten Mal in meiner Praxis erschien. Björn war Mitte dreißig, das weißblonde Haar zurückgegelt, er hatte eine Vorliebe für blaue Hemden. Obwohl er wegen seines ausgeprägten Narzissmus bei einem Psychiater in Therapie ging und bei dieser schon weit gekommen war – er hatte mittlerweile begriffen, dass er Narzisst war, und verschiedene neue, sinnvollere Verhaltensweisen dazugelernt –, scheiterte die Sexualtherapie, weil Miriam, seine sexuell unerfahrene Frau, mit ihrem Mann komplett überfordert war. Miriam war eine taffe Businessfrau, hatte schon früh den Narzissmus ihres Mannes erkannt, wusste von seinen zwanghaften Gängen zu Prostituierten, kam damit aber immer weniger klar, obwohl sie es versucht hatte. Sexuell war sie eine Spätzünderin und noch unsicher. Das wurde in ihrer Beziehung mit Björn nicht gerade besser: Jedes Mal, wenn sie sich traute und beispielsweise (weiße!) Reizwäsche kaufte und sich mit dem Gedanken anzufreunden begann, diese auch zu tragen, machte er mit einer einzigen verständnislosen Bemerkung alles zunichte: «Und das soll mich heißmachen, oder was?» Er merkte nicht im Geringsten, was er damit auslöste. Sein Gedanke: Schwarz ist geil! Nur schwarz. Mein Gedanke: kein Reinfühlen. Narzisstisch eben. Miriam hatte, wie konnte es anders sein, wenig Lust auf ihn, fand den Sex mit Björn grob, glaubte, vielleicht zu Recht, sie müsste es einer Prostituierten gleichtun, um ihn zufriedenzustellen.

Situationen mit Klienten wie Björn fühlen sich für mich immer an, als ob ihnen etwas fehlen würde, und so ist es auch. Ein bestimmtes Verhalten, etwa «vertrauensvolle Beziehungen aufbauen», «Verständnis haben» oder sich im positiven Sinne «in jemanden reinfühlen», eben «Mensch sein», wurde in ihrer Kindheit nicht ausreichend angelegt oder gelernt. Es fehlen grundlegende Verbindungen im Gehirn, flapsig ausgedrückt: Das System Einfühlsamer-Mensch-Sein ist nicht vorhanden. Das war auch bei Björn so, dessen Probleme so tiefgreifend waren, dass ihm mit einer Sexualtherapie nicht wirklich zu helfen war. Als Miriam wegen einer schweren Krankheit für längere Zeit in eine Spezialklinik musste, entschieden wir, die Therapie abzubrechen.

Im Bild der griechischen Mythologie war Narziss ein junger schöner Mann, dem es bestimmt war, nur sich selbst lieben zu können. Als er in einem Teich sein Spiegelbild sah, verliebte er sich auf der Stelle, wollte es umarmen, fiel ins Wasser und ertrank. Die Frau, die ihn liebte, hieß Echo. Im übertragenen Sinne bedeutet das: Es gibt nur eine einzige Beziehungskonstruktion, die mit einem narzisstischen Menschen funktioniert: Der Partner muss zu seinem Spiegelbild werden, seinem Echo. Darum geht es im nächsten Fall. Das Paar hieß Anne und Joachim.

Aszendent Aal

Um es vorwegzunehmen: Auch Anne und Joachim haben, nachdem wir zu Beginn durchaus Erfolge erzielen konnten, die Therapie bei mir abgebrochen. Das lag vor allem an der Tatsache, dass der narzisstische Joachim mich schneller lesen konnte als ich ihn. Ich ließ wieder und wieder mit mir diskutieren, ich hatte es versäumt, von Beginn an klare Regeln aufzustellen. Fast spielerisch gelang es Joachim, mich in die gleiche defensive, handlungsunfähige Lage zu manövrieren, in der auch seine Frau Anne seit Jahren festsaß. In Sekundenbruchteilen hatte er jede Situation unter Kontrolle. Sein ausgeprägter Egoismus ging einher mit einer Unfähigkeit zur Selbstkritik. Zugleich war mir klar: Auch wenn es manchmal so aussah, als würde Joachim gerne Machtspiele betreiben, so war es in Wirklichkeit doch nur sein Überlebensprogramm.

Das Problem von Anne und Joachim – zumindest wie es sich am Anfang darstellte – bestand darin, dass sie kaum noch Sex hatten. Anne sagte, sie fühle sich müde und habe keine Lust. Joachim, der von seiner Frau Achim genannt wurde, langweilte sich und wollte anderswo vögeln dürfen, wenn schon kein Sex zu Hause drin sei – möglichst täglich. Diesen Anspruch versprach er während der Therapie vorerst zurückzustellen. Beide waren sich einig, dass es darum gehen sollte, dass Anne mehr Lust bekam. Das Paar hatte mir also einen klaren Auftrag erteilt.

Anne, eine große schlanke Frau mit blondem Lockenkopf, war Anfang vierzig, Joachim kahl rasiert und von schlaksiger Eleganz, etwas älter. Sie hatten sich «nach vielen anderen Partnern» kennengelernt, wie sie erklärten, waren also beide sexuell erfahren und inzwischen stolze Eltern dreier kleiner Kinder. Anne verhütete nicht, und Joachim nahm Cialis, ein Potenzmittel, damit es mit dem Kondom klappte. (Immer wieder kommen die gleichen Kleinigkeiten auf den Tisch!)

Als Anne während der Sitzung sagte: «Ich habe nachmittags Lust», fragte Joachim grinsend: «Um welche Uhrzeit?» Es schien mir, als hätten beide gut funktionierende Gaspedale. Warum bremste Anne also? Ich bekam gleich einen ersten Hinweis.

«Auf den Orgasmus beim Sex bin ich nicht fixiert», erklärte Joachim und schaute mich mit prüfendem Blick an.

Ich fiel darauf rein, sah eine Chance, ihn zu bestätigen, war inhaltlich auch mit ihm einig: endlich ein Mann, der nicht auf Orgasmusjagd war! Ich sagte also, dass es auf den Orgasmus tatsächlich nicht immer ankomme. Ich hatte aber auch bei Joachim gespürt, dass etwas anderes mitschwang, worauf ich nicht einging: Er versuchte, mich manipulierend auf seine Seite zu ziehen – ein klassisches Narzissten-Verhalten. Doch anstatt ihn darauf anzusprechen, ging ich darüber hinweg.

Er bemerkte diese Auslassung meinerseits und wusste damit, dass ich etwas umging. Er notierte dies innerlich sofort auf seiner «Schwäche-Liste» über mich, die er, ich war mir sicher, gedanklich angelegt hatte. Teil meiner Strategie war es gewesen, vorsichtig eine stabile Beziehung zu ihm aufzubauen, um dann später erst ins unruhige Wasser zu springen. Bei einem Narzissten geht so etwas nach hinten los. Wenn ich nicht sofort zeige, dass ich ihn lesen kann, glaubt er – zu Recht –, dass er mir nicht trauen kann. Ich hätte Joachim – von der ersten Sekunde an – meine wahren Beweggründe zeigen sollen, dass ich mich mit ihm gerne verstehen würde, aber er mit mir nicht herumspringen kann wie mit seiner Frau. Stattdessen hatte ich ihm eine Realität «gebaut», in der er genau das tun konnte.

Es gibt einen therapeutischen Fachausdruck dafür: Co-Konstruktion der Realität. Der Klient erzählt oder sagt etwas, und der Therapeut lässt es so stehen, obwohl es nicht den (fachlichen) Tatsachen entspricht oder er aus verschiedenen Gründen inhaltlich nicht damit übereinstimmt. Oder er benennt Dinge nicht, lässt – wie ich bei Joachim – etwas durchgehen. Und schon wurde therapeutisch dazu beigetragen, eine Realität zu manifestieren, die es eigentlich zu korrigieren und zu therapieren galt. Der Therapeut hat co-konstruiert.

Ein einfaches, hypothetisches Beispiel: Ein Mann, der seit sechzehn Jahren keinen Sex mehr mit seiner Frau hat, weil sie keinen mehr haben will, überlegt fremdzugehen und kommt zu mir, um bei mir sein schlechtes Gewissen vor seinem ersten Mal etwas zu erleichtern. Der Mann sagt: «Es bleibt mir ja nichts mehr übrig, wenn sie keinen Sex mit mir will. Sie lässt mir keine Wahl.» So nachvollziehbar der Gedanke ist, gut finde ich ihn nicht. So etwas darf ein Therapeut nicht stehenlassen. Denn damit festigt er eine objektiv falsche Realität. Lieber würde ich es sehen, er würde seiner Frau offenbaren, dass er nicht mehr gewillt sei, den Rest seines Lebens ohne Sex zu verbringen, es müsse eine Lösung gefunden werden.

Zurück zu Joachim. In seinem Fall hätte ich zum Beispiel sagen können: «Sie schauen mich an, als wollten Sie wissen, ob ich mit Ihnen übereinstimme. Das stelle ich inhaltlich erst mal zur Seite, mich würde viel mehr interessieren, was Ihre Beweggründe dafür sind, *nicht* auf den Orgasmus fixiert zu sein.»

Joachim hatte mich getestet, und wäre es ein Punktspiel gewesen, es hätte 1:0 für ihn gestanden.

Nun aber sprang Anne ein, und mein Gefühl, dass es um mehr ging, wurde bestätigt.

«Stimmt, Achim hört manchmal mittendrin auf, obwohl ich gern noch kommen will.» Sie legte sogar nach: «Er greift übrigens mit Küssen an, wenn er Sex will, und kommt mir so oft zu nahe. Zum Glück ist er öfter beruflich unterwegs. Es ist eine Erholung, wenn er mal nicht da ist.»

Joachim beobachtete seine Frau, ließ das Gesagte jedoch so stehen, hatte dem offenbar nichts hinzuzufügen.

Dieses Verhalten bestätigte sich im Verlauf der Therapie. Joachim war ein wahrer Künstler im Ausweichen. Er konnte den Blick nicht auf sich selbst richten und Verantwortung für seinen Einfluss in der Beziehung übernehmen. Sein Hauptziel war es, die Kontrolle zu bewahren und Schuldgefühle abzuwehren. Er konnte auch keine Schwächen eingestehen. Ständig «flutschte» er mir weg. Er hatte dieses Ausweichen perfektioniert.

Meine Assistentin Anika, die ein Faible für Worte hat, würde dazu sagen: «Aszendent Aal!» Das kommt der Sache in der Tat sehr nahe. Immer wieder versuchte ich, Joachim mit wasserdichten Argumenten zu überzeugen. Doch immer, wenn es für ihn eng wurde, war er in der Lage, die Situation mit einem Satz aus den Angeln zu heben.

Über ihren Alltag berichtete Joachim, dass seine Frau einfach keine gemeinsam getroffenen Verabredungen einhalten könne. «Anne hat keine Verbindlichkeit.»

Ich bezweifelte, dass es dabei wirklich um «gemeinsam getroffene» Entscheidungen ging, und lag damit richtig. Anne und er waren sich einfach nicht einig.

«Ich möchte nicht immer nur funktionieren müssen», sagte sie vorsichtig.

«Auf deine unterschwelligen Vorwürfe habe ich keine Lust», konterte Joachim und schaute Anne auf einmal fast hasserfüllt an. «Ich gehe dann eben für den Sex woandershin.»

Sie stritten heftig über Haushaltsangelegenheiten. Anne beschrieb, wie Joachim stets alles genau plante, selbst die Kinder würden unter seinem Kontrollbedürfnis leiden.

Darauf entgegnete er: «Sie peilt es nicht! Sie kann einfach keine Ordnung schaffen. Der Kühlschrank zum Beispiel muss perfekt gefüllt sein, alles auf dem abgesprochenen Regal in abgezählter Menge, damit man die nächsten Tage essenstechnisch planen kann. Das kriegt Anne aber einfach nicht hin. Deswegen bekommt sie von mir Einkaufslisten!»

Zwischendurch versuchte Joachim, auch mir Vorschriften zu machen: Wenn er schon seine Frau nicht unterbrechen dürfe (was er ständig tat), müsse ich wenigstens ihn ausreden lassen. Gleiche Regeln für alle. Ich erklärte, dass in meiner Praxis eine wichtige Voraussetzung laute, dass eben *nicht* die gleichen Regeln für alle gelten würden, im Gegenteil, es würden allein meine gelten, je nach Situation. Schon deshalb, weil Klienten etwas ändern wollen, was ihnen mit ihrer bisherigen Art, mit Problemen umzugehen, nicht gelungen sei. Für den Rest der Sitzung war Joachim enttäuscht und eingeschnappt. Es lag geradezu in der Luft, dass er mit meiner Sicht der Dinge nicht einverstanden war. Er ließ es mich bei der kleinsten Gelegenheit wissen – und ich erklärte mich wieder, wurde defensiv.

Dennoch schritt die Arbeit voran und damit das Projekt des Paars, sein Sexleben zu bereichern. Sie lernten in den nächsten Sitzungen Neues, hatten Spaß und entdeckten als neuen sexuellen Rückzugsort für sich den alten Wohnwagen, der auf ihrem Grundstück stand. Sie besaßen einen Bauernhof mit Maisfeldern etwas außerhalb von Hamburg. Im Wohnwagen hatten sie vor den Kindern Ruhe. Auf einmal lief der Sex zwischen den beiden wieder auf Hochtouren, und siehe da: Für Joachim war ich plötzlich die Beste.

«Ach, Frau Henning, so schnell wie bei Ihnen hat es noch nie geklappt.» Vor mir hatte es schon sechs «schlechte» Therapeuten gegeben, und Joachim überwies mir ungefragt das Honorar für acht weitere Sitzungen.

Als ich im Nachhinein über das Kompliment nachdachte, fielen mir mehrere Dinge auf. Erstens: In dem narzisstischen Selbstbild, das Joachim von sich hatte, verdiente er nur das Beste. Das betraf auch seine Therapeuten, also mich. Zweitens: Mit seinem überschwänglichen Lob hatte er getestet, ob ich anfällig für Komplimente bin, also eitel. Er hatte dabei nämlich wieder diesen aufmerksamen, prüfenden Ausdruck im Gesicht gehabt. Und wieder war ich darauf reingefallen, hatte co-konstruiert. Hätte ich erwidert: «Oh, danke», und wäre augenblicklich professionell mit der Sitzung fortgefahren, hätte ich ihm gezeigt, dass ich mich nicht «schmieren» ließ. Leider jedoch war ich stolz auf sein Kompliment gewesen und hatte dies sicher auch gezeigt. Ein gefundenes Fressen für Joachim, der mich fortlaufend scannte, meine Stärken und Schwächen, Vorgehensweisen und Strategien abklopfte, um so besser gegen mich und die Gefahr einer Verletzung gewappnet zu sein.

Sein Kompliment diente dazu, mich unter seine Kontrolle zu bekommen. Seine hohe Meinung von mir würde nur so lange Bestand haben, wie ich mich ihm fügte. Der Therapieabbruch war im Grunde bereits vorprogrammiert: Es dauerte nicht lange, da war ich nicht mehr die Beste.

Noch aber kam Joachim mit Anne zu den Sitzungen.

Der Therapeut ist selbst Klient

Man kann nur insoweit ein guter Therapeut sein, wie man selbst differenziert ist. Das Differenzierungsstadium eines Therapeuten, seine Persönlichkeit, hat wahrscheinlich den größten Effekt auf die Behandlung. Dazu gehört, die eigenen Motive zu kennen – und die eigenen Schwächen.

Früher tendierte ich noch viel mehr als heute dazu, einem Klienten unbedingt helfen zu wollen. Dabei kam ich, wenn dieser etwas ablehnte, was ich an ihn herantrug, in die Defensive oder legte mich gar mit ihm an. Meinem Naturell getreu wollte ich, dass er meine Ehrlichkeit und meine Absichten verstand und in gewisser Weise auch wertschätzte. Joachim durchschaute das. Er spürte, dass ich recht behalten und seine Anerkennung haben wollte. Damit hatte er Macht über mich – was seinem Kontrollbedürfnis in die Hände spielte.

Wenn ich versuchte mir eine Meinung über ihn zu bilden und diese durch Fragen oder Vermutungen zu überprüfen, «roch» er die Gefahr – den Kontrollverlust – sofort. Das Misstrauen schärfte seine Wahrnehmung wie bei einem Raubtier, das Beute gewittert hat. Sofort schaltete er in den Aal-Modus. Mein Gefühl dabei: ein Lauf auf rohen Eiern! Ich wurde daher vorsichtiger. Leider. Auch das sah und nutzte Joachim aus. Er suchte noch mehr Kontrolle.

All dies trat schließlich beim dritten Termin von Anne und Joachim schlagartig zutage. Ich machte die Praxistür auf, und Anne zog ihre leichte Frühlingsjacke aus, da sah ich vor ihrer Brust etwas baumeln – klein, schwarz, viereckig.

«Was haben Sie denn da?», fragte ich verwundert.

«Ich nehme manchmal etwas auf», antwortete sie, während sie zögernd meine Reaktion beobachtete. Sie erzählte mir dann, dass sie das Aufnahmegerät zu Hause bräuchte, manchmal müsse sie Joachim anhand seiner eigenen Worte etwas beweisen. Ihrem Gesichtsausdruck nach zu urteilen, war es ihr zwar ein wenig peinlich, aber offenbar hatten die beiden vereinbart, unsere Sitzung aufzunehmen.

Joachim stand neben seiner Frau und fand die Situation völlig normal. Er sagte: «Wenn Anne mir beweist, dass ich im Unrecht war, bin ich manchmal bereit nachzugeben.»

Ich hatte abermals meine Zweifel. Bei einer narzisstischen Persönlichkeit hat man auch mit einem Aufnahmegerät kaum eine Chance. Wenn in der Beziehung etwas schiefläuft, liegt die Verantwortung dafür stets beim anderen – Beweis hin oder her. Mit der Aufnahme ihrer Sitzung wollte Joachim, so mein Verdacht, die Kontrolle, die er so dringend brauchte, erweitern. Immer wieder war es in den vergangenen Sitzungen auch darum gegangen, wer was gesagt hatte oder nicht, und ich hatte mich in diese Diskussionen hineinziehen lassen. Gleichzeitig aber hatte ich begonnen, sein narzisstisches System langsam aufzubrechen, und ihm mehrmals gezeigt, dass ich – so nervig er war – die Beziehung zu ihm aufrechterhielt. Instinktiv spürte er, dass es für ihn in meiner Praxis allmählich gefährlich wurde.

Ich lehnte es ab, dass die Session aufgezeichnet wurde. Freundlich erklärte ich, dass ich nicht kämpfen wolle, da er, Joachim, zweifellos gewinnen würde. Mir wäre es lieber, ein

Gespräch zu führen, bei dem wir das Beste in uns sprechen ließen.

Mit narzisstischen Klienten muss aber schon konfrontativ gearbeitet werden, an der Grenze zum Tolerierbaren, es hat sonst keine Wirkung. Sie brauchen die Wahrheit – gepaart mit Wertschätzung. Klar und deutlich muss ich sein, ohne dabei entwertend, moralisierend oder aggressiv zu werden. Mit Letzterem hatte ich so meine Probleme. David Schnarch sagte mir dazu einmal in einer Pause anlässlich eines Seminars, Jahre ist es her: «Wenn der Therapeut differenziert und reif ist, kann er denselben Inhalt mit einer anderen Weichheit vermitteln.» Genau daran arbeite ich. Täglich zu therapieren triggert in der Tat eigene Lebensthemen. Mittlerweile kann ich zustimmen: Die Arbeit hat mich weicher gemacht – ich habe Mitgefühl und bringe mich selbst mehr mit ein.

Mitgefühl hatte ich auch mit Joachim. Ich versuchte, ihm zu zeigen, wie Beziehungen und Gefühle funktionieren, kommentierte Situationen und Zusammenhänge, damit neue Bilder von Zuverlässigkeit und Angenommensein bei ihm entstanden und er von seiner Gier nach Macht und Kontrolle ein wenig ablassen und sich öffnen konnte. Das setzte natürlich voraus, dass er die Verbindung zu mir nicht abbrach.

Jedes Verhaltensmuster, jedes Gefühl hat einen triftigen Grund; hauptsächlich ging es bei Joachim um in der Kindheit erfahrene Enttäuschungen, um Wut und Empörung. In der Beziehung mit ihm war es wichtig, diese Gefühle wertzuschätzen – unter allen Umständen. Was jedoch schade war: Die Traurigkeit, die bei Joachim unter diesen Gefühlen lag, konnte er nicht zulassen. Sie hätte zu viele Ängste ausgelöst, abgelehnt zu werden.

In dieser dritten Sitzung gelang es mir besser, Joachim «bei der Stange zu halten». Es war sogar ein kleiner Fortschritt zu spüren. In der Tür bedankte er sich dafür, dass ich ihn «ausgehalten» hätte. Ein wahres Kompliment. Doch war es in liebevoller Vertrautheit gesprochen worden? Oder war ich etwa wieder nur «die beste Therapeutin der Welt»?

Hinterlistige Gefühle

Am meisten Sorge bereitete mir jedoch Anne. Immer wieder schaute sie mich an, als sei ich ihre letzte Rettung. Sie saß meist still da, beobachtete und hörte zu. Manchmal schien es, als würde ich eine Bitte um Verständnis in ihren Augen lesen, als würde sie sagen: «Sehen Sie, so anstrengend ist es mit diesem Mann. Ich habe keine Chance gegen ihn.» Ja, ich spürte es am eigenen Körper.

Wandte ich mich ihr zu, stellte ich jedes Mal fest, wie klar sie sich selbst sah. Sie erzählte auch von ihren Macken. Als ich sie fragte, wie lange sie es denn noch mit all den Regeln und dem Ordnungswahn zu Hause aushalten könne, dachte sie lange nach. Joachim unterbrach zur Abwechslung einmal nicht. Anne ließ sich noch mehr Zeit mit ihrer Antwort.

«Und?», fragte Joachim schließlich doch noch, er war genervt, weil es so lange dauerte.

Anne blickte zu Boden. Wieder schwieg sie.

Ich versuchte es anders. «Welche Gründe gibt es, Sex zu haben mit einem Mann, der Sie so behandelt wie Joachim?»

Anne rutschte auf dem Sofa hin und her. Bei jeder Bewegung baumelte das Aufnahmegerät um ihren Hals, das sie sich auch bei dieser vierten Sitzung umgehängt hatte (es war inzwischen ihr Dauerbegleiter, wenn es auch in der Praxis ausgestellt bleiben musste). Die Antwort las ich in ihren Augen. Anne hatte große Schwierigkeiten, für sich einzustehen. Nicht nur gegenüber Joachim. Einen klitzekleinen Versuch machte sie dennoch, zu erklären, was in ihr vor sich ging. Ich half ihr dabei.

Die Folge war, dass Joachim sich, seiner Ansicht nach, von zwei Frauen in die Zange genommen fühlte. Davon war er nicht mehr abzubringen. Er empörte sich sehr, nannte mich eine «schlechte Therapeutin». Dennoch war es eine gute Sitzung, denn Anne hatte sich in dem Netz betrachten können, das ihr Mann um sie gesponnen hatte. Ihre einzige Möglichkeit, neben und mit ihm zu bestehen, war – meiner Überzeugung nach –, sich aus eigener Kraft zu stärken. Genau dies könnte (oder würde) aber zur Trennung führen.

Der Sinn der Therapie konnte jedenfalls nicht darin liegen, dass Anne bei mir lernte, das Echo ihres Mannes zu sein. Sie streikte zu Recht, wenn sie keine Lust mehr auf Joachim hatte. Innerlich war sie sehr wütend über die ganze Situation. Ihr Hauptgefühl war aber Traurigkeit, eine große Traurigkeit.

In einer Einzelsitzung mit Anne hatte sie anerkannt, dass ich keinen Hehl daraus machte, wie mies es ihr in meinen Augen ging. «Ich weiß, dass ich mich trennen muss», hatte sie unaufgefordert gesagt und angefangen zu weinen.

«Ich verstehe, wenn Sie es nicht können – noch nicht können.» Das war meine Antwort gewesen.

In Beziehungen wie jener von Anne und Joachim haben beide Partner große Angst, den anderen zu verlieren. Joachim ging mit dieser Angst so um, dass er Anne abwertend und abweisend behandelte, dadurch hielt er sie auf Abstand, ließ sie nie wirklich an sich heran. Er stellte damit sicher, dass es nicht allzu weh tun würde, sollte sie ihn verlassen, denn damit rechnete er (unbewusst) sowieso die ganze Zeit. Denn dies – verletzt und alleingelassen zu werden – war seine Ur-erfahrung.

Bei Anne wiederum führte ihre Angst vor Trennung dazu,

dass sie bestimmte Dinge nicht sehen wollte und bis zu einem gewissen Grad sich selbst verleugnete.

In der vierten Sitzung schließlich kam es zur Eskalation. Ich hatte Joachim mit Ehrlichkeit, Anerkennung und Zuwendung in die Enge getrieben – dabei konnte er emotionale Nähe kaum eine Minute lang aushalten. Ich entließ ihn dennoch nicht aus der Konfrontation und rückte ihm «auf die Pelle». Seine innere Spannung wurde immer größer, die von Anne nicht minder.

Als Joachim kurz auf Toilette ging, sprach Anne die Intensität der Auseinandersetzungen besorgt an.

Ich erklärte ihr: «Das war kein Streit. Ich nehme nur Joachims Sicht der Dinge nicht immer hin. Wir besprechen jede Kleinigkeit, damit er Grautöne ohne Angst annehmen lernt. Für ihn gibt es sonst immer nur Schwarz oder Weiß.»

Als er wiederkam, meinte Joachim zu mir, das hätte noch keiner mit ihm gemacht. Er würde das mögen. Am Tag nach der Sitzung wurden von Joachim dann aber sämtliche weiteren vereinbarten Termine per E-Mail abgesagt. Er bat mich, das bereits bezahlte Geld zurückzuüberweisen, was ich auch sofort tat. Noch in der Tür, als Anne und Joachim dieses letzte Mal die Praxis verließen, sagte ich klar und deutlich zu Anne, dass sie jederzeit auch alleine kommen könne. Ich wollte den beiden damit zu verstehen geben, dass wir in der Sitzung gerade am wichtigen Punkt angekommen gewesen waren, an den Anne sich ihrer Situation – wenn auch nur für einen Moment – eingestanden und sich dabei offensichtlich wohl gefühlt hatte.

Letztlich habe ich Anne und Joachim nicht dauerhaft helfen können. Wir hatten lediglich angefangen, an der Fassade zu kratzen.

Die beiden kamen nie wieder, weder zusammen noch allein. Mittlerweile mache ich mir über Therapieabbrüche im Allgemeinen aber keine großen Gedanken mehr. Es gibt Klienten, die sich nicht helfen lassen möchten oder können. Und bei dem Kompliment «Frau Henning, Sie sind eine tolle Therapeutin, wir wollten die beste und haben sie bekommen!» kann es durchaus sein, dass ich nicht mehr glücklich schaue, sondern sage: «Vielleicht kann ich Ihnen gar nicht helfen. Sie sind nämlich ein schwerer Fall.»

14

Die Lust geht ihre eigenen Wege: Fetisch, SM & Co

S tellen Sie sich vor: Ihr Mann wird sexuell von Federn erregt. Von Plastiksandalen. Von einem Stuhl, auf dem eine
nackte Frau sitzt. Oder ganz hart: von Blähungen. Dann hat er
mit großer Wahrscheinlichkeit einen Fetisch. Lust drückt sich
vielfältig aus: Man kann poly- oder monogam sein, eine Vorliebe für Bondage oder Blümchensex haben, als Exhibitionist
oder Voyeur durch die Welt gehen, auf das eigene Geschlecht
stehen oder auf beide – dem Begehren sind wenig Grenzen
gesetzt.

Jetzt aber ist erst mal der Fetisch dran!

Laut Definition ist ein Fetisch ein Gegenstand, dem magi-
sche Kräfte zugeschrieben werden. Es kann aber auch ein Gegenstand sein, der einen Menschen in sexuelle Erregung ver-
setzt. Der ICD zufolge, der Internationalen Klassifikation der
Krankheiten und verwandter Gesundheitsprobleme, die von
der Weltgesundheitsbehörde herausgegeben wird, handelt es
sich dabei um «tote Objekte». Der Fuß, der bekanntermaßen
für einige sehr erregend sein kann, gehört nach dieser Definition nicht in den Bereich des Fetischs – jedenfalls dann
nicht, wenn sich der Fuß an einer *lebendigen* Person befindet. Er
würde, strenggenommen, nur in Verbindung mit Nekrophilie
– eine Sexualpräferenz, die auf Leichen gerichtet ist – als Fetisch

gelten! Dabei würde aber allen Fußfetischisten, die ich bisher kennenlernte, glatt die Lust vergehen. Nach meiner Erfahrung kann der noch lebende Fuß jedoch sehr wohl ein Fetisch sein, ebenso wie andere lebendige Körperteile. Manche medizinische Beschreibung wirkt in der Tat ein wenig an den Haaren herbeigezogen – oder einfach alt.

Die Magie eines Fetischs

Oft werde ich gefragt, wie ein Fetisch entsteht. Ich selbst betrachte Fetische aus einer Konditionierungsperspektive heraus – als Resultat einer Konditionierung durch bestimmter gelernter Lusterfahrungen. Im Kindes- oder Jugendalter kann es passieren, dass mit einem Objekt, einer Verhaltensweise, einer Rolle – oft durch ein prägendes Schlüsselereignis – eine sexuelle Erregung verknüpft wird. Das kann der glänzende Lackregenmantel sein, den eine Freundin der Mutter trägt und die einen bei ihren Besuchen immer so liebevoll anschaut, oder der schwarze Umhang beim ersten Friseurbesuch, bei dem die hübsche blonde Coiffeurin (im Spiegel zu sehen) einem die Haare krault. Beides kann eine Erektion auslösen oder zumindest ein sexuelles Wohlgefühl. Es kann aber auch ein heißer Strahl auf dem Körper beim gemeinsamen Duschen gewesen sein, als ein Mädchen verbotenerweise im Haus der Eltern übernachtet hatte. Manche Männer können genau erklären, wie es zu ihrem Fetisch kam.

Denn: Meist sind es Männer, die Fetische haben. Es gibt viele Überlegungen, warum das so ist, jedoch keine wirklich gefestigte medizinische Antwort. Eine Erklärung könnte jedoch sein, dass es Männern durch die Erektion leichter fällt, ihre Erregung mit einem bestimmten Ereignis oder Gegenstand zusammenzubringen, und es so schneller geschieht, dass sie in der Folge «den Fetisch erlernen».

Über Jahrhunderte wurde Fetischismus als Krankheit oder Störung eingestuft. Wer einen Fetisch hatte, galt demnach als krank oder pervers, dies ist zum Teil heute noch der Fall. Ärzte sahen (und sehen) in ihm eine Störung der Sexualpräferenz, die zu den «Persönlichkeits- und Verhaltensstörungen» gezählt wird. Ebenfalls als sexuelle Störungen gelten – folgt man der Weltgesundheitsbehörde – Exhibitionismus, Voyeurismus, Transvestitismus, Frotteurismus (dabei reibt sich ein Mensch an anderen), Sadomasochismus oder Sex mit Tieren.

Die Gesellschaft, das untermalen diese Beispiele, bestimmt mit, was als krankhaft, pervers oder gar kriminell gilt. Es gibt kaum wissenschaftliche oder medizinische Gründe dafür, ein bestimmtes sexuelles Verhalten als krankhaft einzustufen. «Verurteilt» wird, wer «anders» ist, nicht wie «die meisten». Wer homosexuell ist und gern Händchen hält, sollte dies zum Beispiel selbst in heutiger Zeit nicht unbedingt auf dem Roten Platz in Moskau tun. Gar nicht lange ist es her, dass Homosexuelle auch in Deutschland strafrechtlich verfolgt wurden – erst 1973 wurden sie entkriminalisiert. Und im ICD gilt Homosexualität erst seit 1992 nicht mehr als Krankheit. Als eine russische Ausgabe meines Buches *Make Love* angedacht war, lautete die Anfrage des russischen Verlags, ob er das Buch auch ohne die Seiten, in denen es um Homosexualität ging, herausbringen könnte. Klar, dass ich ablehnte.

Sexuelle Normen können sehr unterschiedlich sein – in verschiedenen Kulturen wie auch Ländern. Frauen in muslimischen Ländern wie Afghanistan, die fremdgehen oder vor der Ehe Geschlechtsverkehr haben, müssen damit rechnen, gesteinigt und/oder getötet zu werden. Solche tief verankerten

Moral- und Sexualvorstellungen haben bis heute eine entsetzliche Wirkmacht. Sie wurden und werden noch immer benutzt, um Menschen (insbesondere Frauen) zu kontrollieren.

Noch mehr andere Sitten, anderer Unsinn? In Dänemark ist Pädophilie verboten, nicht jedoch, einen Verein zu gründen, um sich mit jenen zu treffen, die eine entsprechende Neigung haben. Mehrfach führte das medial zu empörten Reaktionen, jedoch nicht zu einer gesetzlichen Veränderung. Sexuelle Handlungen mit Tieren sind in meiner Heimat übrigens auch erlaubt.

Meine Meinung zu alldem ist ganz klar: Wenn niemand eine andere Person in ihren Grenzen oder in ihrer Würde verletzt, ist alles normal und erlaubt, was einvernehmlich (die WHO spricht von «bewusster Zustimmung») geschieht und den Beteiligten Spaß macht! Einzig Sex mit Kindern oder Tieren ist für mich tabu; leider kommt es häufiger vor, als viele denken. Der Sexualpartner ist dabei nicht in der Lage, bewusst zuzustimmen, und *genau dies* ist für mich das absolute Minimum jeglichen sexuellen Kontaktes.

Der Ottonormalverbraucher sieht das allerdings oft anders. Menschen haben Angst vor Dingen, die sie nicht verstehen, und lehnen diese – oft ohne weiter darüber nachzudenken – rigoros ab. Dass sexuelle Abweichungen für Betroffene und deren Partner häufig Probleme mit sich bringen, ist daher offensichtlich. Gerade deswegen schweigen Betroffene auch. Insbesondere bei Fetischen weiß selbst der Partner häufig nichts von der heimlichen Leidenschaft. Umso größer der Schock, wenn nach zehn oder zwanzig Jahre Ehe im Keller in einem versteckten Karton Gasmasken, Ketten oder schwarze Lederklamotten gefunden werden, zusammen mit der aktuellsten Ausgabe gewisser Magazine wie *Heavy Rubber* oder *Marquis*.

Nicht wenige der Männer, die mit einem Fetisch zu mir in die Praxis kamen, sind bei ihrer speziellen Lustpraxis von der

Partnerin ertappt worden. Nach der Entdeckung konnte diese kaum verstehen und noch weniger ertragen, dass ihr Mann sich so «abartig» erregen muss. In der Folge kam es dann häufig vor, dass sie den gemeinsamen Sex – der in vielen Fällen nichtsdestotrotz (neben dem Fetisch) stattfindet – ablehnte. Die Männer fühlen sich zu Recht verurteilt, hinterfragen sich, zweifeln an ihrer geistigen Gesundheit und geben sich selbst furchtbare Diagnosen: «Ich bin pervers.» Menschen wissen eben sehr genau, wann sie einer Norm nicht entsprechen und was das für ihr Leben bedeuten könnte, sollte es rauskommen. Meist ist nicht der Fetisch das Problem, sondern die Ausgrenzung.

Paare, in denen die Frau ihren Mann «überführt» hat, treffen in der Folge nicht selten eine (oft unausgesprochene) Vereinbarung: Sie reden nicht mehr darüber. Sie klammern den Fetisch aus ihrem Leben aus und installieren Tabuzonen in ihrer Beziehung – was eine enorme Belastung für sie darstellt.

Was aber kann man sinnvollerweise tun, wenn der Partner von einem Fetisch sexuell erregt wird? Soll man sich von ihm trennen? Oder eröffnet man ihm die Möglichkeit, das, was er braucht, sich woanders zu holen? Woanders – das könnte bei einer Neigung zu Sadomasochismus beispielsweise bei einer Domina sein. Eine Domina könnte man als die sicherste Form des «Fremdgehens» betrachten, denn es findet bei ihr in der Regel kein Verkehr statt, es geht dort auch nicht um Liebesbeziehungen. Der Besuch bei einer «Herrin» ist wahrscheinlich so ungefährlich wie ein Besuch bei einem Friseur oder Masseur, wenn sie ihr Handwerk gut beherrscht. Letztlich kann jeder es nur für sich selbst beantworten, was als Gefahr empfunden wird. Dabei sollte man sich bewusst sein: Nicht viele werden ihren Fetisch freiwillig abtrainieren, denn dann wäre es vorbei mit der sexuellen Erregung, die dieser bringt. Keiner verzichtet gern auf das, was ihn reizt und stimuliert und großes Begehren auslöst. Viele Fetischisten leiden daher, auch wenn sie den Fetisch nicht nutzen, unter sexuellen Funktionsstörungen und haben Schwierigkeiten, ihren Partner zu begehren.

Es gibt aber auch solche, die ihren Fetisch verfluchen und alles dafür gäben, ihn loszuwerden, weil er ihr Leben kontrolliert und fast zwanghaft wird – besonders wenn man sich ihn verbietet.

Catwoman und der Zahntechniker

Max war sechzig und seit siebenunddreißig Jahren mit Sabine verheiratet; sie kannten sich drei Jahre, bevor sie sich das Jawort gaben. Max war eins neunzig groß, schlank, die einst dunklen Haare hatten sich ausgedünnt und waren ins Graue gewechselt. Er war Zahntechniker und hatte sein Labor neben dem Nagelstudio seiner Frau. Max beschrieb sich als sehr ruhig und bedächtig, er liebte es, allein vor sich hin zu arbeiten und an den künstlichen Zähnen herumzuschleifen, bis endlich alles passte. Er vergaß dabei öfter seine Mittagspause, was ihm erst in dem Moment bewusst wurde, wenn einer seiner Angestellten ihm etwas zu essen hinstellte. Er und Sabine hatten zwei erwachsene Kinder, das letzte Mal hatten sie vor zehn Jahren miteinander Sex gehabt. In die Praxis war Max gekommen, weil seine Frau auf dem Dachboden das gefunden hatte, was sie nie hatte finden sollen: seine «Spielsachen». Klammern, Peitschen, Handschellen. Schon früh, ganz am Anfang ihrer Beziehung, hatte er versucht, Sabine dieses Spielzeug nahezubringen, hatte ihr sogar ein Buch über all das zum Lesen gegeben. Doch umsonst, sie war damit völlig überfordert gewesen. Schließlich war Ruhe eingekehrt, sie hatten weiter «normalen» Sex, und beide taten so, als hätte es dieses Buch, diese Phantasien nie gegeben. Sie stritten zwar immer wieder über ihren Sex – sie wollte mehr –, insgesamt aber gab es keine weiteren auffälligen Vorkommnisse. Erst als Sabine seine Fetischsachen entdeckte, eskalierte die Situation.

«Dass meine Frau all die Dinge in dem Karton gefunden hat, war ein dummer Zufall», sagte Max.

«Was sind Sie?», fragte ich.

Er hatte sofort verstanden, worauf ich hinauswollte. «Ich bin Sub, also Masochist, ich möchte dominiert werden. Sabine fand das schon damals pervers und krank, als ich es ihr erzählt habe. Ich war ja auch bei einer Domina gewesen.»

«Und ansonsten verstehen Sie sich gut?»

«Na ja ... Meine Frau hat ein Gedächtnis wie ein Elefant. Sie kann sich Sachen merken, die ich längst vergessen habe. Das nutzt sie aus, um mich in die Defensive zu bringen.» Er seufzte. «Eigentlich könnte mich genau das gerade reizen, aber bei ihr klingt alles nach Vorwürfen. Und mit denen geht sie nicht gerade sparsam um.»

«Was ist ihr Hauptvorwurf?»

«Ihrer Meinung nach bin ich ein maßloser Egoist. Vielleicht, weil ich nicht so auf ihre Bedürfnisse eingehe, wie sie es gerne hätte. Ich kann schon verstehen, dass sie deshalb sauer ist. Sie will mehr Sex, mehr Umarmungen.»

Um mir von Sabine einen Eindruck machen zu können, bat ich sie zu einem Einzelgespräch. Sie war diejenige, die Max zu mir geschickt hatte. Es konnte aber auch für sie von Interesse sein, mit mir zu sprechen. Und so war es dann auch. Gleich in der darauffolgenden Woche ließ sie sich einen Termin geben.

Als sie meine Praxis betrat, fielen mir genau zwei Worte zu ihrem Äußeren ein: gepflegte Erscheinung. Die Fingernägel waren künstlich verlängert und mohnblumenrot lackiert, das nougatbraune Haar war geradezu auffrisiert, stilvolle Pumps, das Kostüm von teurer Qualität. Für meinen Geschmack hatte sie ein bisschen zu viel Parfum aufgelegt. Aber wirklich nur ein bisschen.

«Als ich meinen Mann kennenlernte, waren wir um die zwanzig», erzählte sie. «Er meinte damals einmal, ich könne ihn ruhig schlagen, wenn mir danach wäre. Ich wollte das aber nicht. Und danach haben wir nie wieder darüber gesprochen.» Sie rechnete offensichtlich gerade nach, wie viele Jahre seitdem vergangen waren, und ich ließ ihr die Zeit, dann fuhr sie fort: «Irgendwann zog er aus dem gemeinsamen Schlafzimmer aus. Das war dann wohl vor ungefähr fünfzehn Jahren …» Sie sagte es so, als wundere sie sich selbst, dass alles so lange her war, dass es überhaupt so weit gekommen war. Sie hatte sich mit dem Gedanken getröstet, dass Max schnarche und sie ihren Schlaf brauche, folglich sei alles in Ordnung.

«Vor ungefähr fünf Jahren fand ich im Gästezimmer, in das mein Mann übergesiedelt war, dann Viagra. ‹Wozu benötigt er das?›, fragte ich mich. Ich ging davon aus, dass er seine Gelüste für sich irgendwo anders auslebte. Ich halte meinen Mann für sehr egoistisch.»

Da war er wieder, der Vorwurf, von dem auch Max mir gegenüber gesprochen hatte.

«Wollen Sie eine Trennung?»

«Keineswegs. Ich will nur, dass wir ehrlich miteinander umgehen, nicht mehr miteinander kämpfen. Ich möchte nichts weiter, als dass er wieder liebevoll zu mir ist und auch sagt, was mit ihm los ist. Ich begreife das alles gar nicht, wir sind doch noch ein normales Paar, oder?»

Zwei Wochen darauf hatte ich einen nächsten Termin mit Sabines Ehemann – oder er mit mir. Grinsend hielt er mir, gleich nachdem er auf dem Sofa Platz genommen hatte, einen Dildo entgegen. «Nun habe ich auch die Spielsachen meiner Frau gefunden», sagte er.

Ich ließ seine Aussage unkommentiert stehen. «Hat sich etwas zwischen Ihnen verändert?», fragte ich stattdessen.

«Nein. Nach wie vor macht sie mir Vorhaltungen. Ich soll reden. Ich habe lange darüber nachgedacht, doch egal ob ich lüge oder ihr die Wahrheit sage, es wird weh tun.»

Immerhin stellte er sich der Situation.

«Mögen Sie nur SM oder auch anderen Sex?»

«Ich mag genauso normalen Sex. Mein Fetisch ist nur eine weitere Spielart.» Ob dies stimmte? Mir kam es vor, als würde Max eher seine «weitere Spielart» favorisieren.

«Was passiert mit Ihrer Ehe, wenn Sie Ihren Fetisch behalten?»

«Ich will SM nicht aufgeben, aber auch meine Frau nicht. Das ist mein Dilemma.»

Ich hätte es nicht besser auf den Punkt bringen können.

Beim nächsten Treffen kamen beide, Max und Sabine.

«In meinem Kopf ist nur noch Chaos», sagte Sabine hektisch. Dieses Mal hatte sie dunkelrot lackierte Fingernägel, fast schon schwarz. Passend zu ihrer Stimmung? «Meine Gefühle für meinen Mann schwinden von Tag zu Tag. Mich ekelt dieser SM-Kram nur an. Max hat es mir zu erklären versucht, aber ich begreife das alles immer noch nicht.»

Max selbst fühlte sich unverstanden. Er konnte nicht nachvollziehen, warum Sabine diese Ekelgefühle hatte.

«Was ist schon dabei? Immerhin betrüge ich dich dadurch nicht mit einer anderen», erklärte er. «Außerdem, ich kann mich dem Fetisch nicht entziehen, ich fühle mich ihm ausgeliefert», fügte er hinzu. «Selbst wenn ich es wollte, ich kann es nicht abstellen.»

Dass Max seine Frau «immerhin nicht betrüge», fühlte sich für sie sicher anders an als für ihn. Ob sie befürchtete, dass er genau das irgendwann tun würde? Sie betrügen mit einer anderen, die es ihm rechtmachte?

«Vielleicht könntest du es mir noch einmal genauer erklären?» Sabine fragte in einem Ton nach, der einen gewissen Vorwurf beinhaltete, aber noch dominanter war ihre Verzweiflung. «Ich stelle mir alle möglichen ekligen Sachen vor.»

Endlich war der Augenblick gekommen, in dem Max mehr über seine Erregung erzählen konnte, in dem geschützten Rahmen der Liebespraxis. Tat er aber nicht. Er stand sich selbst im Weg. So langsam konnte ich Sabines Unmut nachvollziehen. Auch ich wollte Max unbedingt ins Gespräch bringen und ihm zeigen, dass es weniger «gefährlich» wäre, über seinen Fetisch zu reden als umgekehrt. Doch Max, das hatte ich schon beobachtet, saß, wenn er sich unter Druck gesetzt fühlte, da wie ein kleiner Junge, der sich vor seiner Mutter rechtfertigen musste. Es war ihm alles unangenehm, gleichzeitig grinste er schief, als würde er hoffen, dass Sabine ihn im Grunde süß und unschuldig fand, vielleicht ein wenig frech. In diesem Fall hätte er ja wohl eine Strafe verdient. Tja, es war, als würde diesmal nicht lediglich eine Handtasche als Ersatz neben meinem Klienten auf dem Sofa stehen. Eine dritte «Person» war dazugekommen, die immer wieder auch gefragt werden musste, nämlich Max' Fetisch. Er kriegte ihn nie richtig aus dem Kopf – und bestätigte damit meinen Verdacht, dass dieser ihm vielleicht noch wichtiger war, als er zugab.

Sabine ließ sich davon nicht irritieren. Sie hatte sich ein wenig gefasst, sie wollte niemanden vernichten, sie wollte nur begreifen: «Lass mich doch endlich wissen, wozu ich nein sage, vielleicht sage ich dann doch noch ja.» Sie ließ nicht locker, sie wollte herausfinden, ob ihr Ekel überhaupt berechtigt war. Vielleicht war alles gar nicht so schlimm, wie sie es sich ausgemalt hatte? «Und wofür brauchst du eigentlich Viagra, Max?» Er gestand: «Um zu masturbieren.»

Die Antwort beruhigte Sabine. Max hatte anscheinend Sorge, keine Erektion zu bekommen, wenn er eine brauchte, was ein nachvollziehbarer Grund war, Geschlechtsverkehr zu vermeiden. War er aus Erfahrung klug geworden? Jedenfalls hatte er offenbar beim Masturbieren Probleme mit der Erektion, wobei es da schon besser klappte als beim Sex mit seiner Partnerin. Mit ihr war nämlich nicht nur der eigene Erwartungsdruck höher, auch der von Sabine kam dazu.

Auch wenn es zunächst nur stockend ging, waren diese Gespräche nicht umsonst. Max und Sabine berichteten, dass sie viel zusammen spazieren gingen und sich eine Menge erzählen würden. Sie hatten auch wieder angefangen, sich zu berühren, es sei ein schönes Gefühl gewesen, die nackte Haut des anderen zu spüren. Sie fassten sich an den Hintern und küssten sich, das hatte es seit Jahren nicht mehr gegeben. Sie hatten aber noch nicht miteinander geschlafen.

Zwei Monate waren vergangen, bis sie erneut meine Praxis aufsuchten. Ich hörte richtig Spannendes. Max und Sabine waren im Urlaub gewesen, hatten an einem Abend zusammen eine Flasche Wein geleert, viel geredet und dann spontan entschieden zu «spielen». Anfangs war sie seine Sklavin, er führte sie an einem Halsband über den Fußboden in der kleinen Holzhütte an einem himmelblauen See in Norwegen. Beide waren komplett nackt. Ihr Spiel amüsierte sie so sehr, dass sie nur am Lachen waren. Sexuell wären sie nicht im Geringsten erregt worden. Danach «zwang» Sabine jedoch ihren Mann dazu, nackt vor der Veranda Holz zu hacken, während sie mit einem

Drink in der Hand zuschaute. Die Axt hatten sie im zur Hütte gehörenden Schuppen gefunden, sie hatte Sabine zu ihrer Idee inspiriert. Und noch zu einer weiteren: Sabine band Max in dem Schuppen an einem ebenfalls dort befindlichen Rasenmäher fest. Dann ließ sie ihren Mann im Dunkeln sitzen, während sie sich ein Schaumbad einließ. Als «offensichtlichen Grund» für diese Maßnahme gab sie an, die Holzscheite seien bei seinem Einsatz mit der Axt zu groß geraten, er müsse «unbedingt dafür bestraft werden».

«Wenn ich dich brauche – nach meinem Wannenbad –, hole ich dich», hatte sie zu ihm gesagt. «Sieh zu, dass du deine Erektion in der Zwischenzeit für mich aufrechterhältst!» Sie schaute ihn dabei böse an und spürte, wie es ihr eine Art Genugtuung gab.

«Du könntest mich danach auch schlagen», sagte er mit bebender Stimme.

Das ging ihr zu weit, jedoch hatte sie einen weiteren Einfall: «Nein, ich werde dich zur Strafe heute *nicht* schlagen! Das hast du dir noch nicht verdient.»

Sabines Plan ging auf, sie hatten danach ganz normalen Sex. (Was auch immer das für jeden ist, bei Max und Sabine war es an jenem Abend jedenfalls kein Fetisch.)

Nach diesen Urlaubserlebnissen schlug Sabine von sich aus vor, Perücken, Lackstiefel und einen schwarzen Catsuit zu kaufen. In einem Sexshop wurden sie fündig; sogar einige Bondage-Filme landeten an der Kasse. Danach hatte das Paar wieder häufiger Sex, auch wenn Sabine es weiterhin nicht besonders mochte, wenn ihr Mann devot war oder sie ihn fesseln sollte.

«Ich denke dann immer, ihm fehlt der Schmerz, und den kann ich ihm nicht geben.» Immerhin konnte sie zugestehen: «Es hat etwas, wenn ich meine ganze Wut auf Max auf diese Weise herauslassen kann.»

Max schaute sie bei ihren Worten mit seinem schiefen Grinsen an. Dazu fiel mir nur ein: Wie wird man den eigenen Mann los, wenn er nervt? Festbinden und in der Besenkammer abstellen! Bei Bedarf rausholen – zum Sex!

Sabine und Max hatten gezeigt: Es war möglich, mit seinem Fetisch – wenigstens teilweise – als Paar zu leben, obwohl Sabine die Neigung ihres Mannes nicht teilte. Für sie war es wichtig, dass ihr Partner ehrlich mit ihr umging, so konnte sie die anfänglichen Ekelgefühle überwinden. Und Max war dadurch immer mehr in der Lage, sich zu öffnen und seiner Frau zu verraten, was genau ihn erregte.

«Na ja, inzwischen könnte ich mir vorstellen, schon mal mit dir zu so einer Veranstaltung zu gehen …», sagte Sabine. Sie sprach von einer Fetischparty.

«Wollen wir uns nicht gleich heute Abend wieder ein paar schmutzige Filme anschauen?» Max war voll in seinem Element.

Was viele nicht wissen: Der Fetisch spielt sich fast nur im Oben ab, es geht dabei um emotionale Erregung und Phantasie. Die Männer spannen – ganz bewusst – emotional wie körperlich an, wenn sie dominiert werden, sie «erschrecken» und halten dabei die Luft an. Beides ist wenig förderlich für die Durchblutung des Penis oder für lustvolle Gedanken, die Geschlechtsverkehr mit einem Partner einbeziehen. Die sexuellen Phantasien drehen sich gerade *nicht* ums Penetrieren, sondern einzig und allein um den Fetisch. Viele erzählen dann auch, dass ihr Penis bei ihren Vorstellungen nicht sonderlich wichtig ist.

Als Sexualtherapeutin arbeite ich daran, diese emotional erregten Männer mehr in ihr Genital – also nach unten – zu bringen, quasi in ihre stoßende Männlichkeit, um diese gut zu verankern und zur «Normalität» zu machen. (Im Prinzip mit den gleichen Übungen, die auch der «zu früh kommende» Alan kennenlernte.) Gelingt es, mehr Aufmerksamkeit und Gefühl ins Genital zu bringen, kommt der Mann meist von sich aus auf die Idee, mit seinem Penis «etwas zu wollen». Nach und nach tritt der Fetisch auf diese Weise von allein in den Hintergrund – von wo aus er als besonders geile Phantasie jedoch weiterhin agieren kann. Max müsste nur an den Fetisch denken, und schon könnte er seine Erregung in die Höhe katapultieren.

Das generelle Ziel ist mithin nicht, den Fetisch, der doch so gut funktioniert, zum Verschwinden zu bringen, sondern vielmehr, das sexuelle Spektrum dahingehend zu erweitern, dass Lust auf mehr als den Fetisch entsteht.

Die Höhle unterm Schminktisch

Anton, ein klassischer Gitarrist, war Mitte dreißig. Der letzte Sex mit Eva, seiner Ehefrau, lag eineinhalb Jahre zurück. Sie hatten keine Kinder, aber eine große, unnahbare Sibirische Katze. Eva, eine dunkelhaarige Schönheit mit einem tiefen Pferdeschwanz und vollen Lippen, war fast zehn Jahre älter als der dürre, aschblonde Anton, was aber auf den ersten Blick nicht auffiel.

Antons Eltern waren Schauspieler im Ensemble eines Stadttheaters gewesen, hatten ihre Künstlerkarrieren aber inzwischen an den Nagel gehängt. Wobei Antons Mutter, so schien es, durch ihren Sohn ihre eigene Karriere weiterführen wollte. Sie hing an ihm wie zähflüssiger Kleber, obwohl sie mit ihrem Mann seit einigen Jahren im fast 1200 Kilometer entfernten Ungarn wohnte. Eine wichtige Tatsache, wie sich noch herausstellen sollte.

Als kleiner Junge hatte Anton unzählige Abende im Theater unter dem Schminktisch seiner Mutter verbracht, während sie sich für die Vorstellung zurechtmachte. Er saß zwischen ihren muskulösen Beinen, die in Nylons steckten, wo ihm besonders zwei Gerüche in die Nase krochen, die er geradezu zu lieben begann: der ihrer Schweißfüße und der Fäkaliengeruch aus der eigenen vollen Windel. Anton harrte so stets im Halbdunkeln aus, bis ihn kurz vor Vorstellungsbeginn sein Kindermädchen abholte, um ihn ins Bett zu bringen. Jedes Mal vermisste er seine Mutter entsetzlich, er schrie und schlug um sich. Als er schon zur Schule ging, durfte er manchmal noch unter den Schminktisch krabbeln, aber es ärgerte ihn, wenn er mit Beginn der Vorstellung nach Hause gehen musste, auch wenn er nicht mehr laut wurde und sich dagegen wehrte. Aber nach wie vor mochte er es nicht, von seiner Mutter getrennt zu werden.

Jetzt saß Anton auf der Couch mit Eva, die seinen Schweiß-fuß-Fetisch okay fand, ihm auch half, diesen zu bedienen, doch das «mit der Kacke» wollte und konnte sie nicht mitmachen. Anton hatte nicht nur einen Fuß- und Geruchsfetisch entwickelt, sondern auch einen Exkrementenfetisch – und sehr differenzierte Vorstellungen dazu. Über seinen Fuß- und Geruchsfetisch sagte er: «Die Füße sollen richtig riechen! Aber nur die Füße. Bloß kein Schweiß in der Intimzone oder unter den Achseln.» Selbst dusche er nicht oft, er verbinde natürliche körperliche Gerüche mit etwas Gutem. Knöchel seien für ihn auch sehr erregend. Das Beste jedoch seien große Füße, vor allem, wenn sie denn in hochhackigen Schuhen steckten. Seine Mutter trug, wie er erzählte, Größe 41.

Erschwerend kam für Eva hinzu, dass Antons Mutter buchstäblich immer noch täglich bei ihm saß, und zwar beim stundenlangen Skypen nach Ungarn. Während der Skype-Sessions absolvierte Anton seine von der Mutter verordneten Übungsstunden an der Gitarre, sie hörte zu. Eva sagte: «Seine Mutter ist allgegenwärtig, ruft andauernd an. Anton kann sich nicht dagegen wehren.» Seit Jahren diskutierte das Paar über die Situation mit der Mutter. Einmal war Eva aus dem Badezimmer gekommen, nur mit einem Handtuch um die Hüfte, als sie die durchdringende Stimme der Mutter aus dem Musikzimmer rufen hörte: «Du solltest dir was überziehen, Herzchen, noch ist kein Frühling.» Offenbar hatte Antons Mutter sie über die Laptop-Kamera sehen können. Fortan schloss Eva alle Türen und schlich durch die Wohnung, auch wenn Anton nicht skypte. Sie fühlte sich beobachtet.

«Mögen Sie mit Ihrer Mutter Gitarre spielen?», fragte ich leicht ironisch.

«Ich habe ihr schon gesagt, dass ich kein klassischer Gitarrist bleiben möchte», erwiderte Anton. «Mama will aber unbedingt, dass ich damit weitermache.» Als er *Mama* sagte – die Betonung lag auf der zweiten Silbe –, hörte es sich nicht so an, als ob er sich klein und abhängig fühlte. Dennoch übte Anton seine Etüden – mit Mama. Realisierte er, dass seine Ehe deshalb auf dem Spiel stand? Mittlerweile hatte er sogar eine Wahrnehmungsstörung in den Fingern bekommen: Er könne die Saiten seiner Gitarre nicht mehr richtig spüren.

Und wie sah es bei Anton in seiner Körperkugel aus? Es gab Hinweise darauf, dass er sich kaum noch um seinen Penis scherte, dieser ihm fast egal war. Er mochte Fellatio nicht, also keinen Blowjob. Wenn er überhaupt kam, dann nur schnell. «Mein Penis ist kein Lustorgan», sagte er einmal. Er lehnte es komplett ab, sich anders und besser anzufassen. Streicheln war für ihn kein Sex, und wenn es zu lange dauerte, machte er schlapp. Man kann es nicht oft genug wiederholen: Der Penis ist keine Maschine, je älter ein Mann wird, desto mehr braucht er liebevolle Zuwendung.

Auch Antons Phantasien spiegelten sein sexuelles System: eine Frau, die sich in die Hose macht oder «kontrolliertes Kacken» betreibt. Mehrfach hatte er Eva gebeten, für und mit ihm zur Toilette zu gehen. Sie erzählte, sie hätte zwei-, dreimal mitgemacht, dann sei es ihr zu viel geworden.

Jeder kennt das Lustvolle daran, zu Toilette zu müssen, um dann doch noch abzuwarten und «herumzudrücken». Als Kinder machten wir es alle, eine Klientin von mir nannte es «Lustdrücken». Der Beckenboden zieht sich dabei zusammen, ein Sog im Bauch entsteht – und im Geschlecht. Aber so etwas für den Partner zu tun, wenn es bei einem selbst keine sexuelle Erregung auslöst, ist natürlich schwer. Bei Anton hingegen wurde dieses «Zurückhalten» mit dem Geborgenheitsgefühl unter dem Schminktisch verbunden. Da saß er in seiner gemütlichen «Höhle» mit der «wohlriechenden» vollen Windel, die Beine seiner Mutter voll im Blick. Eine sichere, heile Welt.

Anton verstand nun zwar sein sexuelles System, eröffnete mir dann jedoch, dass er sich die Therapie nicht leisten könne. «Ich fühle mich aber seit dem heutigen Gespräch weniger pervers, und meine Frau ist auch erleichtert», sagte er zum Abschied. Ob das wirklich der Wahrheit entsprach, bezweifelte ich. Eva sah sehr traurig aus, als sie die Praxis verließen. Meiner Meinung nach waren ihre Probleme noch längst nicht gelöst.

Der Exhibitionist, der keiner war

Jochen zeigte sich gern nackt, schon als Junge mochte er es, sich vor anderen auszuziehen. Er kam in meine Praxis, weil er Sorge hatte, seine Neigung würde immer stärker werden. Davor habe er große Angst, denn seine Frau dürfe in keinem Fall etwas davon erfahren. Folglich lebte er ein Doppelleben. Zu Hause, im Ehebett, war er der normale Liebhaber (das funktionierte, wenn auch ohne den Reiz des Besonderen), außerhalb der heimischen Wände war er der Exhibitionist, der er nicht sein wollte, wie er deutlich zum Ausdruck brachte.

Nach der ersten halbe Stunde mit Jochen war ich mir jedoch überhaupt nicht sicher, ob er tatsächlich ein Exhibitionist im herkömmlichen Sinne war, ob er also sexuell lustvoll erregt war, wenn er sich ausgezogen zeigen konnte oder bei sexuellen Aktivitäten beobachtet wurde. Auch das zeichnet einen Exhibitionisten aus. Ich wollte diese Unsicherheit aufklären und herausfinden, wie sein sexuelles System tatsächlich aufgestellt war, wie seine vier Kugeln zusammenspielten. Nicht jeder Klient stellt sich selbst die richtige Diagnose.

Nachdem Jochen seine Neigung als Jugendlicher entdeckt hatte, durchlief er verschiedene Phasen, immer jedoch schämte er sich, wenn er bemerkte, dass er sich wohl fühlte, wenn er nackt mit anderen war. Oder wenn er den Wunsch danach verspürte. Kein Wunder, dass er schon vier oder fünf andere Therapeuten vor mir aufgesucht hatte. Es belastete ihn sehr, dass seine sexuelle Präferenz von anderen so wenig toleriert wurde. Da hatte er nicht unrecht. Schließlich gilt auch der Exhibitionismus – sollte es bei der Diagnose bleiben – nach der Klassifikation der WHO als Persönlichkeits- und Verhaltensstörung.

Jochens Arme und Beine baumelten an seinem Körper herum, er war das, was man als schlaksig bezeichnete. Das rötlich blonde Haar war leicht zu lang und schon sehr ausgedünnt, das Gesicht von Sommersprossen überzogen; in jüngeren Jahren wäre er bestimmt als männliche Pippi Langstrumpf durchgegangen. Im Anmeldebogen hatte Jochen sein Alter mit vierundvierzig angegeben.

«Sie mochten sich schon als Junge vor anderen auszuziehen, aber waren Sie dabei auch erregt?», fragte ich.

«Ich kann mich daran nicht mehr genau erinnern, aber ich glaube eher nicht. Das war mehr eine Art Spiel, aus Neugierde heraus – Doktorspiele eben.»

«Wann wurde es dann aber sexuell interessant für Sie?»

«In meinem Kopf habe ich eine ganz bestimmte Situation. Ein Freund und ich waren zu einem Ostseestrand gefahren und lagen auf unseren Handtüchern, so um die fünfzehn waren wir damals. Als mein Freund nackt ins Wasser sprang, hatte ich auf einmal eine Erektion. Es hatte mit ihm gar nichts zu tun, das war klar. Ich stehe nicht auf Männer. Das Ganze wurde aber von einer Frau beobachtet, die zwei Handtücher weiter lag und mich da unten förmlich anstarrte. Ich schämte mich total und verlor meine Erregung auch sofort wieder.»

«Was war das Schlimme für Sie? Und was hatte Sie überhaupt erregt?»

«Das war damals die DDR, und bei uns war es völlig normal, am Strand nackt zu sein. Aber in der besagten Situation ging es um etwas völlig anderes: Ich wollte nicht, dass die Frau dachte, ich stünde auf Männer.»

«Und was war das Gute daran?»

«Dass sie mich anschaute?» Jochen fragte so, als wäre er sich nicht ganz sicher.

«Vielleicht waren es auch nur die Entspannung und die warme Sonne auf Ihrer Haut, das allgemeine Wohlbefinden?», schlug ich vor. «Das wäre vollkommen normal bei einem pubertären Jungen.»

Diese Information schien Jochen nachdenklich zu stimmen, ich ließ ihn mit seinen Gedanken eine Weile in Ruhe.

«Und wie ging es dann weiter?», fragte ich schließlich. Irgendwie konnte ich mir immer weniger vorstellen, wie Jochen sich nackt vor Leuten im Park zeigte oder nur mit einem Mantel bekleidet durch Einkaufsstraßen ging.

«Es machte mir irgendwie Spaß, angeschaut zu werden», begann Jochen und erzählte vom Umkleiden nach dem Sportunterricht. «Dann gab es einmal einen Penisvergleich in einer kleinen Runde mit Freunden. Das war toll!» Es gab aber nicht nur positive Erlebnisse. So hatte er mit einem Freund im Sommer nackt im Garten gespielt, sie hatten sich mit dem Gartenschlauch gegenseitig nass gespritzt. «Das hatte ja noch Spaß gemacht, aber mein Freund, der schon einen großen Penis hatte, erzählte am nächsten Tag in der Schule, wie klein mein Penis war. Dabei betonte er, dass ich beschnitten bin. Noch am selbigen Tag gafften mich alle unter der Dusche nach dem Schwimmunterricht an. Es war furchtbar.» Nichtsdestotrotz stellte Jochen nach einiger Zeit fest, dass er eine Erektion bekam, wenn ihn Leute da unten anschauten.

«Das ging damals immer ziemlich schnell. Mittlerweile dauert es viel länger, bis ich reagiere», sagte Jochen traurig.

«Wem zeigen Sie sich?», hakte ich nach. «Gehen Sie in Parks?»

«Um Gottes willen, nein. Ich versuchte es mal im Swingerclub, aber das war der falsche Ort … da wurde ich nur geduldet. Ich schäme mich so sehr, weiß einfach nicht mehr weiter. Ich habe sogar Prostituierte aufgesucht, die ich dafür bezahlte, dass sie mich bewundern.»

Er sprach nicht zum ersten Mal davon, bewundert werden zu wollen, dabei wollen die meisten Exhibitionisten eher «die Gemüter erregen», für Aufregung bei anderen sorgen und für Erregung bei ihnen selbst. Konnte es sein, dass Jochen mehr darauf stand, seinen Penis «bewertet» zu bekommen, statt ihn zu zeigen? Wollte er einfach nur wissen, ob andere ihn toll fanden? Darum, andere zu erschrecken, ging es ihm jedenfalls ganz und gar nicht.

«Haben Sie schon versucht, sich Ihrer Frau entsprechend nackt zu zeigen?»

«Einmal habe ich vor ihr in der Wanne masturbiert, doch sie reagierte eher gelangweilt, schaute weg.»

Irgendwie war das auch nicht gerade ein geschickter Versuch, um von der eigenen Frau bewundert zu werden.

«Weiß Ihre Frau wenigstens in Ansätzen von Ihrem Wunsch? Haben Sie mit ihr je darüber gesprochen?»

Jochen nickte. «Ich habe sie einmal gefragt: ‹Findest du meinen Penis gut?›» Da war es wieder, das Bewundert- und Eingeschätztwerden. «Doch sie wollte nicht darüber reden, wollte auch nach diesem Gespräch erst mal keinen Sex.»

Sein Wunsch in dieser Situation, gestand er, war, von ihr angeschaut zu werden und aus ihrem Mund zu hören: «Ja, dein Schwanz ist superschön! Unglaublich toll.» Jochen hatte sich aber nicht vergegenwärtigt, dass sie überhaupt nicht wissen konnte, was sich in ihm abspielte. Oder doch? Tat sie gerade deswegen so, als wüsste sie von nichts?

Je mehr ich ihn erzählen ließ, umso deutlicher wurde: Jochens Erregung war emotional, sie fand vor allem im Oben statt. Er fasste sich zwar gern an, aber das Penetrieren oder das Ejakulieren war ihm nicht so wichtig. (Kommt Ihnen bestimmt schon bekannt vor.) Es gab also eine deutliche Trennung zwischen dem Oben und dem Unten. Als ich ihn damit konfrontierte, sagte er: «Rein emotional, nicht genital, ja, so kann man es beschreiben.» Viel lieber phantasierte er, wie er in Umkleidekabinen nackt mit anderen herumstand und sich – aufgeregt und erregt – auszog.

Jochen überlegte ständig, wo er nackt auftreten konnte – der Park war nach wie vor keine Option für ihn. Aber je mehr er versuchte, nicht an seinen Fetisch zu denken, umso umtriebiger wurden seine Gedanken dazu. Deshalb auch seine Angst, dass seine Phantasien überhandnehmen könnten. Das war nur zu verständlich. 1985 untersuchte Dan Wegner, ein 2013 verstorbener Harvard-Professor für Sozialpsychologie, inwieweit sich unterdrückte Gedanken auf unsere Psyche auswirken. Inspiriert wurde Wegner durch eine Geschichte aus dem Leben von Leo Tolstoi. Tolstois älterer Bruder hatte es Leo zur Aufgabe gemacht, so lange in einer Ecke sitzen zu bleiben, bis er nicht mehr an einen Eisbären denken musste. Als der Bruder nach mehreren Stunden zurückkehrte, sah er erstaunt, dass der junge Leo immer noch in der Ecke saß, unfähig, das Bild des weißen Fellwesens aus dem Kopf zu bekommen. Das Gedankenexperiment von damals stellte Wegner mit seinen Studenten nach. Die Anweisung lautete erneut: «Denken Sie in den nächsten fünf Minuten nicht an einen Eisbären.» Die Studenten scheiterten allesamt. Der Versuch bewies: Denkverbote bewirken das Gegenteil. Sie sind paradox.

Als Studentin musste ich einmal mit anderen Kommilitonen durch einen Raum gehen, dabei sollten wir uns vorstellen, in einem Land zu sein, in dem es verboten ist, Füße anzusehen. Keine halbe Minute verging, da wollte ich unbedingt Füße anschauen. Je mehr ich versuchte, es nicht zu tun, desto intensiver spürte ich einen Druck im Kopf und in der Brustgegend. Und meine Füße wurden kalt. Am Ende stand ich in einer Ecke und starrte angestrengt die Wand vor mir an, um nur nicht in Versuchung zu geraten, die Füße meiner Mitstudenten anzublicken. Nur so hielt ich die Situation aus und war ungemein erleichtert, als die Übung von unserem Lehrer für beendet erklärt wurde. Endlich! Sofort betrachtete ich ausgiebig alle Füße, die um mich herum waren.

Für Jochen gab es nur eine Möglichkeit, seinem Dilemma zu entkommen. Er musste versuchen, seine Frau einzubinden, sie dazu zu bewegen, seinen Penis verbal zu bewundern. Ich war davon überzeugt, dass er seinen Fetisch – in meinen Augen war er kein Exhibitionist – leben konnte, wenn er mit ihr darüber reden würde. Manche Partnerin sagt von sich aus: «Ich finde es herrlich, dich nackt zu sehen. Ich schaue dich so gerne an», oder: «Ich liebe deinen tollen Schwanz, er ist so was von prächtig!», doch Jochens Frau schwieg. Vielleicht, weil sie ihn längst richtig gelesen hatte und darum wusste, wie heikel das Thema für ihn – und somit auch für sie – war?

Durch die Sitzungen fühlte Jochen sich mit seiner Neigung jedoch immer weniger falsch am Platz und dachte daher auch öfter darüber nach, das gefürchtete Gespräch mit seiner Frau zu führen. Es barg eine wirkliche Chance für ihn. Eines Tages fasste er sich ein Herz, und siehe da: Es funktionierte. Er fand in diesem Gespräch heraus, dass seine Frau längst um die Situation wusste, sie hatte sich nur nie getraut, etwas dazu zu sagen, fühlte sich verlegen. Doch als die beiden weiter darüber sprachen, entspannte sich die Lage nach und nach. Sie vereinbarten, dass Jochens Frau darauf achten wollte, ab und zu ins Badezimmer zu kommen, wenn er duschte, um «ihn zu bewundern» oder ihn zu bitten, ihr seinen Penis zu zeigen. Bald machte es ihr sogar Spaß, «seinen Steifen» zu sehen! Der wurde auch immer größer, je länger sie ihn ansah. So kann es gehen; Wer wagt, gewinnt oft mehr, als er je hätte verlieren können.

15

In meinem Geschlecht bin ich zu Hause –
oder nicht?

Vor kurzem war ich beim Friseur, bei Tobias, wenige Wochen zuvor war er Vater einer entzückenden Tochter geworden. Er strotzte vor Stolz. Wir sprachen über dieses und jenes, plötzlich fragte er: «Warum können Frauen eigentlich kein Lob annehmen? Wenn wir Kundinnen Komplimente machen, lehnen sie diese fast immer ab, sie behaupten dann: ‹Das müssen Sie ja sagen, um mich nicht zu enttäuschen!›»

Ich meinte zu verstehen, worauf Tobias hinauswollte, und erklärte: «Genau, ein Mann würde danke sagen.»

Tobias setzte noch einen drauf und brachte mich in die wahre Männerwelt, indem er meinte: «Nein, ein Mann würde sagen: ‹Ich weiß!›»

Ein echter Unterschied

Vor einigen Jahren traf ich in Kopenhagen den US-amerikanischen Paar- und Familientherapeuten John Gray. Er hatte umfassende Studien zu den Unterschieden zwischen den Geschlechtern betrieben. Was macht Männer aus? Was Frauen? Gibt es da eine Formel? Gray schrieb Anfang der Neunziger dazu ein Buch, das weltweit auf die Bestsellerlisten gelangte, der Titel hatte es in sich: *Männer sind anders, Frauen auch*. In Dänemark hieß das Buch übersetzt: *Männer sind vom Mars, Frauen sind von der Venus*, was mir fast besser gefiel, verbarg sich doch dahinter ein Hinweis, um welche Unterschiede es Gray ging. Mars und Venus sind zwar beides Planeten, sie stehen aber mythologisch für zwei verschiedene Energien: für die des Kriegsgotts Mars und die der Liebesgöttin Venus. Gray beschrieb damals die männliche Energie als kräftig, stark und zielgerichtet, während er die weibliche Energie demgegenüber als weicher und ausgleichender charakterisierte. Diese beiden Kräfte, so der Therapeut, seien komplementär, gerade in Partnerschaften und in der Sexualität. Grays Buch war eine Art Gebrauchsanweisung, um sich als Mann wie auch als Frau im modernen Beziehungsdschungel zurechtzufinden und die Kommunikationsformen des jeweils anderen Geschlechts zu verstehen. Ich hatte es gern gelesen, es war vergnüglich geschrieben, Klischees hin oder her. Jede Gesellschaft konstruiert sich schließlich ihre eigenen.

Bislang hatte ich Gray nicht persönlich kennengelernt, doch das sollte sich in Kopenhagen ändern, wir beide waren Teilnehmer eines Kongresses. Während eines gemeinsamen Abendessens mit anderen Kollegen (hauptsächlich Sexologen) ging es auf einmal darum, dass mehr und mehr Paare sich eher als Freunde denn als Sexualpartner verstehen würden. An die Äußerungen der anderen Therapeuten erinnere ich mich nicht mehr genau, aber Grays Aussage blieb haften: Er erzählte, wie er sich früher in seinen Paartherapien dafür eingesetzt habe, dass Männer weicher werden und mehr Gefühle zeigen sollten, Frauen sich mehr durchsetzen sollten. Gray sagte grinsend: «Es gab starre Traditionen, es wurde vorgeschrieben, wie ein ‹guter Mann› oder eine ‹gute Frau› zu sein hatte. Wir Therapeuten wehrten uns dagegen, wir wollten die Geschlechterrollen aufweichen. Und um das zu erreichen, forderten wir die Männer unter anderem auf, zu stricken und zu häkeln, die Frauen, auch Mal einen Hammer in die Hand zu nehmen. Ich habe deswegen noch heute ein schlechtes Gewissen, denn die Frauen kamen irgendwann alle allein wieder zu mir und meinten: ‹So, jetzt gibt es zu Hause zwei Waschlappen.›»

In den achtziger und neunziger Jahren hatten viele Therapeuten die Vorstellung, die Geschlechter so umzuerziehen. Grundsätzlich war das sicher keine so schlechte Idee, sie war von Feministinnen geboren und gleichsam durch die Frauenbewegung weitergetragen worden. Im harten Geschlechterkampf hatte man dann in der Folge gewissermaßen zwei Verlierer produziert, Mars-Frauen und Venus-Männer, und gleichzeitig Paare, die miteinander kaum noch Sex hatten. Die sexuelle Spannung zwischen den Geschlechtern war auf der Strecke geblieben. Natürlich gab und gibt es nichtsdestotrotz immer noch genug Gründe, für die Gleichstellung der Frauen zu kämpfen, gerade im sexuellen Bereich (das ist keine Frage, bloß hier nicht das Thema).

Auch ich empfand es schon immer als problematisch, dass im Zuge der Gleichstellung beide Geschlechter ihre spezifischen Verhaltensweisen oder Bedürfnisse leugnen oder gänzlich aufgeben mussten. Männer wie Frauen tragen sowohl Mars- als auch Venus-Energien in sich. Jeder weiß am besten, wie weiblich beziehungsweise männlich er oder sie sich fühlt – unabhängig vom Geschlecht, und findet den Partner oder die Partnerin, mit der es eine spannungsvolle sexuelle Relation geben kann.

Meinen Sohn, der 1993 zur Welt kam, versuchte ich so zu erziehen, dass er Gefühle zeigen konnte und mochte. Bekanntlich weinen Indianer ja nicht, doch ich erklärte ihm und zeigte ihm an vielen meiner Reaktionen: «Auch als Mann kannst du weinen oder sonst wie deutlich machen, wie du dich gerade fühlst.» Er und seine Freunde können heute von Fehlern erzählen, Gefühle zulassen und eben auch mal weinen – ohne dass sie das Gefühl haben, dafür ihre Männlichkeit aufgeben zu müssen und als schwach zu gelten. Vielleicht werden diese Männer sogar als stark und authentisch empfunden, weil sie auch «schwach» sein können.

John Gray prägte einmal den Satz: «Die Frauen aus der Babyboomer-Generation [aus der auch ich stamme, *Anmerkung der Autorin*] respektierten ihre Männer nicht.» Da ist etwas Wahres dran. Die heutigen Männer leben in einem Konflikt. Sollten sie Frauenversteher oder Macho sein? Babyboomer-Frauen durften grundsätzlich stark sein, durften mit Männern konkurrieren. Männer dagegen mussten sich zurückhalten, Frauen verstehen lernen, ihren Sex hinterfragen – viele verloren dabei einen Teil ihrer Männlichkeit, das Gefühl für sich selbst, ihr Standing – und das in mehrfacher Hinsicht. Dafür brauchte es keinen Häkelkurs. (Denken Sie an Alan, Sascha und einige andere Männer in diesem Buch.)

2015 saß ich gemeinsam mit zwei häkelnden Polizisten in einer Talkshow, die wegen ihrer «ungewöhnlichen Fähigkeit» eingeladen worden waren. Es kam mir vor, als wären wir noch mitten im Prozess der Geschlechtergleichstellung. Wären es Politessen gewesen, es hätte kaum jemanden interessiert.

Dennoch hat sich etwas getan, denn Frauen mit Schweißgeräten würde man (im Gegensatz zu den häkelnden Polizisten) heute wohl nicht mehr als Sensation empfinden. Und in der September-Ausgabe 2016 der Schweizer Autorenzeitschrift *Das Magazin* las ich in einem Artikel des Autorengespanns Denise Bucher, Anna Miller und Kerstin Hasse darüber, wie «die Emanzipation die Vorstellungen, was Weiblichkeit und Männlichkeit ausmacht, unschärfer gemacht hat. Vielleicht sind Missverständnisse dann schlicht der Preis auf dem Weg zu einer offeneren, gleichberechtigten Gesellschaft, in der es keine klaren Rollen-anweisungen mehr gibt. Keine strikten Vorgaben, was es heißt, Frau zu sein, und was, ein Mann.» Es stimmt: Heute definieren sich die Partner in Beziehungen vor allem als Individuen. Jeder versucht, vom anderen zu profitieren, um sein eigenes Selbst-wertgefühl zu verbessern und sich vollständiger zu fühlen. Wir werden noch erfahren, ob das der bessere Weg ist.

Bei einigen meiner Klienten jedoch geht es um mehr: um das Gefühl etwa, im falschen Körper geboren zu sein bzw. ein Geschlechtsgefühl zu besitzen, das nicht zu dem passt, was ihr Körper ihnen äußerlich vorgibt. Oder jemand gehört zu jenen zehn Prozent der Menschheit, die lieber Sex mit Partnern ih-res eigenen Geschlechts haben. Das ist immer noch «auffällig». Wozu das alles führen kann, darum geht es jetzt.

Noch fehlen uns die Worte

Es gibt Menschen, die das Gefühl haben, im falschen Körper zu leben. Schulmediziner nennen das knapp eine «Störung der Ge-schlechteridentität». Haben Sie sich aber jemals überlegt, wer festlegt, dass es nur zwei Geschlechter geben soll? Und welches mit welchem in die Kiste zu steigen hat? Maximilian Probst schrieb Mitte Dezember 2016 auf *Zeit Online*: «Überwältigend ist die Auswahl an Geschlechtskategorien – androgyn, bigender, Frau zu Mann (FzM), gender variabel, genderqueer, intersexuell, Mann zu Frau (MzF), transmaskulin, weiblich-transsexuell und so fort. Wo man früher auf zwei Geschlechter verteilt wurde, hat man heute zwischen sechzig zu wählen! Überall sind nach diesem Muster die Optionen ins Unermessliche gewachsen. Das ist eine schöne Sache. Aber auch höchst herausfordernd.» Es scheint, die Welt hat sich wirklich verändert.

In Norwegen wird gerade ein Gesetzentwurf diskutiert, ob Kinder mit sieben Jahren ihr Geschlecht selbst bestimmen dürfen, ganz ohne medizinische und psychologische Gutachter. Es wäre ein «historischer Schritt», wie der norwegische Gesundheitsminister Bent Høie sagte. Ein solches Gesetz würde auch Menschen zugutekommen, die sich genetisch, anatomisch und hormonell nicht eindeutig dem weiblichen oder männlichen Geschlecht zuordnen lassen. Einige dieser Intersexuellen wissen erst sehr spät von ihrer besonderen Geschlechtsausprägung, entdecken durch Zufall als Erwachsene, warum sie sich so «anders» fühlen. Ein Beispiel: Ein Mann hatte Hitzewallungen und ging zum Arzt. Bei der Untersuchung stellte sich heraus, dass er Eierstöcke und Teile einer Vagina hatte. Diagnose: Er war in der Menopause! Mittlerweile wird differenzierter mit diesen Menschen umgegangen als noch vor nur wenigen Jahrzehnten, wo im Zweifel «Überflüssiges» einfach weggeschnitten wurde.

Einmal suchte eine Frau mich in meiner Praxis auf, die in einem männlichen Körper geboren worden war und mittlerweile einige «geschlechterangleichende» Operationen hatte vornehmen lassen. Sie war wiederum mit einem Mann verheiratet, der noch in einem Frauenkörper steckte – er hatte keine OPs vornehmen lassen. Äußerlich waren sie also jetzt ein lesbisches Paar – und würden wieder Heteros sein, würde er durch OPs zu dem Mann werden, der er war. Das Einsortieren in klar definierte Geschlechter ist manchmal wenig sinnvoll.

Die Frau hieß Anette, war Mitte vierzig, hatte mandelbraunes Haar und trug eine Art Chanel-Kostüm in Weiß und Blau. Vor den Eingriffen hätte sie fast ihren ungeliebten Männerkörper und damit sich selbst umgebracht. Die Selbstmordrate bei Transgender ist sehr hoch, laut einer US-amerikanischen Umfrage erklärten 41 Prozent der Transsexuellen, sie hätten

bereits versucht, sich das Leben zu nehmen – in der Gesamt-
bevölkerung liegt die Selbstmordversuchsrate bei 1,6 Prozent.

«Wie muss ich mir das vorstellen? Wie fühlt es sich an, in
einem *anderen* Körper geboren worden zu sein?», fragte ich
Anette.

Anette schmunzelte und strich sich durch ihre langen, glat-
ten Haare. «Ich stand in meiner Küche, schmierte mir ein Brot
und fragte mich, vorher diese großen behaarten Männerhän-
de kamen, die vor mir herumfuchtelten und mit mir rein gar
nichts zu tun hatten.» Ihre Stimme war hell und freundlich.

Sie engagierte sich für die Rechte von Leuten, die fühlten
wie sie, setzte sich dafür ein, früh mit gegensteuernden Hor-
monen anzufangen, noch bevor die Pubertät zuschlägt und den
Körper für immer formt. Bei ihr war das nicht mehr möglich
gewesen. Sie musste sich bewusst vornehmen, ihre Stimme höher klingen zu lassen, auch ihre kantigen Gesichtszüge würde
sie nie loswerden.

Als ich einmal anonym mit einem Freund über Anette
sprach, fragte mich dieser: «Woher will deine Klientin überhaupt wissen, wie sich eine Frau fühlt?»

Ich antwortete: «Woher weißt du, dass du ein Mann bist?
Weil deine Optik zu dem passt, was du fühlst? Gefühle sind
echt, die muss man nicht erklären.» Ich versuchte es trotzdem.
«Gehört dein Penis zu dir, oder findest du ihn fremd? Magst
du deinen Bart? Aha, du nickst. Wärest du im falschen Körper,
würdest du dein bestes Stück womöglich am liebsten mit einem Küchenmesser abschneiden wollen. Du würdest dir vielleicht lieber Kleider anziehen und dich schminken wollen. Das
ist nicht einfach eine fixe Idee! So wie es auch keine fixe Idee
ist, dass du genau weißt, dass dein Penis zu dir gehört.» Er hatte
verstanden.

Die US-amerikanisch-britische Filmbiographie *The Danish Girl* von 2015 handelt von der ersten bekannten Geschlechtsangleichung der Welt (MzF) Anfang der dreißiger Jahre – nach einem langen Versteckspiel. Es ist ein berührender Film. Die Patientin starb bei der zweiten OP, immerhin als Frau. Häufig wird für eine operative Veränderung das Wort «Geschlechtsumwandlung» benutzt. Korrekt ist jedoch «Geschlechtsangleichung», denn das Geschlecht wird dem Gefühl angeglichen.

Beinahe jedem fällt es zunächst schwer, sich oder seinem Partner ein sexuelles Anderssein zuzugestehen. Mehrfach hörte ich von Männern, die jahrelang in der Rolle des verheirateten heterosexuell-monogamen Familienvaters bleiben, obwohl sie schwul sind. Frauen haben meist weniger Probleme, sich als lesbisch zu outen, das rührt vielleicht daher, dass Schwule in unserer Gesellschaft in der Vergangenheit mehr Anfeindungen ausgesetzt waren als Lesben.

Würde mein Partner auf Männer stehen, gäbe es nur eine Reaktion meinerseits: «Lass uns Freunde bleiben.» Eine Beziehung wäre nicht möglich, wenn er für mich keine wirkliche sexuelle Leidenschaft empfindet, auf die Frau, die ich bin, nicht steht. Wäre er wiederum bisexuell, steht er vielleicht *auch* auf mich.

Bin ich schwul?

Ferdinand war achtundvierzig, im Außendienst tätig und damit beruflich viel unterwegs. Dynamisch, sportlich, attraktiv – diese drei Worte fielen mir ein, als ich ihn das erste Mal sah. Seine Frau Alexandra, mit der er drei Kinder hatte, war ein Jahr jünger als er und wog definitiv an die zehn, fünfzehn Kilo zu viel. Sie sah ungesund aus, wirkte aber sehr agil und neugierig. Als sie gemeinsam auf meinem Sofa saßen, gestand Ferdinand: «Ich bin mir inzwischen *fast* sicher, schwul zu sein.» Ferdinand schien durch seine Verunsicherung, welches Geschlecht er liebte, ein wenig in seiner natürlichen Lebendigkeit gebremst. Alexandra wiederum war traurig, weil sie ohnehin schon lange diesen Verdacht hegte. Beide beteuerten aber, dass sie sich nicht trennen wollten.

Im Laufe des Gesprächs brachte Ferdinand immer mehr zum Ausdruck, dass er lieber ein Einzelgespräch mit mir wollte. Es wurde für die Folgewoche verabredet. (Die gemeinsame Stunde nutzten wir noch, um über die Vergangenheit des Paars zu sprechen, die Zeit, bevor Ferdinands Problem so gewichtig wurde.)

Als er nun allein auf meinem Sofa saß, sagte er: «Ich habe einen Mann kennengelernt, den ich begehre. Ich habe Schmetterlinge im Bauch, und wenn ich das nicht zulasse, werde ich es später bereuen. Alles ist so viel besser mit ihm, das Küssen und Umarmen, so intensiv habe ich es nie mit einer Frau gespürt. Ich will dazu stehen, ich will mich von Alexandra trennen.»

Wow! Innerhalb einer Woche war aus der Unsicherheit eine definitive Entscheidung geworden, das war rasant! Oder war Ferdinand nicht ganz ehrlich gewesen? Er erzählte später, er sei sich lange wirklich nicht sicher gewesen. Nach dem Gespräch zu dritt hätte er aber eine Art «Erlaubnis» gespürt. Nach der Rückkehr von einer kurzen Geschäftsreise sei er dann in die Sauna gegangen und hätte dort gleich jemanden kennengelernt. Ferdinands Augen leuchteten.

Ich fragte: «Wann sagen Sie es Ihrer Frau?»

«Möglichst schnell. Ich will raus aus der ehelichen Wohnung, will endlich Mensch sein.»

Nach und nach erfuhr ich mehr. Ferdinand hatte schon vor vier Jahren zum ersten Mal mit einem Mann geschlafen. Alexandra und er hatten daraufhin einen Therapeuten aufgesucht, denn es erschien Ferdinand auf einmal undenkbar, je wieder mit seiner Frau zu schlafen. Der Therapeut zeigte ihnen Übungen, die helfen sollten, sich körperlich anzunähern. Mit Erfolg. Sie hatten wieder Sex miteinander, Ferdinand fand ihn auch schön, dennoch konnte er die Gefühle, die er für den Mann empfunden hatte, nie ganz vergessen. Sie schwelten in ihm. Immer wieder sagte er sich, dass er Familienvater sei, dass er sich solche Eskapaden nicht erlauben könne. Dennoch erregten ihn nackte Männer, die unter der Dusche standen. Das war schon so gewesen, als er noch ein Junge war.

Ferdinands Vater war früh gestorben, sodass er und seine sieben Geschwister schnell erwachsen werden mussten. Er vermutete, dass seine Mutter früh etwas von seiner sexuellen Orientierung geahnt haben könnte, denn sie ermahnte ihn mehr als einmal, sich Mädchen zuzuwenden. Ferdinand fand aber lange keine Freundin, konnte sich nicht ausprobieren, sehr lange masturbierte er nur. Er tat es über dem Waschbecken, ein schneller, neutraler Akt, ohne dass er dabei konkret an Männer oder Frauen dachte. Seinen ersten richtigen Geschlechtsverkehr hatte er dann mit vierundzwanzig, es war eine erfahrene Frau, ungefähr ein Jahr lang hielt die Beziehung. Nach der Trennung hatte er viele Monate keine Lust mehr auf Sex gehabt, bis er mit sechsundzwanzig seine nächste Freundin kennenlernte. Nie war er auf die Idee gekommen, dass sein sexuelles System einfach nein zu Frauen sagte. Männer schloss er als sexuelle Partner aus. Mit dreißig heiratete er Alexandra – und definierte sich über die drei Kinder und die Ehe als Familienvater, so wie sein Vater einer gewesen war. Er hatte zwar Sex, aber nie hätte er behaupten können, wirklich geil auf Alexandra zu sein. Geil wurde er erst, als er jenen Mann in der Sauna traf und plötzlich begann, sich eine Beziehung mit ihm vorzustellen. Inzwischen hatte er sie auch schon angefangen, sie sahen sich fast jeden Tag.

War Ferdinand also schwul?

Für mich war die Antwort klar: Ja, er war schwul. Mir brauchte er nichts mehr zu sagen, wir mussten nichts weiter besprechen. Sein Körper hatte ihm die Antwort gegeben. Er musste seinen Entschluss jetzt nur noch Alexandra mitteilen.

«Ich konnte mich noch nie richtig zuordnen»

Ursula nahm viel Raum ein, als sie meine Praxis betrat. Sie war Mitte fünfzig, trug einen burschikosen Männerhaarschnitt, Jeans, Karohemd und Pullunder, schritt im Cowboygang durch die Räume und ließ sich breitbeinig auf einen Stuhl nieder. Ein graziles Übereinanderschlagen der Beine? Nada! Ohne Umschweife kam sie auf das zu sprechen, was sie zu mir geführt hatte, mit tiefer Stimme erzählte sie: «Ich bin weder das eine noch das andere, schon ein Leben lang habe ich mir Gedanken über meine männlichen und weiblichen Anteile gemacht. Nie hatte ich das Gefühl, so zu sein wie andere Frauen, wie richtige Frauen. Als ich jung war, war ich sogar noch viel härter und männlicher als heute. Seitdem ich in der Menopause bin, ist es aber besser geworden.»

Wow, was für ein Pitch! Ursula hatte erkennbar viel über sich nachgedacht.

«Haben Sie mit Männern oder Frauen Sex?», fragte ich.

«Sexuell fing ich mit Männern an, erst mit sechsundzwanzig bin ich auf Frauen umgestiegen. Ich reagiere einfach stärker sexuell auf sie. Es war aber ein innerer Kampf, das zu akzeptieren. Ziemlich vertrackt. Und obwohl ich nun Sex mit Frauen hatte, einige Jahre sogar fast täglich, weil meine damalige Freundin das wollte, war es nie wirklich befriedigend.»

«Was war für Sie daran unbefriedigend?»

«Sex als solcher ist nicht so einfach. Ich habe eine sehr große Klitoris, die nach oben zeigt, fast wie ein kleiner Penis. Allein wenn ich gehe, pikst das», erzählte Ursula. «Deshalb kann ich auch nur weite Hosen tragen, wie die Männer.» Sie griff sich bei dem letzten Teil ihres Satzes in den Schritt und lachte laut, sie hatte einen tollen Humor, der ihr sicher nicht zum ersten Mal das Leben leichter machte. Über ihre Brüste, so sagte sie, könne sie sich nicht erregen.

Das mit der großen Klitoris war für mich als Sexologin sehr interessant, es konnte ein Hinweis darauf sein, dass Ursula womöglich hormonell anders aufgestellt war als die «typische» Frau. Hormone sind zwar nicht für alles ausschlaggebend, aber doch für einiges. Es schien, dass bei Ursula etwas «Richtung Männlichkeit» angelegt war und dieses Etwas ihr Probleme bereitete.

«Befriedigen Sie sich selbst?», fragte ich unverblümt.

«Selten. Ich kann es irgendwie nicht. Nur wenn meine jetzige Partnerin kommt, kann ich mich an ihr reiben und pressen und ebenfalls kommen. Das ist aber sehr anstrengend, und der Orgasmus ist kurz, wie ein Nichts, und hinterher gibt es auch kein wohliges Gefühl.»

So langsam gewann ich einen Eindruck davon, warum Ursula ihr Sexleben als unbefriedigend empfand, und nach ihrer Schilderung war ich sicher, dass sie sehr anspannte, wenn sie versuchte, zu einem Höhepunkt zu gelangen. Ich bat sie daher, das Pressen genauer zu beschreiben.

Es sei mehr wie ein Stoßen, erklärte sie, wie bei einem Mann. Sie erzählte noch, dass es sie sehr erregen würde, zu sehen, wie ein Mann wichst. Der Penis fasziniere sie, immer wieder würde sie überlegen, wie es wohl wäre, hätte sie auch einen richtigen. (Eine Art Penis besaß sie ja.)

«Benutzen Sie sexuelles Spielzeug?» Einige lesbische Frauen

verwenden Dildos für die Penetration, und ich wollte wissen, ob Ursula beim Sex ein Eindringen favorisierte.

«Nein, das lehne ich ab», sagte sie kategorisch. Ihre Ablehnung betraf die sogenannte weibliche Rezeptivität – den Wunsch, etwas in sich aufzunehmen, penetriert zu werden, das gehört zum archaischen Frausein und betrifft das Geschlecht selbst. Mir erschien es, als müssten wir über das Gefühl zum eigenen Geschlecht sprechen.

Es ist schwierig, eine eigene volle und schöne Sexualität zu entwickeln, wenn man sich geschlechtlich nicht richtig zuordnen kann, sich permanent irgendwie falsch fühlt. Ursula orientierte sich offenbar eher an einem männlichen Verhalten, dafür sprach ihre strikte Ablehnung von Dildos. Sie sagte klar, dass sie nicht penetriert werden wolle. Hinzu kam ihre Erregung über das Pressen und Stoßen, ihr Umgang mit sich und ihrem Geschlecht, ihre ganze Erscheinung. Wobei: Das penetrierende Männliche nahm Ursula nicht für sich in Anspruch, sie hatte nie Wert darauf gelegt, ihre Freundinnen zu penetrieren, weder mit Fingern noch mit Dildos.

Vor sechs Jahren, mit neunundvierzig, hatte sich Ursula heftig verliebt. Sie hatte Marianne kennengelernt, die damals fast siebzig war. Die zwei Frauen hatten unabhängig voneinander dieselbe Fahrradtour für ihren Urlaub in Frankreich gebucht.

«Marianne war und ist eine richtige Sportskanone, dagegen bin ich richtig faul», erklärte Ursula. Aus ihren Worten konnte ich schließen, dass aus den beiden ein Paar geworden war. An langen Abenden am Lagerfeuer kamen sie damals ins Gespräch, und schließlich gestand Ursula ihrer neuen Bekanntschaft, dass sie etwas für sie empfinden würde. Marianne reagierte zurückhaltend, meinte, dass sie nicht lesbisch sei, auch Mann, Kinder und Enkelkinder hätte.

Einige Wochen nach diesem Geständnis rief Marianne jedoch bei Ursula an, die rund 300 Kilometer entfernt wohnte. Trotz der Distanz und der Tatsache, dass Marianne nicht lesbisch war, entwickelte sich eine Zärtlichkeit zwischen den beiden Frauen. Sie trafen sich wieder, und es wurde auch sexuell. Für Ursula war das Streicheln, das Kuscheln etwas, das ihre weibliche Seite hervorrief. Ihre frühere Sexualität war dagegen eher mechanisch gewesen. Die Beziehung zu Marianne war für sie ein Liebeserweckungserlebnis.

«Sie sind noch immer zusammen», sagte ich, weniger fragend als bestätigend.

«Ja, seit sechs Jahren. Drei Wochen sehen wir uns, dann drei Wochen wieder nicht. Jede behält ihre eigene Wohnung und ihr Leben. Marianne hat aber trotzdem Angst, dass ihre Familie etwas von unserer Beziehung erfährt. Inzwischen ist sie geschieden, aber ihre Kinder dürfen es auch nicht wissen.»

«Ist das für Sie kein Problem?» Noch immer wusste ich nicht wirklich, weshalb sie mich aufgesucht hatte.

«Überhaupt nicht. Endlich muss ich nicht mehr kämpfen, ich habe das Gefühl, angekommen zu sein. Und habe auch Zeit für mich.»

«Aber dennoch gibt es da etwas?» Vorsichtig tastete ich mich vor.

«Der Sex – ich habe überhaupt kein Begehren mehr.»

Sexualtherapeuten unterscheiden zwischen Lust und Begehren. Lust ist eine emotionale Wahrnehmung, Begehren ist das, wohin die Lust geleitet wird. Doch was wird begehrt? Der Orgasmus? Ein bestimmtes Angefasstwerden? Sich ausgefüllt fühlen zu wollen? Geliebt zu werden? In jedem Fall gibt es, zumindest in der Theorie, sowohl ein Liebes- als auch ein sexuelles Begehren. Sexologisch lassen sich beide Varianten als zwei nebeneinanderstehende Säulen beschreiben, und obendrauf – sozusagen quer als Dach – liegt die Beziehung, die von den Säulen gehalten wird. Ich ließ Ursula zuerst beschreiben, was sie unter Liebe verstehe.

«Genital und emotional sind für mich zwei Paar Schuhe», sagte sie und stimmte damit, als könne sie Gedanken lesen, meinem Modell zu. Sie unterschied stark zwischen einem Oben (Liebesbegehren) und einem Unten (sexuelles Begehren). Zur Liebessäule gehören, wie Ursula es auch nacheinander aufzählte, Dinge wie Respekt, gemeinsame Ziele und Werte, Rituale, Vertrauen, Kommunikation, Wertschätzung, Treue und gegenseitige Zusagen, aber auch materielle Sicherheit. Insgesamt könnte man alles zusammenfassen in dem Satz: «Speziell ich bin gemeint!» Es gibt in dieser Säule auch Körperlichkeit, sie umfasst Zärtlichkeit, küssen, kuscheln oder die Haut des anderen spüren.

«Sie begehren doch», widersprach ich daraufhin. «Sie begehren Nähe und Liebe, sie wollen mit Ihrer Partnerin verschmelzen, und das gelingt Ihnen auch ohne Sexualität.»

Ursula schaute mich nachdenklich an und lächelte dann.

Die Säule des sexuellen Begehrens steht im Gegensatz dazu für die Körperlichkeit, die eindeutig sexuell und genital ist. Auch Erregungsreflex und Erotik finden sich hier. Viele Paare beginnen den Sex in der Liebessäule mit sanftem Streicheln und hoffen, dass sich von allein eine Brücke zur sexuellen Säule aufbaut. Dies geschieht aber oft nicht, eher schläft jemand ein. Sexualtherapeuten müssen Klienten deshalb immer wieder gezielt ins Sexuelle zurückführen, ansonsten «stranden» viele an der Liebessäule – nicht selten als beste Freunde. Ich prüfe also, wie gut Paare in beiden Säulen unterwegs sind. Sexuelle Berührungen sind anders als zärtliche Liebkosungen. Da ist ein Wollen dahinter, eine Begierde nach Etwas. Eine Intensität. Der andere spürt den Unterschied. Verabschiedet sich jemand aus der Liebessäule, ist es vorbei mit der Beziehung. Wenn nur die sexuelle Säule bröckelt, ist die Beziehung unter Umständen noch aufrechtzuerhalten (wobei es dann manchmal zu Untreue bei einem Partner kommt). Für Ursula stand jedenfalls nicht zur Debatte, sich von Marianne zu trennen. Sie verabschiedete sich nur genital. Ihre Säule mit dem sexuellen Begehren war dabei, in sich zusammenzufallen. Ihre Liebessäule jedoch stand fest und sicher

«Es ist aber möglich, sich mit Ihrem Genital wieder anzufreunden», sagte ich. Im Stillen fügte ich hinzu: «Und das auf eine Art und Weise, wie Sie es wahrscheinlich noch nie kennengelernt haben, nämlich ausschließlich als die Frau, die Sie auch sind.» Ursula könnte, das war mein Gefühl, lernen, ihre Klitoris nicht länger als «kleinen Penis» anzusehen, sondern als etwas, das sehr genussvoll für sie sein konnte, als das Zentrum ihrer Weiblichkeit. Vielleicht würde sie sogar ihr «Innen», ihre Vagina, als erregbare Zone entdecken können.

Ursula nickte und erklärte, sie hätte an der Klitoris «wenig Klaviatur». Nur ein sehr kleiner Punkt auf der Klitoris funktioniere, den konnte sie sogar aufmalen.

Ich sagte: «Genau darum geht es, Sie sollten Ihre Klaviatur erweitern und darauf spielen.» Wir würden also in der Körperkugel arbeiten und nach und nach schauen, wie es Ursulas Gefühl, eine «richtige Frau» zu sein, verändern würde.

Meine weitere Überlegung bestand darin, dass Ursula sich auch mit ihrem Erregungsmodus auseinandersetzen sollte. (Wieder die Körperkugel: Wie *genau* steigere ich meine Erregung?) Denn würde sich erst ihre Erregung verbessert haben, würde auch eine gewisse Begierde entstehen nach neuen, guten und intensiveren genitalen Gefühlen beim Sex. (Dies würde in ihrer Wahrnehmungskugel passieren.) Und wenn Ursula herausgefunden hatte, wie sie es selbst am liebsten mochte, würde Marianne sie auch anfassen können, wie Ursula es sich vorstellte.

Wir vereinbarten auf einen Schlag zehn Termine – Ursula wollte jede zweite Woche kommen – und legten kurz danach mit der Arbeit los.

Ein halbes Jahr später, es war der letzte Termin, kam Ursula – ich traute meinen Augen nicht – zur Feier des Tages in einem kurzen Rock. Sie hatte Superbeine, und ich sagte es ihr auch.

«Ich weiß», antwortete sie.

16

Was ich noch zu sagen hätte

Als in den fünfziger Jahren Kinseys Reports über die Sexualität des Mannes und der Frau für Furore sorgten, kam zeitgleich in Dänemark das Buch *Hvordan, mor?* (*Was ist das eigentlich, Mutter?*) heraus. Es bestand aus acht fiktiven Gesprächen des fünfjährigen Peter mit seiner Mutter über geschlechtliche Fragen. Geschrieben war es von Sten Hegeler, der knapp zehn Jahre später mit seiner Frau Inge sein wichtigstes Buch veröffentliche: *Das Abc der Liebe.* Es löste großen Unmut aus, weil darin sprachlich wie bildlich sehr freizügig mit Sexualität umgegangen wurde. Hegeler sagte dazu: «Wenn jemand etwas sagt, das alle wunderbar finden, wird es akzeptiert, aber dann hätte man es gar nicht sagen müssen. Wenn hingegen jemand etwas äußert, das aneckt, dann bewegt er vielleicht gerade etwas.» Diese Worte von ihm stimmen mich jedes Mal, wenn ich sie mir in Erinnerung rufe, nachdenklich. Auch ich wurde mehrmals heftig öffentlich angegriffen. Der Vorwurf lautete unter anderem, ich würde durch meine Aufklärungsarbeit Kinder frühsexualisieren und dies sei gefährlich.

Dabei sind Kinder von Beginn an sexuelle Wesen. Sexuelle Aufklärung bedeutet nicht nur, mit Jugendlichen in ihrer Pubertät über Kondome zu sprechen, sondern es geht um viele kleine Dinge, die lange vorher und zum Teil von allein passieren – würde man sie nur passieren lassen. Leider fällt es Eltern meist schwer, sich einzugestehen, dass ihr Kind sich womöglich sexuell erregt, also Spaß an der eigenen Lust entdeckt, am körperlichen Genuss. Lieber glauben sie an die Unschuld und «Reinheit» ihrer Sprösslinge. Doch Kinder interessieren sich für ihren Körper – auch sexuell. Anfangs sind sie noch unbefangen und fassen sich gerade deswegen wie nebenbei und unbedacht an ihre Genitalien und finden heraus, wie schön das ist. Schon ab dem achten Monat beginnen die Kleinen, sich bewusst anzufassen – und die guten Gefühle wachsen mit ihnen.

Gerade aus diesem Grund sollten wir Erwachsene lernen, über Sex zu reden, damit wir unserem Nachwuchs Antworten geben können, wenn sie fragen. Ganz entspannt. Wir sollten Bescheid wissen. Über all das, was mit Sex zusammenhängt, über anregende Hilfsmittel, erregende Vielfältigkeit, wahre Liebe, Intimität und gutgemeinte Ratschläge.

Verführung im Alltag

«Holger und Andrea, wie geht es euch?» Ich begrüßte das Paar zu ihrer vorläufig letzten Sitzung. «Andrea hatte mir ja geschrieben, dass ihr gern ein wenig Inspiration zum Thema Verführung hättet?» Beide nickten, und ich hatte auch schon eine Idee.

Ließ meine Zeit es zu, arbeitete ich an einem erotischen Kartenspiel, das Paare körperlich zusammenbringen sollte. Das Spiel stand kurz vor der Fertigstellung, und ich wollte Andrea und Holger einen Dummy in die Hand drücken – sie sollten als Probespieler für mich agieren.

Auslöser für das Spiel war gewesen, dass Klienten – ähnlich wie Andrea und Holger – häufig sagten, sie würden selten den richtigen Zeitpunkt finden, um ihren Partner zu verführen. Und dass sie manchmal gern etwas Konkretes in der Hand hätten, um es sich einfacher zu machen, eine «Hausaufgabe» aus der Therapie etwa – oder vielleicht ein Spiel? So war ich ins Grübeln gekommen. Welche Art von Hilfestellung konnte ich diesen Paaren geben? Herkömmliche Spiele, die etwa Namen wie «Erotic Dreams» oder «Sexyness» tragen, legen meist ein recht zügiges Tempo vor, sexuelle Stimmung kann da kaum aufkommen, erst recht keine Lust aufs Verführen. Ich selbst mag sie, offen gestanden, nicht. Wer möchte auch schon wenige Minuten nach der Spieleröffnung eine Karte ziehen, auf der steht, dass ich meinem Partner einen blasen muss oder er mir – das ist viel zu direkt und unerotisch. Es sollte langsamer zugehen. Aber wie konnte man das hinbekommen? Mein Gedanke war schließlich: Wenn es nichts Passendes zu kaufen gibt, muss ich es eben selbst herstellen.

Gesagt, getan. Meine eigenen Spielkarten weisen erotische Illustrationen von Paaren auf, die Louis anfertigte, mein Lebensgefährte. Er zeichnete Füße, Taillen, Busen, Hintern, Rücken, Münder oder Gesichter – als Gesamtansichten oder Closeups. Das Spiel selbst beginnt mit einem näheren Kennenlernen, denn sogar Paare, die schon länger zusammen sind, wissen vieles voneinander nicht. Ziel ist, sich erst aufeinander einzustimmen und dadurch später ein leises Knistern in die Lust zu zaubern. Man stellt sich zu Anfang des Spiels Fragen wie zum Beispiel: «Wenn du irgendwas an deiner Kindheit ändern könntest, was wäre das?» Oder: «Mit welcher neuen Eigenschaft würdest du gerne morgen aufwachen?» Nicht zuletzt: «Was würdest du deinem Vater (oder deiner Mutter) sagen, wenn du nur noch fünf Tage zu leben hättest?» Fragen dieser Art wirken auf den ersten Moment verstörend und sind nicht unbedingt erotisch. Das Interessante dabei ist aber, dass – Ehrlichkeit vorausgesetzt – Verletzlichkeit und Intimität entstehen können. Und wir erfahren Neues voneinander – und von uns selbst.

In weiteren Stufen wird das Spiel dann sexueller, Berührungen und Verführung werden eingeführt. Diese «Spielaktionen» dürfen und sollen jede für sich eine «gefühlte Minute» ausgeübt werden – nicht länger! Das regt Lust und Begierde an. Man möchte unbedingt mehr davon, denn eine Minute ist viel zu kurz. Wichtig ist dabei das Spüren und Genießen. Bald wird eh nicht mehr gespielt, jedenfalls nicht mit den Karten!

Andrea und Holger fanden es klasse, meine ersten Probespieler zu sein, und wollten mir berichten, ob es funktionierte.

Dann sprachen wir über weitere Tipps und Tricks, um Schwung in den Sex zu bringen.

«Ihr solltet auch mal einen Handarbeits- und Handwerkerabend besuchen», sagte ich. «Eine Kollegin von mir veranstaltet solche Kurse.» Andrea schaute ungläubig drein, Holger griente, ich hatte ihm schon bei seiner letzten Einzelsitzung davon erzählt.

«Ja, Susanne Schütz geht verschiedene Griffe durch, für das weibliche und männliche Genital», erklärte er.

«Wird da jemand angefasst?», fragte Andrea, immer noch skeptisch.

«Nein, man benutzt nur Silikonmodelle und bekommt verschiedene Techniken gezeigt», führte ich aus. «Die Kurse sind sehr lustig, und es geht zudem um einen Austausch zwischen Erwachsenen.» Auf jeden Falls sind sie zu empfehlen, wenn jemand seine sexuelle Selbstsicherheit (Wahrnehmungskugel) oder auch erotische Kompetenz (Paarkugel) stärken möchte. Sie nehmen Hemmungen, machen mutiger und laden zum Spielen ein.

Andrea erinnerte sich offenbar an ihren handschmeichelnden Penis, den sie bei mir in der Praxis kennengelernt hatte, denn sie lief rot an, als sie mitbekam, dass Holger sie anschaute, als könnte er Gedanken lesen. Ich hatte aber ihr Interesse geweckt, denn sie fragte nach dem Beginn des nächsten Kurses.

«Dann können wir später die Griffe aneinander ausprobieren», sprudelte Holger los, nachdem er sich das Datum notiert hatte. «Und ich finde endlich raus, was du magst. Dabei dürfen wir keineswegs das Öl vergessen.» Wir hatten über Gleitcremes und Gele gesprochen, die er bei der Masturbation nutzen sollte.

«Ihr könnt ruhig einfaches Mandelöl verwenden, und Gurken oder Karotten können als Dildos herhalten, hier sind der Phantasie keine Grenzen gesetzt.» Ich warf Andrea einen Blick zu, sie wusste sofort Bescheid. Perfektes Mindmapping. Zugleich versuchte ich, Holger zu mappen. Hatte er schon von der kalten Karotte gehört? Das schien nicht der Fall zu sein. Andrea hatte also, wie von mir vorgeschlagen, einiges für sich behalten.

«Was habt ihr?», fragte Holger jetzt, denn er las Andrea und mich perfekt und wollte sofort mehr in Erfahrung bringen.

Andrea meinte kokett: «Du musst nicht alles wissen!» Sie hatte großen Spaß daran bekommen zu flirten.

«Was hältst du eigentlich von Reizwäsche, Holger?», fragte ich nun.

«Oh, ganz toll!», antwortete er überrascht.

«Das ist gut, dann kann Andrea welche für dich kaufen.»

«Sie hat noch nie welche anziehen wollen, es scheint sich tatsächlich was getan zu haben.» Holger schien sichtlich zufrieden.

Ich lächelte: «Ich meinte Reizwäsche, die du anziehst.» Jetzt hatte es ihn kalt erwischt. «Die Hauptsache ist, dass die Shorts erahnen lassen, was in ihnen steckt – und dass der Besitzer es weiß.» Andrea stimmte mit einem vorsichtigen Nicken zu. «Viele Männer haben dieses Accessoire noch nicht für sich entdeckt. Also weg mit dem Dreierpack aus dem Supermarkt. Auch Männer können mit ihrer sexuellen Ausstrahlung spielen. Sixpack hin oder her – wir Frauen schauen nicht nur auf den Bauch!»

Holger sah sehr nachdenklich aus.

Die rosa Pille – was soll's?

Es gibt viel Spielzeug, viele Accessoires, viele erotische Gimmicks, die Lust entfachen oder den Sex verbessern sollen. Früher proklamierten Sexologen: «Spielzeug, Spielzeug! Erfindet euch neu!» Mittlerweile hat sich die Stimmung gedreht: «Passt auf bei Vibratoren!» Alles, was für die Erregung brummt und vibriert, ist mit Vorsicht zu genießen, da sich der Körper leicht an diesen Modus gewöhnt. Womöglich bekommt man beim Sex mit dem Partner Probleme, denn in der Regel rüttelt weder sein Penis noch brummt er. Es geht auch ohne Elektromotoren: zum Beispiel mit Gleitgelen für den reibungslosen Verkehr, die nach Erdbeeren oder Zitronen riechen (geht natürlich alles auch ganz ohne Geruch). Oder Chilisalbe – für die gute Durchblutung. Oder wie wäre es mit erotischer Literatur, einander gegenseitig vorgelesen? All das kann beleben und inspirieren. Zudem sind künstliche Vaginas (Fleshlight), aber auch Penisse, aufblasbare Analplugs, Cockringe, lustige Leckgeräte oder Doppelt-Klit-Vibrations-Anlagen mit oder ohne Fernbedienung im Angebot. Jeder, wie er will.

Wenn Störfälle im Bett verhindert werden sollen, können Hilfsmittel sogar den rettenden Unterschied ausmachen. So würden nicht wenige bei sexuellen Problemen am liebsten eine Pille einwerfen («Schluck and go!»). Für Männer gibt es sie längst, Medikamente wie Viagra oder Cialis. Nur wirken sie leider nicht immer. Die blaue Pille verbessert zwar die Durchblutung des Geschlechts (Körperkugel), aber sie leistet nur Lustdienste, wenn ein Mann auch erregt ist (Wahrnehmungskugel).

Eine Lustpille für die Frau ist auch schon auf dem Markt, jedenfalls in den USA. «Pink Viagra» wirkt aber nicht genauso wie die blaue Tablette für den Mann. Die nimmt der Mann nur dann ein, wenn er damit rechnet, in Kürze Sex zu haben, und Angst hat, ohne Unterstützung einen «Schlaffen» zu erleiden. Pink Viagra muss dagegen täglich eingenommen werden, ob nun Sex ansteht oder nicht. Ich bin keine Befürworterin dieser rosafarbenen Pille. Zu ihren Nebenwirkungen zählen Müdigkeit, Übelkeit und Schwindelanfälle, auch niedriger Blutdruck bis hin zur Ohnmacht. Das hört sich nicht wie ein tolles Vorspiel an, oder? Ohnmächtige Liebeslust! Nach den Angaben der US-amerikanischen Zulassungsbehörde können sich die Nebenwirkungen sogar noch drastisch verschlimmern, wenn die Pille etwa mit Alkohol oder Beruhigungsmitteln eingenommen wird. Außerdem wird davor gewarnt, das Mittel tagsüber einzunehmen, die Wahrnehmung könne beeinträchtigt werden, ein Auto sei zum Beispiel nicht mehr sicher zu fahren. Abgesehen davon: Funktioniert sie überhaupt? Ohne Pille, so eine Studie der Hersteller, hätten Frauen 2,7 Mal im Monat Sex, mit dem Medikament seien es 4,4 Mal. Aber stopp! Das Ergebnis ist trügerisch, denn die Probandinnen, die anstelle der rosaroten Pille ein Placebo bekamen, also eine Zuckerpille, hatten 3,7 Mal im Monat Sex. Das bedeutet: mickrige 0,7 Mal mehr Lust pro Monat für die Frauen, die tatsächlich Pink Viagra samt Nebenwirkungen auf sich nehmen. Ich sage nur: Her mit der Zuckerpille!

Dies zeigt: Positive Gedanken und Gefühle haben auch in der Sexualität eine große Macht!

Hausaufgaben ohne Nebenwirkungen

Meine Hilfsmittel sind ohne chemische Inhaltsstoffe und damit ohne Nebenwirkungen, es sei denn gute und beabsichtigte. Ich meine die ausgeklügelten und individuell abgestimmten Hausaufgaben, die ich meinen Klienten mitgebe. Konkret und überschaubar müssen sie sein, damit sie im Gehirn auch ankommen. Ein Beispiel: Brigitte bekam jeden Abend beim Zubereiten des Essens in der Küche angstähnliche Zustände, wenn sie hörte, dass ihr Mann Ole nach Hause kam und zu ihr ging, um sie – womöglich mit einer Berührung – zu begrüßen. Brigitte hegte liebevolle Gefühle für ihren Mann, mochte es aber nicht, wenn er sich ihr auf diese Weise näherte. Sie spürte sogar einen großen Widerwillen. Und so blieb sie an der Küchenzeile mit dem Rücken zur Tür stehen, wenn sie seine Schritte vernahm. Wenn Ole sie dann von hinten umarmte, reagierte sie abweisend, fast aggressiv. Er war natürlich enttäuscht, und inzwischen sorgte er sich auch, war der Meinung, dass etwas Grundlegendes nicht stimmte. In Gesprächen fanden wir heraus, wie es Brigitte in der Situation erging, was sie bewegte und welche Gedanken ihr gleichsam automatisch durch den Kopf schossen. Dazu benutzte ich ein sogenanntes kognitives Protokoll. Dabei wurde genau aufgeschrieben, wie dieser Automatismus ablief. Im Anschluss daran entwickelten wir eine neue Reaktion, die in Form einer Hausaufgabe eingeübt werden sollte. Dass Protokoll ergab: Brigittes Gedanken und Gefühle bei der Heimkehr ihres Mannes bezogen sich auf Szenen, die sie erlebt hatte, als sie ein paar Jahre lang als Prostituierte in einem Bordell gearbeitet hatte. Ole war damals einer ihrer Freier gewesen. Die gleichen Probleme hatte sie, wenn Handwerker kamen, sie brauchten nur an der Tür zu klingeln. Dahinter steckte in beiden Fällen der gleiche Glaubenssatz: «Wenn ein Mann zu mir kommt, muss ich freundlich bleiben und machen, was er will.» Brigitte hätte zu ihrem Mann Ole sagen können: «Ich weiß nicht, warum, aber ich habe Schwierigkeiten damit, wenn du durch die Tür kommst. Können wir uns darüber unterhalten?» Aber statt zu reden, entwickelte sie eine Abneigung gegenüber ihrem Mann. Die Hausaufgabe für das Paar bestand nun in einer anderen Begrüßungsform. Da die beiden viel Humor besaßen, fanden sie die Idee toll, dass Ole sich wie in einem Actionfilm in die Küche reinrobbte. Die Variante, dass er in der Tür stehen blieb und Brigitte zu ihm ging, fand sie eher schwierig. (Das erinnerte sie noch zu sehr an einstige Situationen mit den Freiern.) Also Actionfilm. Es funktionierte. Nach der fünften derartigen Begrüßung beruhigte sich Brigittes «Frühwarnsystem» ein wenig, und die Gefahr war gebannt. Brigitte versteifte sich nicht mehr vor Angst, wenn ihr Mann nach Hause kam. Im Gegenteil, sie freute sich jetzt sogar auf ihren Actionhelden!

Elektrische Zahnbürsten und andere seltsame Kleinigkeiten

Mit vier Freundinnen war ich vor kurzem in einer Bar. Wir hatten uns lange nicht gesehen, und wie immer gaben wir uns gegenseitig kleine Updates. Irgendwann sprachen wir – sehr verwunderlich – auch über Sex. Ich erzählte von Frauen, die mit einer elektrischen Zahnbürste masturbieren. Als mir eine Klientin zum ersten Mal davon berichtete, war ich noch überrascht, bei der vierten oder fünften nicht mehr. Auch meine Freundinnen hatten, wie sich unter Lachern herausstellte, elektrische Zahnbürsten schon zweckentfremdet. Nur ich nicht!

Fakt ist: Die Leute machen wirklich alles Mögliche, um sich zu erregen – und sind dabei sehr kreativ. Leider kann dabei auch mal etwas schiefgehen. Der berühmte Vorwerkstaubsauger beispielsweise war dafür bekannt, nicht nur für große Erregung, sondern ab und an auch für große Aufregung zu sorgen. Früher war in seinem Saugrohr, einige Zentimeter tief, ein kleiner Propeller eingelassen. Wer seinen Penis dort hineinsteckte (es sollen nicht wenige gewesen sein), erlebte selten lustvolle Momente – sondern eine Vorhautbeschneidung. Ganz ohne ärztliches Vorgespräch! Der folgende Krankenhausaufenthalt war dafür umso peinlicher. Da halfen nur eine gute Portion Humor und eine ausgeprägte sexuelle Selbstsicherheit (Wahrnehmungskugel). Zum Glück wurde der Propellersauger schließlich verboten.

Erstaunlich viele Klienten zogen sich in jungen Jahren zum Zwecke der Erregung rhythmisch an ihrer Kinderzimmertür hoch, andere ließen einfach die Hose runter und krabbelten unters Bett zum Fummeln. Ein Klient drückte getrocknete Brennnesseln um den Schaft seines Penis oder rieb ihn mit ihnen ein. Einfallsreich! Ein Glück, dass er dicht an einem Wald wohnte. Übrigens konnte er seine Methode wärmstens empfehlen. Apropos Wald: Eine Klientin wiederum kletterte gern auf den Ast eines Baums im Garten und ließ ein Bein auf jeder Seite baumeln. Sie saß einfach da und schaukelte. Ein Naturtalent? Das sind wir alle.

Vier Dinge, die ich jedem Paar noch mitgeben möchte

Finger weg von den Nippeln!
Nicole war eine attraktive blonde Krankengymnastin, ihr Mann Pförtner in einem Hamburger Krankenhaus. Sie erinnerte mich ein wenig an Lady Di, die englische «Prinzessin der Herzen», mit großen, kajalumrahmten Augen, die sie immer leicht gesenkt hielt, wenn sie mit mir redete. Nach zehn Jahren Ehe, so gestand sie, sei sie völlig unzufrieden darüber, wie ihr Mann sie jedes Mal «anging», wenn er Sex mit ihr haben wollte. Er griff ihr ohne zärtliche Geste direkt an die Nippel, was sie partout nicht mochte. Mittlerweile war sie hochgradig aufgebracht, wenn er anfing, an ihren Brustwarzen rumzufummeln – leider nur innerlich. Als ich sie fragte, warum sie das mitmache, ohne zu protestieren, erklärte sie mit gesenktem Blick, dass sie sich nicht traue, ihm das zu sagen. Wie oft habe ich Ähnliches beschrieben bekommen! Männer, glaubt es uns: Frauen bekommen keine Lust auf Sex, wenn Männer mit dem Nippeldrehen anfangen. Tatsache ist: Frauen mögen das häufig erst, wenn sie schon erregt sind. Mein Rat an alle Frauen: Lieber gleich etwas sagen und keineswegs den Unmut verheimlichen.

Seien Sie sie selbst!
Menschen neigen dazu, sich an Idealen zu messen, obwohl eher ein Vergleich mit dem Durchschnitt angesagt wäre. Noch besser ist, sich überhaupt nicht zu vergleichen. Denn Sie sind einzigartig!

Seien Sie neugierig!
Sex muss man haben – sagen alle. Statistisch gesehen angeb-

lich 2,6 Mal pro Woche, wobei das in längeren Beziehungen und mit Kind und Kegel meist völlig unrealistisch ist. Sex ist kein Trieb, wie man lange Zeit angenommen hat. Die tief verankerte Vorstellung, dass Männer von Lust getriebene Wesen sind und Frauen die Verführerinnen, impliziert, dass Männer eine Art naturgegebenen Anspruch oder gar ein Recht auf Sex hätten. Passend dazu: Frauen nehmen die Bedürfnisse anderer häufig ernster als ihre eigenen. Dieses Kesseldruckmodell – das triebhafte Bedürfnis muss befriedigt werden, oder es kocht über – gilt heute als überholt. Wenn Sex aber kein Trieb ist, wie funktioniert er dann? Fachlich wird von Anreizmotivationen gesprochen: Sex ist demnach etwas, dass wir haben möchten, weil wir uns davon positive Folgen erwarten. Man könnte es auch so sagen: Sexuelle Lust verhält sich wie die Neugierde. Seien Sie also neugierig! Auf Ihren Partner. Auf das Leben.

Bildschirme aus!
Die digitale Welt hat uns erfasst, sie prägt auch unsere Beziehungen, nicht immer zum Guten. Druck und Unzufriedenheit nehmen zu, das persönliche Glück reduziert sich. Mein Ratschlag: elektronische Geräte wie Handys oder Tablets weglegen – am besten auch mal ganz ausstellen. Insgesamt langsamer werden. Das gilt auch im Schlafzimmer! Mindestens einmal pro Woche, wie wär's?

Liebe ist … Innehalten

Was bei allem nie vergessen werden darf, ist die Liebe. Sehr oft werde ich gefragt: «Was ist denn für Sie Liebe?» Meine Antwort erfolgt dann immer prompt: «Es sind die kleinen kurzen Momente des Glücks.»

Als ich Louis kennenlernte, war ich wie im Rausch. Ausgelöst hatte dies aber nicht mein neuer Partner, sondern meine Arbeit. Gerade hatte ich mein erstes Buch veröffentlicht, und gefühlt wollte jeder etwas von mir. Ich bekam die Handbremse nicht gezogen, zu sehr versuchte ich, alle Anfragen zu bedienen. Louis schaute besorgt zu, unsere Beziehung schien schon fast beendet, bevor sie richtig begonnen hatte. Ich war nicht nur kurzatmig, sondern auch kurz angebunden. Stress pur. Er konnte mich nicht stoppen, erst in letzter Sekunde griff er ein, wagte etwas und sagte: «Du kannst so nicht weitermachen, Liebling. Du brauchst ein wenig Ruhe und Stille!»

Ja, ich brauchte Ruhe und Stille: Louis hatte mir mit einem einzigen Satz zum richtigen Zeitpunkt einen Schubs gegeben, der es in sich hatte. Aber was sich so einfach anhörte, war schwer. Doch am Ende gelang es. Ich zog mich, wo möglich, zurück, ging achtsamer mit mir und meiner Zeit um. Danach war ich wieder da. Aber anders. Ich hatte die Karten neu gemischt. Täglich küsse ich den tollen Mann, der mich damals zum Innehalten brachte, mit seiner ehrlich gemeinten Sorge um mich und dem für ihn typischen milden Blick. Das ist für mich Liebe!

Happy Ending

Andrea und Holger – ich habe sie nicht vergessen. Seit der ersten Sitzung in der Liebespraxis waren beide weit gekommen. Andrea konnte Orgasmen erleben, und Holgers Erektionen hatten sich stabilisiert. Er masturbierte inzwischen, wann er wollte. Und mein Eindruck war, dass Andrea es auch so tat. Sie hatten sich entspannt und redeten lustvoll über Sex. Neue Unterwäsche wurde gekauft, und beide übten sich spielerisch darin, den anderen zu verführen. Auch das Kartenspiel war ein Erfolg gewesen, vor allem die Fragen hatten sie inspiriert und Intimität erfahren lassen.

Andrea und Holger wollten mehr davon in ihrem Alltag. Schafft es ein Paar, Intimität herzustellen, geschehen wundersame Dinge. Auch erlebe ich das immer wieder mit Louis. Ich sitze da – wohlgemerkt tagsüber – und sage: «Oh, was ist denn jetzt passiert? Ich bin dir gerade so nah und bekomme auf einmal richtig Lust, dich anzufassen.» Also, wenn es einen Zaubertrick für Lust und Liebe gibt, dann ist es Intimität. Sie ist ein äußerst kraftvolles Werkzeug, wird aber von vielen völlig unterschätzt. Doch was ist Intimität eigentlich?

Intimität bedeutet: Transparenz, Kommunikation, Offenheit, ein Sprechen aus dem Entdecken heraus. Gefühle werden geteilt, ebenso Erlebnisse. Nicht nur die Guten! Die Wahrheit kommt zum Vorschein wie unter einem Mikroskop, insbesondere jene Dinge, die mit der Angst besetzt sind, dass der Partner sie erfahren könnte. Das Sichtbarmachen, das Offenlegen ebendieser Wahrheiten ist notwendig und erleichternd, denn etwas Wichtiges zurückzuhalten kostet Energie. Es kostet Kraft, sich vom Partner zurückzuziehen, sich ihm zu verschließen, weil er nicht lesen soll, was in einem rumort. Er reagiert seinerseits, zieht sich auch zurück, und man selbst findet ihn dadurch gleich weniger attraktiv. Er ist ja auch nicht mehr wirklich bei einem. Beide verkriechen sich in ihr Schneckenhäuschen – ein Teufelskreis, in dem viele Paare stecken.

Bei Intimität geht es also darum, authentische Gefühle, Gedanken und Bedürfnisse mit dem Menschen zu teilen, der einem nahesteht und dem man noch näherstehen möchte. Intimität nimmt den Druck – und ist sexy zugleich.

Das Wunderbare ist: Miteinander in intimen, innigen Kontakt zu treten und auf diese Weise auch den Sex lebendig zu halten ist für ein Paar jederzeit möglich.

So auch bei Holger und Andrea. Wenn sie sich einander weiterhin ehrlich begegneten und Pannen sowie gelegentliche Zurückweisungen hinnehmen konnten, ohne gleich Angst zu bekommen, könnten sie es miteinander schaffen. Und all das sagte ich ihnen auch.

Bei diesem abschließenden Gespräch mit ihnen erhielt ich noch eine letzte Information: «Unser Hund, Tussie, ist vergangenen Freitag gestorben. Wir haben sofort eine Züchterin aufgesucht, und in zwei Wochen kommt ein Welpe zu uns.» Ich wollte gerade nach dem Geschlecht fragen, als beide unisono herausposaunten: «Sie heißt Lassie!»

Sie sahen sich überrascht an, lachten, und Andrea rief: «Oh nein, ein symbiotischer Rückfall!»

Und wennschon: Solange sie es merken, ist alles gut.

Abgefahren

Ich war im Zug unterwegs, und es war Sommer, dennoch zeigte sich das Wetter kalt und regnerisch. Ich trug leichte Sachen, in Hamburg hatte ausnahmsweise die Sonne geschienen. Genervt blickte ich durch die beschlagenen Fenster des Zuges ins Trübe, immerhin hatten wir auch fast zwanzig Minuten Verspätung. Eine halbe Stunde später war ich auf meinem Weg nach Dortmund in Wuppertal gestrandet, da mein Anschlusszug direkt vor meiner Nase weggefahren war.

Fröstelnd schaute ich mich um. Der Bahnhof war im Umbau, es gab aber einen provisorischen Informationsschalter in einem kleinen Häuschen auf dem Bahnsteig. Längst hätte ich ein geplantes Telefoninterview zum Thema «Orgasmus» führen sollen, doch der Empfang im Zug war schlecht gewesen, andauernd war die Verbindung unterbrochen worden. Sehr ärgerlich, die ganze Sache, für die anderen Fahrgäste womöglich aber nicht: Nicht jeder wird gerne während der Zugfahrt an seinen Orgasmus erinnert. Da kann man noch so viel flüstern, ein paar Mitreisende kriegen immer was mit.

Vor dem Informationshäuschen in Wuppertal überlegte ich, ob ich wohl in diesem das Telefonat fortsetzen könnte. Durch meine Lederflipflops hatte ich kalte Füße bekommen, und genau die waren es dann auch, die mich dazu brachten, das Häuschen zu betreten. In ihm saßen fünf Bahnbeamte – vier Frauen und ein Mann –, aber kein anderer Fahrgast, weshalb ich die Uniformierten (zugegebenermaßen etwas laut) fragte: «Entschuldigen Sie, könnte ich hier eventuell ein Telefoninterview zum weiblichen Geschlecht führen – Orgasmus inklusive?»

Weit aufgerissene Augen starrten mich an.

«Es ist ja sonst keiner da … außer Ihnen natürlich …» Stille. Ich versuchte herauszufinden, ob meine Anfrage vielleicht zu viel des Guten war. Doch plötzlich durchbrach eine helle Stimme die Stille. Eine der weiblichen Bahnangestellten rief fröhlich: «Ach, Frau Henning! Selbstverständlich!» Die nette Frau führte mich über eine schmale Treppe in einen kleinen Pausenraum. Ein Kaffee mit Milch wurde mir gebracht, und in Ruhe konnte ich mein Interview zu Ende bringen. Mit einer Unterbrechung: Die freundliche Bahnangestellte steckte vorsichtig ihren Kopf rein, um mich, mit einem DIN-A4-Zettel vor der Brust, darauf aufmerksam zu machen, dass mein Anschlusszug Verspätung hatte. Neun Minuten, um genau zu sein. Da soll mal einer sagen, die Bahn biete keinen Service! Die Moral der Geschichte: Wer ein sexuelles Anliegen laut und deutlich in den Raum stellt, bekommt unter Umständen kurz danach angenehm warme Füße. *Let's talk about sex.*

Literatur und Links

Amen, Daniel G.: Sex on the Brain. New York 2007

Amendt, Günter: Sex-Front. Frankfurt am Main 1978

Amendt, Günter: Das Sex Buch. Köln 1979

Arntzen, Gitta: Wie sie's mag. Eine Anleitung zur Selbstbefriedigung für Frauen. CD. 2014

Braun, Joachim: Schwul und dann? Ein Coming-out-Ratgeber. Berlin 2006

Brill, Stephanie, und Rachel Pepper: Wenn Kinder anders fühlen. Identität im anderen Geschlecht. München 2011

Clement, Ulrich: Guter Sex trotz Liebe. Wege aus der verkehrsberuhigten Zone. Berlin 2015

Clement, Ulrich: Think Love. Das indiskrete Fragebuch. Berlin 2015

Clement, Ulrich: Dynamik des Begehrens. Systemische Sexualtherapie in der Praxis. Heidelberg 2016

Deida, David: Der Weg des wahren Mannes. Bielefeld 2007

Deida, David: Sex als Gebet. Leitfaden für Frauen und Männer zu ekstatischer Liebe und Leidenschaft. Bielefeld 2012

Diamond, Jed: Der Feuerzeichen-Mann. Wenn Männer in die Wechseljahre kommen. München 1997

Fine, Cordelia: Die Geschlechterlüge. Die Macht der Vorurteile über Mann und Frau. Stuttgart 2012

Fisher, Helen: Anatomie der Liebe. München 1995

Fisher, Helen: Warum wir lieben. Die Chemie der Leidenschaft. Mannheim 2007

Fredrickson, Barbara L., und Nicole Hölsken: Die Macht der Liebe. Ein neuer Blick auf das größte Gefühl. Frankfurt am Main 2014

Gernert, Johannes: Generation Porno. Jugend, Sex, Internet. Köln 2010

Godson, Suzi, und Mel Agace: Das Buch vom Sex. Frankfurt am Main 2007

Gray, John: Mars, Venus und Partnerschaft. Vertrautheit, Nähe und Liebe durch offene Kommunikation. München 2000

Gray, John: Mars, Venus & Eros. Männer lieben anders. Frauen auch. München 2003, 2. Aufl.

Gray, John: Mars und Venus – die Liebe siegt! München 2010

Greenberger, Dennis, und Christine A. Padesky: Gedanken verändern Gefühle. Paderborn 2007

Hegeler, Sten: Wie ist das eigentlich, Mutter? München 1961

Henning, Ann-Marlene: Make Love. Berlin 2013

Henning, Ann-Marlene: Make More Love. Berlin 2016

Lendt, Holger, und Lisa Fischbach: Treue ist auch keine Lösung. München 2011

Limbach, Bjørn Thorsten: Männlichkeit leben. Die Stärkung des Maskulinen. Hamburg 2015

Lipton, Bruce: Intelligente Zellen. Wie Erfahrungen unsere Gene steuern. Isen 2006

Méritt, Laura: Frauenkörper neu gesehen. Berlin 2012

Nagoski, Emily: Komm, wie du willst. Das neue Frauen-Sex-Buch. München 2015

Northrup, Christiane: Weisheit der Wechseljahre. München 2001

Richardson, Diana: Zeit für Weiblichkeit. Köln 2010

Schnarch, David: Intimität und Verlangen. Stuttgart 2009

Sparmann, Julia: Körperorientierte Ansätze für die sexuelle Bildung junger Frauen. Gießen 2015

Stahl, Stefanie: Das Kind in dir muss Heimat finden. Der Schlüssel zur Lösung (fast) aller Probleme. München 2015

Stopes, Marie Carmichael: Married Love or Love in Marriage. New York 1918

Süfke, Björn: Männerseelen. Ein psychologischer Reiseführer. München 2008

Sundahl, Deborah: Weibliche Ejakulation und der G-Punkt. Freiburg 2006

Internetadressen

www.doch-noch.tv
Hier erkläre ich per Video direkt und informativ bekannte und unbekannte Phänomene rund um Partnerschaft und Sexualität.

www.netzwerk-sexualtherapie.de
Adressen und Profile von sexualtherapeutischen Behandlern und Praxen in Deutschland, Österreich und der Schweiz.

www.therapeuten.de
Ein großes Portal mit Adressen von Therapeuten, unter anderem auch Sexualtherapeuten.

www.profamilia.de
Die Homepage bietet umfangreiche Sexualberatung. Hier wirst du auch über deine Rechte aufgeklärt, zum Beispiel bei Themen wie sexueller Missbrauch, Verhütungsmittel und Schwangerschaft oder Heirat.

www.bzga.de
Auf der Seite der Bundeszentrale für gesundheitliche Aufklärung (BZGA) findet man alles zum Thema Sexualaufklärung und Familienplanung. Und das auch auf Englisch.

**www.antworten-zur-maennergesundheit.de/
fakten-zur-erektilen-dysfunktion**

www.pflege-deinen-schwanz.de

www.jenapharm.de/testosteronmangel/selbst-check

Danke an:

Louis Harrison, meinen Lebensgefährten, der ein nie endendes Vertrauen in meine Kraft, mein Durchhaltevermögen und meine Smartness hat, wie er sagt.

James, meinen Sohn, der die stundenlangen Gespräche transkribierte, aus denen ich am Anfang den Text für dieses Buch baute.

Regina Carstensen, die mir wunderbar zur Seite stand, mich für das Schreiben inspirierte und mir spielend leicht mit ihrem herzlichen Lachen am Telefon die Laune verbesserte, wenn alles wieder zu schwierig wurde.

Barbara Laugwitz, die eine ganz genaue Vorstellung von «Ann-Marlenes Stimme» hat und so lange weitere Runden drehen ließ, bis genau diese (Stimme!) wieder im Manuskript zu hören war.

Heiko Neumann, meinen neuen PR-Mann, der immer ruhig bleibt und eine Reihe von guten Ideen und Kontakten hat, die er für mich nutzt.

Florian Glässing, meinen Lektor, der komplizierte Zusammenhänge, an denen ich Tage umgestellt hatte, mit wenigen Sätzen elegant auf den Punkt brachte. Dass er selber sehr viele «freilich» in den Text baute, finde ich eher charmant! Er steht dazu.

Diana Stübs, die mich zu Rowohlt holte. Sie konnte mich im Laufe des Schreibens bei (fast) jeder Sorge in wenigen Sätzen mit ihrer Klarheit und «typisch» norddeutschem Understatement beruhigen.

meine Freunde, die noch gar nicht wissen, wie angenehm es ist, dass sie hinnehmen, wie ich Verabredungen verschiebe oder absage, wenn ich an einem Buch arbeite. Sie machen mir keine Vorwürfe, sondern haben mich nach dem Buch genauso lieb wie vorher.

Gunnar Henriksen, meinen Opa, der mir früh beibrachte, durchzuhalten und eine Arbeit zu beenden, die ich angefangen habe – ohne das hätte es gerade dieses Buch nie gegeben.